U0256122

Ⅱ\ 见识城邦

更 新 知 识 地 图　　拓 展 认 知 边 界

William H. McNeill

PLAGUES AND PEOPLES

瘟疫与人

［美］威廉·麦克尼尔　著

余新忠　毕会成　译

中信出版集团·北京

图书在版编目（CIP）数据

瘟疫与人 / (美) 威廉·麦克尼尔著；余新忠，毕
会成译. -- 北京：中信出版社，2018.5（2020.5重印）
　　书名原文：Plagues and Peoples
　　ISBN 978-7-5086-7780-4

　　Ⅰ.①瘟… Ⅱ.①威… ②余… ③毕… Ⅲ.①传染病－
医学史－世界②世界史 Ⅳ.①R51-091 ②K1

中国版本图书馆CIP数据核字（2017）第 148621 号

瘟疫与人

著　　者：[美] 威廉·麦克尼尔
译　　者：余新忠　毕会成
出版发行：中信出版集团股份有限公司
　　　　　（北京市朝阳区惠新东街甲 4 号富盛大厦 2 座 邮编 100029）
承 印 者：北京通州皇家印刷厂

开　　本：787 mm×1092 mm　1/16　　　印　张：19　　字　数：217 千字
版　　次：2018 年 5 月第 1 版　　　　　印　次：2020 年 5 月第 6 次印刷
京权图字：01–2017–4948　　　　　　　广告经营许可证：京朝工商广字第 8087 号
书　　号：ISBN 978-7-5086-7780-4
定　　价：58.00 元

目　录

译者序　ix

中文版前言　xx

致　谢　xxii

引　言　001

第一章　狩猎者　014

　　人类与寄生物　015

　　人类狩猎者与环境相对稳定关系的建立　020

第二章　历史的突破　030

　　农牧业的兴起　030

　　新生活方式与疫病　035

　　儿童病与文明社会疾病模式的出现　041

　　上古瘟疫之影响　052

第三章　欧亚疾病的大交融：公元前 500—公元 1200 年　065

　　瘟疫阻遏帝国扩张　065

　　《圣经》等古籍中的瘟疫　067

　　疫病妨碍了中国早期南方文明的发展　069

　　印度的看似富足与实际贫弱　076

　　地中海世界的巨型和微型寄生平衡　080

　　四大"疾病圈"的出现　086

　　疫病交流的开始与影响　090

　　地方病的出现与文明疾病模式的新演进　106

第四章　蒙古帝国颠覆旧有的疾病平衡：1200—1500 年　121

　　蒙古人横穿欧亚大陆　122

　　关于中国等地的鼠疫　123

　　欧洲鼠疫的大流行　129

　　欧洲其他疫病方式的变动　142

　　新疫病平衡模式的重新建立　147

　　鼠疫对欧洲以外地区的影响　152

第五章　跨越大洋的交流：1500—1700 年　162

　　新大陆遭遇新疾病　162

　　天花与欧洲人的胜利　168

　　印第安人加入并影响旧大陆疫病圈　170

　　欧洲大陆的新疫病　178

人类疫病的均质化　　182

新疫病模式对历史进程的影响　　184

第六章　近代医学实践的影响：1700 年——　　191

传统医学与现代西医的出现　　192

近代世界人口的成长　　195

天花接种的出现与传播　　202

新疫病模式与欧洲历史　　208

霍乱流布世界　　212

现代医学与卫生制度大放异彩　　224

现代医学并非无往不胜　　234

历史的启示　　236

附　录　中国的疫情年表　　238

注　释　247

译者序

在学术史上，借由精深的研究，就某一具体问题发前人所未发，甚或提出某些不易之论，这样的成果虽然不易取得，但也不时可以见到；而那种能从宏观上洞察人类思维的某些疏漏，从而无论在方法上还是知识上都能给人以巨大启发和触动的研究，却总是微乎其微。威廉·H. 麦克尼尔（William H. McNeill）的《瘟疫与人》，可以说正是这类微乎其微的研究中的一种。"原来我们对历史的呈现和解读疏忽了如此之多！"清楚地记得，数年前，当我集中精力读完这一著作后，感受到的不仅仅是欣喜和激动，还有一种对学术心灵的震撼。毫无疑问，它已成为我开展中国疾病医疗社会史研究最初乃至持久的动力之一。

作者麦克尼尔是美国芝加哥大学历史学荣誉教授，曾以著作《西方的兴起》（*The Rise of the West*）而蜚声世界史林，是美国当代最具声名的历史学家之一。本书在西方早已不是一部新著，最早于1976年出版于美国，翌年和1979年两次再梓于英国，1994年被"企鹅丛书"收入并再版。作为一部学术著作，以如此高的频率一版再版，其影响之广泛已不言而喻。而且，其影响显然并不局限于西方世界，本书出版不久，陈秋坤就以中文书评做了介绍。*1985 年，日译本正式出版。** 韩文版也于 1992 年出版。而中译繁体字版直到 1998 年才问世。***

　　本著作无疑是部极具开创性的论著，英国牛津大学的基思·托马斯（Keith Thomas）教授曾在书评中指出："他（指麦克尼尔）是第一位把历史学与病理学结合起来，重新解释人类行为的学者，也是第一位把传染病列入历史重心，给它应有地位的史学工作者。"****即使时至今日，相信对大多数读者来说，本书仍会让人耳目一新。他从疫病史的角度对人们习以为常的众多历史现象所做的解释，往往与以往政治史、经济史、文化史乃至社会史的分析大异其趣。比如，在西班牙人征服墨西哥的历史中，1520 年，科尔特斯只带了不到 600 名随从，就征服了拥有数百万之众的阿兹特克帝国，个中原因，麦氏认为过去种种解释都不够充分，最为关键的因素还在于"新大陆"居民遭遇了从未接触过而西班牙人却习以为常的致命杀手——天花。他指出，就在阿兹特克人把科尔特斯及手下逐出墨西哥城的那晚，天花正在城中肆虐，连那位率队攻打西班牙人的阿兹特克人首领也死于那个"悲伤之夜"。正是传染病这一可怕的"生物武器"，帮助西班牙人消灭了大量印第安人的躯体，还最终摧垮了他们的意志和信念。又如，过去在人们论述公元前 430—前 429 年雅典和斯巴达争霸战中雅典的失败时，往往将其归因于政治体制的不同

---

*　　陈秋坤：《人类造就了瘟疫——介绍麦克尼尔教授新著：〈瘟疫与人〉》，载陈胜昆：《中国疾病史》《附录》，台北：自然科学文化事业公司，1980 年。

**　《疫病と世界史》，佐々木昭夫译，东京：新潮社，1985 年。

***《瘟疫与人——传染病对人类历史的冲击》，杨玉龄译，台北：天下远见出版股份有限公司，1998 年。

****此处内容见陈秋坤：《人类造就了瘟疫——介绍麦克尼尔教授新著：〈瘟疫与人〉》，载陈胜昆：《中国疾病史》《附录》，第 251 页。

等因素，然而，麦氏却指出，雅典陆军在这段时间，曾因一场来去无踪的瘟疫折损近四分之一的官兵，因而，在一定程度上，正是瘟疫改变了地中海后续的政治史。同样，在1870年爆发的普法战争中，瘟疫也至少部分决定了战争的胜负。当时，天花使得两万法军失去了作战能力，而普鲁士军人由于做了预防接种而未受影响。当然，麦氏全新的观察并不只是为了给某些重大的政治、军事事件插入一些偶然性因素，以增加历史的不确定性。实际上，作者采取的是一种真正从整体上审视人类文明发展的大历史观，本书"旨在通过揭示各种疫病循环模式对过去和当代历史的影响，将疫病史纳入历史诠释的范畴"，"并把传染病在人类历史中的角色还置于更为合理的地位上"。从这一视角出发，作者对人类历史发展中的一些重要现象做出了合理而意味深长的诠释。比如麦氏指出，非洲热带雨林和邻近大草原温暖湿润的气候和丰富的食物十分有利于人类最初成长，但同时也孕育了极其复杂多样的致病微生物。在这片生态体系最严峻而多样化的地区，"人类为缩短食物链所做的尝试仍未臻成功，依然以不断感染疾息的方式，付出高昂的代价。这一点，比其他任何方面，都更能说明，为什么非洲与温带地区（或者美洲的热带地区）相比在文明的发展上仍显落后"。又如，作者认为，在另一个微寄生物特别复杂多样的地区——印度，由于大量微寄生物耗去了当地农民相当的能量，使得印度的城市及统治者从他们身上攫取的物质与世界其他地区相比，总显得相对稀少。正是这种表面富足、实则贫穷的现象，让印度的国家结构总处在一种脆弱而短暂的状态之中，同时，向往来世的人生观的形成与践行，也就势在必行了。

以上所举不过是作者众多匠心独具的历史阐释中的寥寥数例。在论述其他诸如罗马帝国的崩溃、佛教和基督教的兴起、欧洲的扩张、印度种姓制度的形成，以及大英帝国的崛起等种种历史现象时，麦氏均能通过一般的因果解释，认识到疫病在其中的作用和影响。这些现象表明，疾病，特别是其中的传染病，乃是"人类历史的基本参数和决定因素之一"。然而，如此重要的内容何以长期以来一直受到历史学家的冷落呢？作者认为，"正是由于没有认识到，同样的疫病在熟悉它并具有免疫力的人群中流行与在完全缺乏免疫力的人群中暴发，其后果差别巨大，以往的历史学家才未能对此给予足够重视"。另外还因为，历史学家往往会在历史中刻意突出那些可预计、可界定且经常也是可控制的因素。"然而，当流行病确乎在和平或战争中成为决定性因子时，对它的强调无疑会弱化以往的历史解释力，故而史学家总是低调处理这类重要的事件。"其实循着麦氏的思路，我们还可以进一步指出，史学研究者对历史问题的兴趣，基本来自现实生活的体验，即使是受过严格训练的职业历史学者，往往也会在不经意间就以当今世界的经验来理解历史现象，特别是对那些自己缺乏深入探讨的问题。在当今世界，一方面，疾病尽管直接关乎每个人的日常生活，但人们习以为常，很难想象它会对一系列重大事件产生重要影响。另一方面，现在乃至过去的一些经验，一般会使人把疫病当作一种纯粹自然的现象，因此也就难以引起专注于人类社会文化行为的历史学者的关注。此外，在史籍中，此类资料零散、不够丰富，这可能也是不容忽视的因素。

由于过去相关研究的缺乏，人类疾病史上的众多细节问题必然还不够清楚。在这种状况下，要完成这样一部从宏观上论述瘟疫与人类历史关系的大作，无疑需要巨大的勇气和高超的技艺。作者正是凭借他深厚的世界史功力，借由敏锐机智的观察和推理，娓娓道出了传染病在人类历史变迁和文明发展中所扮演的角色。通过深入的分析和流畅的笔触，作者把传染病如何在人类历史上影响到整个人类的迁移、民族的盛衰、战争的胜败、社会的荣枯、文化的起落、宗教的兴灭、政体的变革、产业的转型、文明的发展和科技的进步等，做了完整的论述，堪称经典。

全书除"引言"外，共分六章。第一章"狩猎者"，介绍史前时代人类在征服自然过程中与传染病的关系及传染病对人类文化形成的影响。第二章"历史的突破"，探讨了公元前3000—前500年人类所遭受的疫病以及与疫病逐渐调适的过程。第三章"欧亚疾病的大交融"，论述公元前500—公元1200年的疫病史，提出地中海岸、印度和中国间的贸易，在公元200年左右已运作稳定。这暗示着在交换物资的同时，传染病也一并交换。由于天花、麻疹和鼠疫等一些原产于印度或非洲的传染病在东西方相继出现，使其在公元3世纪前后，出现了疫病的多发和人口的减损。而后，大约在900年，欧亚大陆发展出了相当稳定的疫病模式，人口再度增长。第四章"蒙古帝国颠覆旧有的疾病平衡"，阐述了1200—1500年世界各地遭受的疫病。这一时期，蒙古骑士东征西战，使得鼠疫杆菌等致病微生物轻易地穿越河川等天然屏障，造成了东西方传染病模式的再度失衡，新一轮的疫病大流行在欧洲以及中国等地出现，特别是欧洲的黑死病影响至深，直到1500年前后，新的平衡才在各地陆续达至。第五章"跨越大洋的交流"，讨论1500—1700年世界疫病状态，主要探讨了欧洲人在征服美洲过程中，由其引入的传染病在其中所起到的巨大作用，它在摧垮美洲印第安人的信念和与其社会结构中所扮演的角色要远甚于武力等人为因素。在这一时期，世界各地的传染病模式还出现了均质化倾向，即世界各地的致病微生物与人类共生模式更趋稳定，疫病主要以儿童病、地方病的形式出现，流行频度增加，杀伤力减弱。以文明族群的大规模成长和疫病隔离群落的加速崩解为主要特征的"现代"疾病形式逐渐形成。第六章"近代医学实践的影响"，探讨1700年以后的人类疾病史。随着天花接种的发明推广、近代医学和公共卫生制度的出现和发展，人类第一次能够通过科学原理在卫生行政上的运用，彻底打败因类似的科学原理运用到机械运输上而导致的逾越传统地理疆界的传染病。但疾病与人类的竞争依然存在，直到今天，而且还将会和人类长久共存。

麦克尼尔从病理学和历史学相结合这一独特视角出发，重新审视和阐释了人类历史，纵横捭阖，左右逢源，确实提出了众多独具匠心且发人深省的认识。如果说，这些具体的认识还有重新探讨，至少是进一步论证的必要，那么，作者在具体的论说中表明的一些基本原理，不管是否完全正确，都值得每一个历史研究者重视并认真思考。按照笔者的理解，这些原理主要有以下几个方面的内容：首先，人类大部分的生命处在一种介于"病菌的微寄生"和"大型天敌的巨寄生"之间的危险平衡之中。"微寄生"泛指各种侵害人体的致病微生物，"巨寄生"为对人类能够开展战斗、抢劫和收税等活动的天敌，包括各种大型动物和其他族群或阶级，主要为其他族群或阶级，比如征服者、统治者等。自然的变迁和人类活动往往会导致其中的一方过度发展，使原有的均衡遭受威胁，而一旦这种均衡被打破，人类的生命也就面临着难以延续的危机。不过人体的自然免疫力、人类的理性以及自然的有机调节能力又会形成某种合力指向修弥和维持这种均衡。所以人类的成长，尽管多有波折，但总体上保持着发展之态势。其次，微寄生与人类宿主之间，主要依靠生物的自然调适能力，双方才长期维持一种内涵上不断变化但却不失均衡的关系。这种自然调适可能是为了避免物种的两败俱伤而形成，因为微寄生如果过分肆虐，则有可能找不到下一个宿主而无法维持自身的生存，从而中断传染链。所以，传染病在同具有一定规模的人群接触后，其毒力和致死力会逐渐减弱，以免与人类同归于尽，从而确保在宿主族群中的永续寄生；而痊愈的宿主一旦增加，即会提高族群的集体免疫力，促使传染病从流行病转变为地方病乃至儿童病，比如天花、麻疹、流行性腮腺炎等。不过，这类疾病的形成，必须以人口聚居规模的扩大为前提，因为，只有在数千人组成的社群中，大伙交往的频繁足以让感染不间断地由某人传到另一个人身上，它们才能存在。所以，目前这种幼儿疾病遍布全球的现象，是经过好几千年才形成的。第三，虽然人类与微寄生之间总体上总能维持某种均衡，但具体到不同时段和地区，这种均衡实在非常脆弱，人类任何生产方式和生活习俗的改变、生产能力的提升和交通的发展等，均有可能导致均衡的破坏。其中又以以下三种变化影响最大：1. 人类舍渔猎而就农业生产；2. 人口不断增长与集中，人口密度的增加以及城居生活方式的出现；3. 交通工具与运输能力的改进，引发洲际社会、经济和文化交流的频繁。这些人类本身的行为，一般都会引起自然生态环境的变化，并最终促使人类与微寄生原有的平衡经受新的考验甚至崩溃。因此，疾病史研究与自然生态史密不可分。第四，尽管几乎所有传染病模式的改变，均由人类自身的行为所引起，但在近代医学和公共卫生制度出现和确立之前，人类与微寄生之间形成的稳定关系基本是依靠生物自然调适机制完成的。作者认为，传统医学理论大致说来是经验主义的，并极端地教条化，"经验每每被牵强地套用既有理论术语来加以解释，而治疗方法因而也歧义互见"，而且"很少有人能付得起昂贵的医疗费用"。所以，"即便是最出色的医疗也对疾病无能为力，甚至还妨碍康复"。

　　循着以上思路来考量中国历史，相信会引发我们对许多历史现象的重新思考。比如，中国的长江流域和黄河流域同为中华文明的发源地，但现代认为自然条件相对优越的长江流域却长期处于后进状态，其缘由是否跟南方的疾病梯度较高关系密切？又如，魏晋时期和宋金元时期，是中国历史上的几个大的分裂时期，而这几个时期恰好是中国历史上疫病的高发期，同时也是欧亚大陆传染病模式动荡调整时期，这究竟是巧合还是有某种必然的联系？若有联系，究竟是分裂促发的瘟疫，还是瘟疫阻碍了统一？再如，清代人口的高速增长，除了现有的众多解释外，是否与十六七世纪以来世界性的传染病模式日趋稳定有关，或者还有清代医药整体水平提高的功劳？以上种种，显然只有等待我们对中国疾病史做出较为专深的研究后，才有可能获得相对满意的回答。

当然，在世界范围内，特别是东方世界，疾病社会史研究还明显不够深入细致的情况下，撰写这样一部从宏观上把握疫病与人类历史发展关系的著作，危险也是显而易见的。事实上，我们在书中也很容易发现，作者的论述常夹杂着假设和旁证，有时还包括某些想象的成分。在不少的细部研究上，尤其是关于中国的部分，还多有误会。比如，由于作者基本不了解甚至误解中国医学 19 世纪以前在对付温病 * 和接种"人痘"方面所取得的成就，使本书中有关中国传统医学对人口增长作用的认识显得有过分夸大自然调节作用而无视人为因素之嫌。另外，其赖以为基础（指中国部分）的疫情年表，也显得过于粗糙。对于细节的错误，我们在翻译的过程中，已通过译注的方式做了辨析。尽管如此，这些微瑕仍不足以影响本书的重要价值，或许，其价值本不在于呈现出多少具体的历史真相，

---

*　温病是中国传统医学中的一个重要概念，主要是指外感热病，即感受温热病邪所导致的疾病，包括现在的各种疫病和感冒等。

而是提出了一系列发人深省的独特研究视角。

对于这样一部世界史学界的经典之作，中国史学界特别是大陆史学界的关注度显然远远不够，尽管中译本本来就姗姗来迟，但就是迟来的译本，至今在大陆也未能、实际也难以拥有较多的读者。因此，在大陆出版中译本就显得十分必要。繁体字中译本总体上是较为忠实原文的不错的译本，译者杨玉龄先生系公共卫生领域的专家，对书中有关医学和生物学方面的内容有较好的把握，译文也显得颇为精当。但其对历史知识则相对隔膜，故而以专业历史研究者的眼光视之，译文在历史名词乃至历史事件的把握方面，仍有不小的改进空间。而利用最新的研究对书中的相关问题做出辨析这样的工作，自然更是无从谈起了。另外，该译本在标题方面对原书做了不少调整，虽然比较醒目，但似乎也有不够忠实原文之处。特别是完全删去原书的注释，颇让人感到美中不足。故此，我们感到仍有重新翻译的必要。当然，在译完初稿后，我们参考了这一译本，并借鉴了其中不少精当的译法，特此说明并致以诚挚的谢意。在翻译过程中，我们始终以忠实原文原意为第一要义，原著行文流畅而优美，不禁令人深感钦羡，尽管也做了尽可能的努力，但限于时间和水平，我们的译笔显然仍远无法与原文畅美的笔调相提并论，同时还可能存在不少不足乃至误译之处，这是需要向读者致歉并敬请读者不吝赐教的。

本书从开始翻译到现在出版，经历了不少波折，也为我们留下了不少需要感谢的人物。如果没有中国人民大学夏明方和北京师范大学梅雪芹两位教授提议和促成，本书的译成和出版，或将是不可能的事。在翻译的收尾阶段，汪敏（Katherine Robinson）和吾妻惠清楼两位女士在文字的校订方面做了不少重要的工作。在后来几次修订中，叶慧女士、梅雪芹教授和孙健先生给予了许多十分有益的指教。另外，第六章的修订曾得到南开大学历史学院研究生张瑞和张华的襄助。对于以上师友和同道的情谊和帮助，谨此一并致以诚挚的谢意。当然，本书翻译中存在的问题均由译者负责。

长江后浪推前浪，人类的知识和对具体问题的认识无疑会随着时间的推移而不断更新，但凭借知识的累积和个人的敏锐与智慧提出的某些认识维度和思考方式却似乎可以超越知识更新本身，具有长久的魅力。二十多年过去了，对书中那些具体的观点，相信不同领域的专家大概都可能提出异议，不过，书中揭示的研究视角与基本原理，不仅在过去较深地影响了世界史学的发展，而且也是我们今天的史学研究者，特别是医疗社会史和环境史的研究者不应忽视的。在世界范围内，疫病社会史是一个方兴未艾的研究领域，二十多年来，取得了相当瞩目的成就。不过就中国史而言，似乎才刚刚兴起。* 希望麦克尼尔这部大作的再版，不仅有利于这一研究的深入开展，而且可以促进更多人重新省思认识和探讨历史的视角与方法。

余新忠

2004 年 6 月初稿于京都大学国际交流会馆

2009 年 6 月修改于南开大学

---

* 参阅余新忠:《关注生命——海峡两岸兴起疾病医疗社会史研究》,《中国社会经济史研究》, 2001 年第 3 期;《20 世纪明清疾病史研究述评》,《中国史研究动态》, 2002 年第 10 期;《中国疾病、医疗史探索的过去、现实与可能》,《历史研究》, 2003 年第 4 期。

今年 4 月下旬的一天，我无意从网上得悉本书的作者麦克尼尔先生已经于去年 7 月 8 日仙逝。一代史学宗师的故去，自然会让如我这般深受启益的后学晚进感到哀伤。不过，更令我感怀的，似乎还是他再也不可能知道，由他推动兴起的疾病医疗社会史研究影响远播，业已成为中国学界颇受瞩目的新兴研究，21 世纪以来取得了长足的发展，早已不再是他写作此书时几无成果可资利用的情景了。八年前，麦克尼尔先生为该书的中文版慷慨赠序，在感动和深受鼓舞之余，也不免对作者对中文学界的相关研究依然缺乏了解感到些许遗憾。想起这些，并不是觉得作者有什么不妥，而是感到，中国学术虽然近些年取得了不小的发展，但放眼国际，无疑还远没有可以沾沾自喜的资格。

这本完成于 40 年前的著作，在国际学术界取得了广泛而深远的影响，不过其对中文学界的影响可谓姗姗来迟，直到 20 世纪末，才首次出版了中文繁体字版，简体字版的正式面世也才不过几年时间。但令人感到欣慰的是，近些年来，该书在国内学术界已经引起越来越多的注目。十余年来，国内已经有三家出版社相继购买译著版权，大概就是很好的证明。这对于我们译者来说，在感到荣幸和欣喜的同时，也更多了一份对作者的敬意，以及对进一步推动中国疾病医疗史研究向前发展的责任和期盼。

承蒙中信出版社和马晓玲编辑的见爱，本译文有机会再次出版。为此，马编辑做了大量工作，敦促我们尽可能全面地修正译文。在译文的修正中，我的研究生宋娟、朱绍祖和王沛珊给予了重要帮助，谨此说明并一并致以诚挚的谢意。

余新忠

2017 年 7 月 19 日又记于津门寓所

中文版前言

在我写的所有著作中，无论在历史学家和医生们那里，还是在普通民众中，《瘟疫与人》受欢迎的程度都是最高的。当它于1976年首次出版的时候，当时还没有别的什么书在讨论传染病在整体上对人类历史的影响。尽管我常常依靠推论来重构交通的变迁如何导致传染病的跨区域传播，但要解释这种疾病的发生机制，以及测算出人口伴随幸存者血液中的抗体的增加而恢复增长所需要的时间，则只能依赖传染病学上的最新进展。

疫病的历程揭示了人类事务中曾被忽视的一个维度；在本书付梓之后不久，由于偶然的原因，艾滋病引发了广泛的公众注意力。两相结合，扩大了《瘟疫与人》的读者群，且至今仍在美国及其以外的读者中深受欢迎。

中国的读者将会看到，为了尽力发掘中国的瘟疫史料，我只能求助于他人。我不懂汉语，但知道有两本专业的百科全书和所有的正史都谈到了（中国）瘟疫暴发的地理区域和严重程度。那时还是一名研究生的约瑟夫·H. 查（Joseph H. Cha）教授热心地查阅了这些中国典籍，并把他查阅的结果整理成一个详细的附录，时间从公元前243年直到公元1911年。这些工作无疑表明了瘟疫在中国历史上的重要性，并使我有可能结合黑死病时代及其后亚欧大陆其他地区的情形，对此做出适当的推断。

我希望并且相信这个译本将激发今日中国的一些读者，能比我更为细致地来探讨疾病这一类因素在自然环境中的角色，更正和充实我所写下的结论，并将对中国历史的科学研究提升到堪与前人比肩的水平做出贡献。

威廉·H.麦克尼尔

2009 年 6 月 19 日

致　谢

　　本书初稿完成于 1974 年春夏，于 1975 年春季校订完稿。此间，书稿曾分送下列专家以求教正：亚历山大·本尼希森（Alexandre Bennigsen）、詹姆斯·鲍曼（James Bowman）、弗朗西斯·布莱克（Francis Black）、约翰·Z. 鲍尔斯（John Z. Bowers）、杰尔姆·贝勒比尔（Jerome Bylebyl）、L. 沃里克·科普莱逊（L. Warwick Coppleson）、艾尔弗雷德·W. 克罗斯比（Alfred W. Crosby，Jr.）、菲利普·柯廷（Philip Curtin）、艾伦·德布斯（Allen Debus）、罗伯特·福格尔（Robert Fogel）、何炳棣（Ping-ti Ho）、拉弗内·库恩克（Laveme Kuhnke）、查尔斯·莱斯莉（Charles Leslie）、乔治·勒罗伊（George Leroy）、斯图尔特·拉格兰（Stuart Ragland）、康纳德·德劳利（Donald Rowley）、施钦仁（Olaf K. Skinsnes）、H. 伯尔·斯坦巴克（H. Burr Steinbach）、约翰·伍兹（John Woods）。本书还受益于美国医学史协会 1975 年 5 月召开的一次小组讨论会，在这次会上，索尔·贾科（Saul Jarcho）、芭芭拉·G. 罗森克兰茨（Barbara G. Rosenkrantz）、约翰·达菲（John Duffy）以及京特·里斯（Guenter B. Risse）等就他们阅读的部分给予了指教。随后，在 1975 年秋季，芭芭拉·多德韦尔（Barbara Dodwell）和休·斯科金（Hugn Scogin）

分别校阅了本书的第四章和中文资料部分；他们还共同修正了本人对有关黑死病传播方式的理解。幸运的是，在本书付梓的最后时刻，这些修正得以体现于文中。

上述情况表明，本书的很多论断和结论多少带有尝试的性质，有待在疫病方面通过对中文以及其他古代文献进行卓有成效的研究后加以进一步的完善。诸多建议者的指正使本书在许多细节上得以改进，并使我避免了许多愚蠢的错误；当然，不用说，全书所有的内容，包括许多遗留的谬误，均由本人自己负责。

承蒙小约瑟·玛西基金会的慷慨赞助，我方能摆脱一些日常的事务性工作而专事本书的写作。还应感谢爱德华·特纳（Edward Tenner）博士帮助查阅有关的西文资料，感谢约瑟夫·查博士帮助查阅有关中文和日文资料，并汇编了附录部分的中国疫情年表。没有他们的帮助，本书的成稿将费时更多，尤其是书中有关远东的论述将会更为粗疏。感谢马尔尼·维特（Marnie Veghte）以令人满意的准确性和令人钦佩的速度，将书稿打印了两次。道布尔迪（Doubleday）旗下的安科尔（Anchor）出版社的查尔斯·普里斯特（Charles Priester）提出了一些非常有针对性的问题，使我在原稿的基础上做了重要的修改和提高。

对上述诸位，在此一并表示诚挚的谢意。

威廉·H. 麦克尼尔

1975 年 12 月 15 日

引 言

缘起

将近 20 年前，为撰写《西方的兴起：人类共同体史》（*The Rise of the West: A History of Human Community*）一书，我开始涉猎西班牙征服墨西哥的历史，以充实相关史料。众所周知，埃尔南多·科尔特斯（Hernando Cortez）凭借其区区不足 600 人的兵力就征服了人口数以百万计的阿兹特克帝国（Aztec Empire）。如此少的兵力何以能横行异域？这究竟是怎么发生的呢？

通常的解释似乎都很难令人信服。如果说蒙特祖玛*和他的同盟者开始时将西班牙人视作神明，然而一经直接接触，现实情况就自然会让原有的迷信不攻自破；如果说西班牙人的战马和枪炮在初次交战时令对手惊慌失措，那么一旦短兵相接，这两种武器的局限性不久也自会暴露无遗——当时的枪炮其实相当原始；当然，科尔特斯联合其他印第安民族的"以夷制夷"之术对胜局意义重大，然而除非科尔特斯的那些墨西哥的印第安人盟友认定他一定取胜，又怎么可能与他结盟？

---

* Montezuma，阿兹特克帝国皇帝。——译者注（以下除非特别注明，均为译者注）

　　实际上，征服墨西哥的传奇只不过是更大的谜团中的一部分——不久，皮萨罗（Pizarro）同样不可思议地征服了南美的印加帝国。相对而言，越洋抵达新大陆的西班牙人并不多，然而他们却把自己的文化成功地强加给了人数多得不成比例的美洲印第安人。欧洲文明固有的魅力以及西班牙人无可否认的技术优势似乎并不足以解释古老的印第安生活方式和信仰的全面崩溃。譬如，为什么墨西哥和秘鲁的古老宗教消失得如此彻底？村民为何对那些多少年来一直庇佑他们的土地丰收的神祇和祭典不再虔诚了？或许，在基督教教士们的心目中，基督教的真理性是如此显而易见，以至他们认为使几百万印第安人成功皈依根本就无须解释，但事实上，他们的布道以及基督教信条和仪式的内在吸引力似乎并不足以解释这一切。

　　不过，在有关科尔特斯征服史的诸多解释中，有一项不经意的说法（我已记不起具体出处了）令我茅塞顿开，而后通过进一步缜密思考这一解释及其背后的含义，我的新假说逐渐变得合理而有说服力了。因为，就在阿兹特克人将科尔特斯的军队逐出墨西哥城，并予以重创的那天晚上，天花这种传染病正在城内肆虐，那位刚刚率领阿兹特克人对西班牙人展开进攻的将领和好多人一道死于那个"悲伤之夜"（noche trista，西班牙人后来以此称呼这场疫病）。这场致命的传染病所造成的毁灭性后果恰好解释，为什么阿兹特克人没有乘胜追击，而让敌人得以喘息并获得卷土重来的机会，进而联合其印第安盟友完成对城市的合围，赢得最后的胜利。

　　值得关注的，还有这场只杀死印第安人、对西班牙人却毫发无损的疫病对当时人们心理上造成的影响。对这种明显的偏袒，当时只能从超自然的角度加以理解，很明显，在这场战争中哪一方得到了神明的助佑似乎已不再是问题。在西班牙人的神祇展现了其"超自然的能力"之后，那些以古老的印第安神祇为中心构建的宗教、祭祀制度和生活方式也就很难维持下去了。难怪印第安人会如此温顺地接受基督教，并向西班牙人俯首称臣。显然，上帝站在西班牙人一边，而且以后每一场来自欧洲（不久后也来自非洲）的传染病的造访，都在重复这一经验。

可见，传染病一边倒地只对美洲印第安人造成伤害这一史实，为我们理解西班牙何以能轻易征服美洲（这种征服不仅是军事上的，同时也是文化上的）提供了一把钥匙。不过，这一假说一经提出，马上就会引发相关问题：西班牙人何以且何时获得了这种使他们在新大陆如入无人之境的免疫力？为什么印第安人没有属于自己的本土疫病以对付入侵的西班牙人？只要尝试对这些问题做出回答，随之而来的就将显现一个尚未被历史学瞩目的人类历史中的新领域，即人类与传染病的互动史，以及当传染病逾越原有界域侵入对它完全缺乏免疫力的人群时，所造成的深远的影响。

由是观之，世界历史其实已经提供了许多与十六七世纪发生于美洲的这一幕类似的事例。本书就将描述这些致命性遭遇的梗概。我的结论可能会使许多读者大感意外，因为在传统史学中很少受到关注的事件却将在我的叙述中占据核心地位。之所以如此，主要就在于，长期以来那些学识渊博的学者在皓首穷经于各种遗存的文献时，对于人类疾病模式发生重大变化的可能性缺乏敏锐的洞察力。

自然，传染病首次袭击某族群的著名案例从来没有被欧洲人遗忘，14 世纪的黑死病就是最突出的例子，其次是 19 世纪的霍乱大流行，后者虽然破坏性大为降低，但因更接近于现代而留下了比较完整的记录。尽管如此，历史学家却从未将其归为重大疫病暴发的普遍模式，因为那些人类与疫病惨烈遭遇的案例都已湮没于时间隧道中。那时资料残缺不全，以致事件发生的规模与意义都很容易被忽略。

在解读古代文献时，历史学家自然会受到他们自身疫病体验的影响。经历过各种病史的现代人，已对那些常见的传染病拥有了相当程度的免疫力，这使他们能很快地终止任何一般性疫病的流行。生活在这样的背景下，受过严格训练的历史学家只能认为那些疫病造成大规模死亡的说法未免夸张。事实上，正是由于没有认识到，同样的疫病在熟悉它并具有免疫力的人群中流行与在完全缺乏免疫力的人群中暴发，其造成的后果差别巨大，以往的历史学家才未能对此给予足够的重视。确实，如果现代医药出现之前的传染病均与欧洲的传染病模式并无二致，那么又有什么必要关注疫病的历史呢？因而，历史学家也往往以一种不经意的笔调处理这类记载，一如我在那本描述科尔特斯征服史的著作中所读到的那样。

于是疫病史便成了偏好"掉书袋"的老学究们的专利，他们热衷于就手头掌握的资料摘录一些实质上并没有什么意义的信息。不过，毕竟还有黑死病以及其他一些事例，在这些事例中，军营里突发的疫情不仅扭转了战局，有时甚至决定了战争最终的胜负。这类插曲自然不大可能被遗漏，但它们的不可预见性却使历史学家深感不自在。我们都希望人类的历史合乎理性、有章可循，为了迎合这一普遍的愿望，历史学家也往往会在历史中刻意突出那些可预测、可界定且经常也是可控制的因素。然而，当流行病确实在和平或战争中成为决定性因素时，对它的强调无疑会弱化以往的历史解释力，故而史学家总是低调处理这类重要的事件。

不过，还是有诸如细菌学家汉斯·津瑟（Hans Zinsser）这样的圈外人士，搜集一些表现疾病历史重要性的史料，扮演了抬杠者

的角色。他在那本极具可读性的大作《老鼠、虱子和历史》（Rats,
Lice and History）中，描绘了斑疹伤寒的暴发如何经常打乱国王和将
领的如意算盘。但是，这类著作并未试图将疾病史纳入更宏大的人
类历史的背景下考察，与其他著述一样，它们仍将疫病的偶然暴发
视为对历史常态突然而不可预测的扭曲，本质上已超出史学的诠释
范围，因而也就很难吸引以诠释历史为本业的职业历史学家的视线。

本书旨在通过揭示各种疫病循环模式对过去和当代历史的影响，
将疫病史纳入历史诠释的范畴。我在此提出的许多猜测和推论仍是
尝试性的，对它们的证实与修正还有待有关专家对语言晦涩的古代
文献做进一步地爬梳。这类学术性的作品既需要提出一个正面的主
题予以确证，又需要提出一个反面的靶子以便有的放矢，我在本书
所做的推理与猜测应该符合这一要求。与此同时，本书的目的之一
就是希望引起读者关注那些人类历史的传统观念与当下认识之间存
在的鸿沟。

除了我必须描述的细节外，想必大家都会同意，更加全面深入
地认识人类在自然平衡中不断变动的地位，理应成为我们诠释历史
的组成部分。而且毋庸置疑，无论过去与现在，传染病都在自然平
衡中扮演着至关重要的角色。

关键概念

在叙述故事之前，对寄生、疾病、疫病以及相关概念的解释或
许有助于避免读者的混淆。

对所有的生物来说，疾病和寄生物几乎无所不在。当寄生物从
某个有机体身上成功地搜寻到食物时，对后者（宿主）而言，就是

一场恶性感染或疾病。所有的动物都以别的生物为食，人类也不例外。对于人类的觅食以及觅食方式变迁的论述充斥于经济史的著述中，相反，避免为别的生物所食的问题却比较少见，这基本是因为人类自从远古时代起，就不怎么畏惧狮子和狼之类的大型食肉动物了。尽管如此，我们还是可以认为，人类大多数的生命其实处在一种由病菌的微寄生和大型天敌的巨寄生构成的脆弱的平衡体系之中，而所谓人类的巨寄生则主要是指同类中的其他人。

微寄生物（microparasites）是指微小生物体（病毒、细菌或多细胞生物），它们能在人体组织中找到可供维生的食物源。某些微寄生物会引发急性疾病，结果，或者很快杀死宿主，或者在宿主体内激发免疫反应，导致自己被消灭。有时，此类致病生物体不知怎的寄生到某个特殊的宿主身上，使后者成了带菌者，能够传染给别人，自己却基本不受影响。而且，还有一些微寄生物往往与人类宿主形成比较稳定的平衡关系，这种感染无疑会消耗掉宿主一定的体能，但却无碍于宿主正常机能的发挥。

巨寄生物（macroparasites）也呈现出类似的多样性。有些会迅速致命，像狮子和狼捕食人或其他动物那样；另一些则容许宿主无限期地生存下去。

早在远古时期，人类捕猎的技巧和威力就已超越了其他食肉动物。于是人类攀上了食物链的顶端，也就很少再有被天敌吞食的危险了。不过在此后相当长的时期内，同类相食几乎构成人类相邻族群间相互关系的重要内容，这意味着人类作为成功的狩猎者，几乎与狮、狼处于同等的水平。

后来，当食物的生产成为某些人类社群的生活方式时，一种较温和的巨寄生方式才成为可能。征服者从生产者那里攫取并消费食物，由此成为靠生产者为生的新型寄生者。尤其是那些出现在土地肥沃地区的事实表明，人类社会建立起比较稳定的巨寄生模式是完全可能的。事实上，早期文明就是建立在这一模式之上，胜利者只是从臣服族群那里掠取部分收成，而留下足够的粮食让被掠夺者年复一年地生存下去。在早期阶段，这种人类文明的巨寄生基础还相当严峻和明确，后来随着城市和农村间互惠模式的日趋发展，只是上缴租税所体现的寄生单向性才逐步消除。尽管如此，在开始阶段，那些饱受压榨的农民，供养着神甫、国王以及跟随这些阶层生活在城里的仆从，除了受到某种不确定的保护，以避免遭受其他更加残忍和短视的掠夺者的侵扰之外，他们所得到的回报其实是微乎其微的。

食物与寄生物之间的共生共存关系，曾经巩固了人类的文明史，类似的情形亦可发现于人体之内。白细胞是人体内防御疫病感染的主要元素，它们能够有力地消解人体的入侵者。它们不能消化的部分就变成了寄生物，反过来消耗人体内对它们来说有营养的东西。[1]

然而，就入侵特定人体的特定生物来说，这不过是影响其能否顺利侵入并在其中繁殖的极端复杂的过程中的一个环节而已。事实上，尽管医学在过去百年间成就辉煌，但还是无人能完全说得清它们间的相互关系。在机体组织的各个层次（分子[2]、细胞、生物体和社会）上，我们都可以碰到均衡模式。在这种均势中，任何来自外力的变动都会引发整个系统的补偿性变化，借以最大限度地减缓全面的震荡，当然，如果变化突破了特定的"临界点"，也会导致原有体系的崩溃。此类灾难，既可能将原系统分解成更简单、更微小的单元，这些单元又都各自形成自己的平衡模式；或者相反，将原有相对较小的单元组合成更大或更复杂的整体。实际上，这两个过程也可能同时共存，就像大家所熟悉的动物消化过程一样，捕食者把食物中的细胞和蛋白质分解成更小的单元，只是为了把它们合成为自身体内的新蛋白质和新细胞。

对此类机制的解释，显然简单的因果分析远远不够。既然同时存在许多变量，它们又不间断地交互作用，而且还以不规则的频率改变它们的规模，因此，如果我们只是将注意力集中到某个单一的"原因"上，并尽力将某个特定的"结果"归因于它，结果往往是引人误入歧途。对多过程的同时态研究或许有助于我们的理解更接近真实，但这样做，无论在观念上还是在实际操作上都存在巨大的困难。对大部分组织层次而言，仅仅是对组织模式的确认及观察其存在或崩解，就让人感到有些力所不逮了，更何况在包括社会在内的某些层次上，连哪种模式值得关注或者能够被可靠地观测，也都存在深刻的不确定性和争议。不同的术语会引导人们关注不同的模式，然而，要想找出一个逻辑上富有说服力并能为各方所接受的试验方案，用以测定一套术语是否优于另一套，通常是不可能的。

然而，缓慢的进化过程不仅适用于人类的身体，也同样适用于人类社会及其符号体系，因此，当有些问题无法依靠逻辑来确定时，生存定律终将出面解决。对人类来说，那些能将我们的视线引向所处环境中利害攸关方面的术语，无疑具有巨大的存在价值。正是基于相互交流和沟通的能力，人类才得以主宰生物世界。然而没有哪一种术语体系有可能穷尽或涵盖我们所处情境的每一个方面。我们能做的只是尽己所能地运用我们所继承的语言和概念，而不必为寻求一个能在任何时空环境下让任何人满意的所谓"真理"而枉费心机。

正如语言是社会和历史的产物一样，疾病在一定意义上也是如此。假如史书中的许多圣人生活在今天的美国，恐怕很难逃脱因"精神不正常"而被送入精神病院的命运；相反，被狩猎先祖们视为生理残疾的近视眼和味觉迟钝，在今天却不会被认为与健康理念有冲突。不过，尽管存在这样的历史性差异，"疾病"概念的核心内容仍是确定而普遍适用的。一个人若因身体机能紊乱而无法完成预期的任务，这人就将被同类视为"有病"，而在这类生理机能紊乱中，又有许多源自与寄生物的接触。

毫无疑问，不同的人体和社群对同样的传染病所表现出的敏感程度和免疫水平相当不同。这种差别部分缘于遗传，更多则是与以前是否接触过入侵生物体有关。[3] 不断调整对疾病的抵抗力，并不只在个体进行，在整个族群内部也同样如此。因此，他们对疾病的抵抗力和免疫力也会相应地改变。[4]

正如个人与群体为对付传染病而不断进行机能调整一样，各种致病微生物也在不断地调整自己以适应环境。典型的，比如这一环境中非常重要的部分（虽然不是全部）就是宿主体内的状况。毕竟，对于包括病原体在内的所有寄生体来说，都必须经常面对这样一个问题：在宿主几乎都是互不相连的独立个体的情况下，它们如何才能成功地转移？

人类宿主和病原体之间在经历了许多世代，以及数量可观的族群的长期相互调适后，会产生一种能让双方共容共存的相互适应模式。一个病原体如果很快杀死其宿主，也会使自己陷入生存危机，因为这样一来，它就必须非常迅速和频繁地找到新的宿主，才能确保自身的存活与延续。反过来，如果一个人的抗感染能力足以让寄生物无处藏身，显然也会对病原体造成另一种生存危机。事实上，正是由于上述这类极端情形的出现，使得许多与疾病为伴的关系未能延续至今；而一些曾经恶名昭著的病原体，由于全球范围内普遍的疫苗注射和其他公共卫生措施的推行，正在濒临灭绝——如果某些踌躇满志的公共卫生官员的言论是可以信任的话。[5]

对寄生物与宿主来说，较为理想的状态通常（但非必然）是，两者都能在对方存在的情况下无限期地生存下去，并且互相不会对对方的正常活动造成重要的损害。这类生物平衡的例子不胜枚举，譬如，人的肠道下端通常带有大量的细菌，但这并不会引起明显的病征。在我们的口腔中和皮肤上，也附着了众多通常并不会对我们造成实质性影响的微生物，其中有些可能有助于消化，另一些则被认为能够防止有害生物在我们体内的恣意繁殖。不过，一般来说，对于或许可以称之为"人类感染生态学"的这类论题，我们目前还缺少确凿有力的数据来加以论证。[6]

不过，从生态学的观点看，我们似乎仍可以说，很多最致命的病原体其实还未适应它们作为寄生物的角色。在某些情况下，它们依然处在与人类宿主的生物调适进程的早期阶段；当然，我们也不应就此假设，长期的共存必定导致相互间的和谐无害。[7]

譬如，引发疟疾的疟原虫可能是人类（甚至前人类）最古老的寄生物，[8] 但它至今仍给人类宿主带来严重的使人四肢虚弱的发热病。至少有四种疟原虫能感染人类，其中又以镰状疟原虫（Plasmodium falciparum）最具杀伤力。不难想见，由于镰状疟原虫侵入人体血管相对较晚，所以它们还无法像其他疟原虫那样有足够的时间来适应人类宿主。不过，在这种情况下，宿主与寄生物之间的进化调适，还会因宿主的多样性而更加复杂，而寄生物为完成生命周期又不得不适应宿主体内的环境。而且，有利于疟原虫长期寄居于人类红细胞中的调适，对其实现在不同宿主间的成功转移并无助益。

事实上，在通常主导性的转移模式中，人体一旦为疟原虫感染，红细胞就会成百万地周期性坏死，由此导致宿主怕冷发烧，并让疟原虫得以在血管中自由运动，直到一两天后，它们重新寄居在新的红细胞里。这一过程会给宿主带来热病和四肢疲软的症状，但同时也会让疟原虫以一种独立自由的形式趁着疟蚊饱餐人血时"搭便车"转移到别处繁衍。疟原虫一旦进入疟蚊胃部，就会展示出不同的行为方式，最终完成有性生殖（sexual replication）。结果是几天后，新一代的疟原虫就会游移到疟蚊的唾液腺里，以备在疟蚊下次"就餐"时侵入新的宿主体内。

就目前能够观察到的情况看，疟原虫在被疟蚊以如此巧妙的方式从一个宿主转移到另一个宿主时，并不会对疟蚊造成伤害。疟原虫生活史的完成有赖于疟蚊体内组织的滋养，但这对疟蚊的寿命及其活力却并无不利的影响。这样说的理由是显而易见的，如果疟原虫要被成功地转移到新的人类宿主身上，携带它的疟蚊必须拥有足以供自己正常飞行的精力。一个沉疴在身的疟蚊不可能将疟原虫成功运送到新的人类宿主以助其完成生活史。但是，一个身体虚弱、浑身发烧的病人却丝毫不会妨碍疟原虫完成其生活周期。因此毫不奇怪的是，这种古老的传染病对疟蚊毫发无损，却一直维持着对人类的杀伤力。

人类其他一些重要的传染病也像疟疾一样，病原体必须让自己适应多个宿主。假如人类之外的宿主对这类寄生物更为重要，其适应性行为的重心将会集中于同非人类宿主达成稳定的生物平衡上，一旦它们侵入人体，则可能对人类造成剧烈的伤害。腺鼠疫（bubonic plague）就是这样，引起这种疫病的鼠疫杆菌（Pasteurella pestis）通常只感染啮齿动物以及它们身上的跳蚤，偶尔才染及人类。

在穴居啮齿动物群体当中，这种感染可以长期延续下去。鉴于同一洞穴中可能混居着不同的啮齿动物宿主，这类感染及康复的模式必定极端复杂，我们对此至今也未能完全了解。然而，不管怎样，对生活于"地府"中的某些穴居啮齿动物来说，腺鼠疫就像城市居民习以为常的天花、麻疹一样，乃一种常见"儿童病"（childhood disease）。换言之，啮齿动物与这种寄生杆菌之间已经形成相当稳定的适应模式。只有当疾病侵入从未感染过该病菌的啮齿动物和人群时，才会酿成惨剧，就像历史上曾令我们的祖先倍感惊恐的腺鼠疫大暴发。

由于血吸虫病（通过钉螺传染）、昏睡病（通过采采蝇传染）、斑疹伤寒（通过跳蚤和虱子传染）以及其他一些疾病的病原体拥有两种甚或更多的宿主，以致它们与宿主的适应模式极为复杂。因此，这类疾病对于人类来说，仍然十分可怕。斑疹伤寒就是一个很好的例子。品系相同或近似的引发斑疹伤寒的立克次体（rickettsial organisms）能稳定地寄居于某些种类的壁虱身上，代代延续而且基本相安无事；当老鼠及其身上的跳蚤被感染后，虽会发病，但可以自行康复，也就是说，它们在感染后可以通过自我调适将入侵的病原体拒于身外。但是，一旦伤寒寄生菌转移到人体及人身上的体虱，总会导致体虱毙命，而对人来说，也常常是致命的。上述模式暗示斑疹伤寒病原体曾存在这样一种渐进式的转移：从最初与壁虱稳定的共存，再到与老鼠及其身上跳蚤的次稳定调适，最后到与人及其体虱间的极端不稳定适应。这似乎也意味着该病原体直到晚近才感染人体及其体虱。[9]

当然，也有一些人类疾病并不需要传播媒介便可直接在人类不同宿主之间迅速传播。结核病、麻疹、天花、水痘、百日咳、流行性腮腺炎和流行性感冒等都属于这类疾病。事实上，它们也是现代人极为熟悉的传染病。除了结核病和流行性感冒，人类只要被这类疾病感染一次，即可获得长期乃至终身的免疫力。于是，这类疾病通常只感染孩子。这在那些没有采用疫苗接种或其他人工方法改变天然的疾病传播方式的地区，依然如此。

这种儿童病一般不会特别严重，通常只要精心护理就可以康复。然而当其侵入以前从未接触过它们的族群时，则可能导致大面积的发病和死亡，而且正值盛期的青年人比其他年龄层的人更易感染并导致死亡。换言之，一旦某一"处女"族群初次接触这些传染病，极有可能使整个社会遭受严重的甚至毁灭性的打击，就像天花和随后的其他疾病对阿兹特克帝国和印加帝国所造成的影响一样。

毫无疑问，无论是慢性传染病、精神紊乱，还是老年性功能衰退，它们对今天人类造成的痛苦会更多，它们构成了一直存在于人类生活中的某种"背景杂音"（background noise）。近年来，随着人们的日趋长寿，这种痛苦变得更加显著。不过，我们祖先所经历的疾病模式与我们今天熟悉的情况根本不同。在先祖那里，不时暴发的瘟疫不论以何种形式出现，都会给他们造成恐惧和无时不在的震慑力。尽管我们无法得到统计和临床资料（即便到 19 世纪也是零星的），以对 19 世纪以前瘟疫的发生情况做出准确说明，比如何种瘟疫在何时何地杀死了多少人，但是我们仍有可能把握这些疫病流行模式的基本变化轨迹。实际上，这也正是本书的主旨。

第一章

狩猎者

　　在人类各族群完成进化之前，必须假定我们的祖先也像其他动物一样，处在一种自我调适的、微妙的生态平衡之中。其中最显见的一环就是食物链，在该食物链中，我们的祖先既猎食某些动物，反过来也为别的动物所猎食。除了大型动物间的这种无可逃避的关系外，我们还应想见，那些体型微小、通常肉眼无法看见的寄生物，也在我们祖先的体内寻找食物，并由此成为平衡包括人类在内的整个生命体系的重要因素。现在我们已经不可能重构各种相关细节，事实上，即使是人类进化的进程，对我们而言也依然模糊不清，因为已被发现（主要在非洲）的各种前人类或类人猿的骨骼残片并不足以供我们构建出完整的故事。非洲应不会是人类唯一的发祥地，人类的始祖或许也曾生存于亚洲的热带和亚热带地区，其进化历程应与曾经生活在奥杜威大峡谷（Olduvai Gorge）和撒哈拉以南的非洲其他地区的猿人（在这些地区的遗址中发现了大量的骨骼和工具）大致平行。

　　然而，人类不具有浓密毛发的事实清楚地表明，他们曾生活在温度很低但又从不低于冰点的温暖的气候环境中。在重叠视野基础上形成的准确的深度知觉能力*，有抓握能力的手，以及与至今仍主要栖息于树上的猿、猴之间明显的亲缘关系，表明人类祖先也曾生活在树上。祖先特定的齿列显示我们曾是杂食动物，坚果、水果、幼虫或许还有某些植物的嫩苗都比动物的肉更为重要。但是，疾病和寄生物的情况又是怎样的呢？

人类与寄生物

今天流行于猴子和树栖猿的传染病可能与伴随远古人类祖先的寄生物种群相似。尽管一些重要的细节仍不得而知，但至少可知侵扰野生灵长类的寄生物的种群多得惊人。除了各种恙虫、跳蚤、壁虱、苍蝇和蠕虫之外，野生猿、猴身上显然还寄居着一大堆原虫、真菌和细菌，更不必说还有 150 种以上的所谓的"肢节病毒"（arbo-viruses，即 arthropod-borne viruses 的简称。它们往往借助于昆虫或别的节肢动物，在温血宿主之间转移）了。[1]

在感染野生猿、猴的微生物中，有 15～20 种 [2] 疟原虫，寄生于人类的疟原虫通常只有 4 种，但猿类仍可能被人类的疟原虫所感染，同时，人也有可能感染来自猿猴的某些疟原虫。除了各种疟蚊能在热带雨林的树冠层、树干层和地面层之间形成自己的专属栖息地外，[3] 这类种属差别，也表明了有关三者之间——灵长类、疟蚊和疟原虫——经历过一段相当长时期的相互调适。不仅如此，根据当前的疟疾和已知古时疟疾的地理分布情况来看，非洲撒哈拉以南地区似乎一直是这种寄生形式进化的主要的甚至是唯一的中心。[4]

---

* 　深度知觉指个体对其视野以及视野内的物体在三维空间上的反应能力。

在地球上各类自然环境当中，热带雨林可谓是最富生物多样性的地区。从某种意义上说，它比干燥、寒冷地区拥有更多的生物物种。故而，至少直到近代以前，并没有任何一种动植物能够主宰热带雨林，甚至包括人类。许多无法耐受冰冻和干燥的微生物在热带雨林地区却十分繁盛。在这种暖湿的环境中，单细胞寄生物通常在宿主体外也能长期存活，有些具有寄生潜能的生物甚至可以以独立个体的形式无限期地生存下去。这意味着数量不多的潜在宿主族群也可能经历普遍的感染，即便因为宿主太少而暂时无法寄居，寄生物也可以等待。就人类而言，这意味着，即使我们的祖先在自然平衡体系中的地位无足轻重，但作为个体仍可能在一生中感染所有的寄生物。这种情形至今如此，人类征服雨林的主要障碍仍在于丰富、多样的寄生物潜伏其中，静待入侵者。[5]

那么，这是否意味着我们的前人类和准人类祖先长期性地处于生病的状态呢？事实并非如此，因为大量的热带寄生物发展到致病程度是一个缓慢的过程，一如其缓慢地消失；换言之，热带雨林支持每个层次上的微妙的自然平衡：寄生物与宿主之间、竞争的寄生物之间、宿主与食物之间，都是如此。可以肯定地说，几百万年前，即在人类开始改变热带雨林的生态环境之前，食者和被食者的平衡从长时段看是稳定的或接近稳定的。

因此，我们的远祖消费的品类繁多的食物，无疑都对应着五花八门的与他们分享食物的寄生物，而这些寄生物未必一定会导致我们认为的"生病"的症状。一般的寄生物可能有时会削弱先人的体力和忍耐力，当严重的伤害或灾难（比如饥馑）扰乱了宿主的生理平衡时，轻微的感染也可能引发致命的并发症。但如果没有这些，健康状况应该还是不错的，一如今天森林里的灵长类。

只要人的生物进化同寄生物、食肉动物和猎物的进化保持同步，这张精密编织的生物网（web of life）就不会出现特别重大的变化。源自基因变异与选择的进化是相当缓慢的，以致其中一方的任何变化都会相应地伴以另一方的基因或行为方式的改变。然而，当人类开始对另一类进化做出反应，把习惯性的行为转化为文化传统并纳入象征性的意义体系时，这些古老的生物平衡便又开始面对新的失衡。文化的进化开始对古老的生物进化方式施以空前的压力，新近获得的技能使人类逐渐能够以无法预见的、意义深远的方式改变自然平衡。于是，新兴的人类的患病方式也发生了急剧的变化。

第一个明显的巨大变化源于可杀死大型食草动物的武器和技术的发展，这些食草动物充斥着非洲热带草原（可能还有亚洲的同类地区）。这一转变的准确时间至今不得而知，但可能早在400万年前就已经开始。

第一批下到地面的灵长类恐怕只能捕获羚羊一类弱小的动物，为了从狮子等更有力的食肉动物吃剩的腐肉中分一杯羹，他们不惜与鬣狗和兀鹫争食。这些前人类成天游荡于集中的食物源——比如非洲热带草原上的大批食草动物——周围，[6] 任何能够提高狩猎效率的基因变异都意味着巨大收益。丰厚的回报正在等待着那些能够用身心技能在狩猎中进行有效合作的群体。通过改进有助于危急时刻互相支持的交流方式，以及有助于更新弥补肌肉组织、牙齿和爪子之无力的工具和武器，新兴的人类赢得了由此带来的嘉益。这样，新的更有效的特性通过多方面进展的生物进化迅速累积着，而任何新的变化都成功地扩大了食物的供应，拓展了生存的机遇。

这类进化中的突变在生物学上称为"直向进化"（orthogenic），通常意味着进化到新的更有利的生态龛。[7] 尽管不能指望厘清该过程在前人类中引发的所有的基因变异，但当变异特别成功时，一类族群通常被另一类更厉害的狩猎族群所取代。在冲突中越勇敢、狩猎中越有成效，生存的机遇也就越大。

在接下来的进化中，一个重要的里程碑就是语言的进化。主管大脑、舌头和喉咙形成的基因的变化，对人类通向发音清晰的语言之路是必需的；而语言的形成又极大地提高了社群的合作能力。不断地谈论周围世界，由此不断地规定和重新规定各种角色，能够使人类事先尝试和完善各种技巧，从而在狩猎和其他合作性活动中达到其他方式难以达到的准确度。随着语言的产生，把生活技能系统传授给他人成为可能，而这些技能自身又可以进一步地精致化，因为语言可用来为事物分类、排序，以及表达对环境适宜的反应。简言之，语言第一次将狩猎者提升为完全的人，启动全新层次上的社会——文化进化，这一进化不久将对人类赖以形成的生态平衡产生巨大的、至今仍无可比拟的影响。

在上述相对迅速的进化中，疾病的情形如何呢？显然，任何居所的变化，比如从树上下到地面，在广阔草原上奔走，都牵涉人类可能遭遇的疫病的变化。当然，某些传染病可能未受影响，比如，靠身体接触传播的大部分大肠菌。而另外的，比如需在潮湿环境中才能完成宿体转移的寄生物，在不适宜其生存的草原环境里就少得多了。然而，随着雨林型的传染病的日益减少，新的特别是来自与草原兽群接触而引发的寄生物和疾病，则必定已在影响正在快速进化的人类肌体。

但我们无法准确地说出这些疾病的名字。当今天我们食用食草动物时，可能不经意地吞食了某些寄生物的胞囊形状的卵，这些附在食草动物身上的寄生虫就这样传到人类身上。古代的情形也大致如此。

今天在非洲许多地区引发昏睡症的锥虫，就是当时遭遇到的一种非常重要的病原体。它是寄居在羚羊类动物身上的"普通"寄生虫，通过采采蝇（tsetse fly）传播。它在苍蝇或其他动物宿主身上并不会引发明显的病症，因此属于较稳定、适应性较强、可能也是非常古老的寄生物。但一旦它进入人体，就会造成人体的极度虚弱，事实上，某类锥虫甚至可以在几周内置人于死地。

正是因为昏睡症曾经并且至今仍对人类具有极大的破坏性，非洲草原上的有蹄类畜群才会生存至今。如果不是借助现代的疾病预防方法，人类根本无法在采采蝇肆虐的地区生活。因此，直到晚近，这些地区的大量草食动物仍是狮子及其他适应性强的食肉动物的猎物，但与猛兽中更有破坏性的新来者——人类，除偶然的例外，它们并无过多的接触。似乎可以肯定，假如在我们的先祖下树之前，导致昏睡症的锥虫已经存在于有蹄类动物中的话，它肯定会在非洲草地上划出鲜明的界限，人类只能在界外捕获猎物。同理，在采采蝇活动的区域内，类似前人类时代的某种生态平衡也延续至今。[8]

顺便说一下，把人类在与其他生命关系中的生态角色视为某种疾病，这并不荒谬。自从语言的发展使人类的文化进化冲击由来已久的生物进化以来，人类已经能够颠覆此前的自然平衡，一如疾病颠覆宿主体内的自然平衡。当人类一次又一次蹂躏别的生命形态到达自然极限时，往往就会出现一种暂时稳定的新关系。然而，或早或晚——而且以生物进化的尺度衡量还总是在极短的时间以后——人类又掌握了新的手段，把此前无法利用的资源纳入可利用的范畴，从而进一步强化了对其他生命形态的摧残。所以从别的生物体的角度看来，人类颇像一种急性传染病，即使偶尔表现出较少具有"毒性"的行为方式，也不足以建立真正稳定的慢性病关系。

人类狩猎者与环境相对稳定关系的建立

第一批成熟的狩猎人群对非洲大草原（或许还有亚洲类似的地方）的统治，还只是将来事态的不甚凸显的先兆。无疑，当时突然将这些不太显眼的灵长类动物推到食物链的顶端，确实够剧烈的。作为技艺高超又令人生畏的狩猎者，人类几乎很快就不再害怕其他的敌对动物了，我们最早的完全意义的人类祖先就此摆脱了制约人口增长的基本因素。不过，当大草原内适宜居住的领地都被人类狩猎者占据后，人类便开始了自我竞争。至少从这时起，人类的自相残杀又同样具备了制约人口增长的效果；其他限制人口增长的机制也可能就出现了，比如弃婴。无论如何，今天的狩猎者和采集者所拥有的传统的保持人口与食物供应平衡的方法，可能具有非常悠久的历史。[9]

就在人类的发祥地非洲，人类狩猎者确立了与环境相对稳定的关系。人类对大动物的猎获在大约50万年前的非洲就开始了，尽管装备着石制和木制武器的人类的全部潜力迟至公元前10万年时还未能充分显现。虽然偶有危机，比如在随后几千年间由于一些珍贵猎物的灭绝而引发的危机[10]，但是人类继续与其他物种分享这块土地。即便后来的农业革命的确导致了急剧的人口增长和环境变化，但非洲的许多地区仍然是一片荒蛮。最近几千年间被驱逐到不适合农耕的边缘地带的狩猎团体，仍继续在部分地区固守着传统的生活方式，甚至直到今天。

换言之，其他生命形式的补偿性调整以如此顽固和复杂的方式包围着人类社会，以至于即使在人类发展出完善的技能之后，文化进化所产生的新效力仍不足以征服和彻底革新孕育人类自身进化的生态系统。也许减缓人类对其他生命形式的最初冲击力的最显著因素，正是非洲传染病（infestations and infections）所表现出来的独特的丰富性和侵害性——寄生物的进化亦伴随着人类自身的进化，其对人类的侵害随着人类数量的增长而日益加剧。[11]

肆虐于非洲的很多寄生蠕虫和原虫并不引起免疫反应，即并不在血液循环中形成抗体，这有助于确立敏感的和自动性的生态平衡：当人类数量增加时，受感染的概率也会增加；随着人口密度的增大，寄生物获得新宿主的机会也就增加了。当这种趋势越过关键性门槛，感染就会一发而不可收，严重地阻碍人类的正常活动。像倦怠、腹部疼痛等慢性病征，如果普遍蔓延的话，就会严重地妨害进食、怀孕以及抚养孩子，这反过来又会削减人口，直到当地的人口密度下降到过度感染的门槛以下。然后，随着病征的消退，人类的精力开始恢复，进食和其他活动也趋于正常，直到下一次，别的传染病大行其道，或者人口密度再次超越过度感染的门槛。

上述这些生态紊乱自然会影响到人类的猎物以及人体内的寄生物。过多的狩猎者越来越难以找到合适的猎物。于是营养不良就与寄生物的过度滋生一起削减了人类的体力和生育孩子的能力，直到再次确定接近稳定的平衡。

相互依赖的物种也会同时对气候和物质环境的变化做出反应。干旱、草原大火、暴雨，以及其他紧急状况都为所有的生命形式设定了生长的限度；而这种数量的上限通常远远低于其在较有利的情况下增长的可能性。换言之，生态系统维持的是一种松散的、不断变动的平衡，尽管这种平衡可能偶尔或暂时在时空上有一定的变化，但却能有效地抵制剧烈的、大的变动。人类狩猎者虽然登上了食物链的顶端，他们以其他动物为食，又不致为别的大型动物所食，但这并不能实质性地改变这些恒久的生态关系，人类虽以胜利者的姿态取得新的生态地位，但总体来说并没有改变生态系统本身。

形成并维持这种变动中平衡的相互作用，无论过去还是现在，都是极端复杂的。虽已历经了几代人的科学观察，疾病、食物、人口密度、居住方式之间的相互关系，在非洲或别的地方仍未被完全弄清，更不用说对于致病机制来说，疾病的虫媒与各宿主的数量和分布意义了。而且，当今非洲的环境也并不能够完全匹配人类社会中全然依赖狩猎和农业而尚未打破古老的自然平衡的环境中的感染模式。

然而，热带非洲的生物多样性是一个不可否认的事实；这个大陆的生物平衡曾顽强抵制了来自温带的农业生产方式的输入，这是有据可查的。事实上，直到晚近（比如 5000 年前），在非洲，人类在与其他生命形态的交往中只扮演着很普通的角色。人类无疑是主要的掠食者，但在这一自然平衡状态中是相对稀少的，就像与人类争食的狮子和其他大型食肉动物一样。

其实，不是这样才显得奇怪呢。假设（这很有可能）人类起源于非洲，那么，当猿人缓慢地进化到人类的同时，周围的生命形式有时间调节自己以适应人类活动所带来的危险和其他可能性。反之，出现在非洲的人类寄生物的极端的多样性，也暗示着非洲才是人类的主要摇篮。从未见过人类与非人类之间的调适达到生物上如此的精妙程度。

除了非洲雨林和草原之外，世界其他地区的情况如何呢？可能早在 150 万年前起，旧大陆的若干地区就已出现这些可怕的类人猿狩猎者。在中国、爪哇和德国发现的有关遗存表明，这些动物在骨骼上存在极大差别，但这些少量的发现还不足以把它们与非洲发现的较多的人类和前人类的遗骸明确联系在一起。在亚洲南部和东南部的某些地区可能存在着从共同的远古灵长类动物的血统中延伸出来的平行的进化路线，因为即使没有非洲那种提供大型猎物的环境，增大的大脑、直立行走和使用工具的手也会带来巨大的嘉惠。

由于证据不足，我们所做的推论可能会产生误导。目前，对有关地区的考古研究仍然相当粗略，甚至一个新的遗址（比如非洲奥杜威峡谷）的发现，就可能全盘改变我们已有的认识。尽管如此，已知的不多的情况似乎仍表明，亚欧大陆上的前人类和准人类族群的出现晚于非洲全盛期的猿人。这种情形一直延续到 10 万 ~ 5 万年前，完全现代型的人（fully modern types of human beings）的横空出世，则急剧改变了此前地球上的生物平衡。

关于智人最早从哪里开始进化的证据仍然太少。一些不能确凿地归于智人的骨头碎片，可上溯至 10 万年前的东非，在别的地方，现代的人类遗存仍要等到公元前 5 万年才出现，而且当现代人出现的时候，此前存在的原始人类，像西欧著名的尼安德特人，几乎消失得无影无踪。[12]

在非洲内部，像这样成功的人类族群的出现并没有导致像在别处出现的那种剧烈的变化。但一些大型猎物和敌对的类人猿的消失，若是可以正确地归因于智人的出现的话，仍然展示了人类高超的狩猎能力。当人类能够通过把握火种和披戴动物毛皮以预防严寒时，更可观的后果出现了。

衣服的发明有助于狩猎者进攻北部草地和森林里的动物，其效果就好比人类祖先第一次从树上下到地面。也就是说，一种新的、更准确地说是一系列新的生态龛等待新来者去占据；并且随着他们学会利用他们的技术开发出新的食物来源，一种全球范围的生态关系的快速转型就接踵而至了。大约公元前 4 万～前 1 万年间，狩猎者占据了地球上除南极洲以外的所有陆地板块。他们在 4 万～3 万年前进入澳大利亚；0.5 万～1.5 万年后又越过白令海峡从亚洲进入美洲。在几千年的时间里，人类扩张到南北美的所有气候带，在大约公元前 8 000 年前到达火地岛 *。

此前从来没有一种支配性的大型物种能够散布全球，人类做到了，因为他们学会了如何在极端不同的条件下创造适合于热带生物生存的小环境。衣服与住房的发明，使人类的生存不致受到极度寒冷天气的威胁。换言之，文化调适和发明创造降低了面对多样环境时调整生物机能的必要性，由此，在地球各陆地板块的生态平衡中，引进一个本质上带有破坏性的且不断处于变化中的因素。

当然，尽管对自然环境的文化调适对于公元前 4 万～前 1 万年间人类的大举扩张具有决定性意义，但也仍然存在另外的重要因素。在走出热带环境的同时，我们的祖先也远离了很多前人已经适应了的寄生虫和病原体，健康和活力也相应得到了提升，于是人口的增加也变得规模空前。[13]

人类在温带、寒带的自然生态中的位置与在热带地区的截然不同。如前所述，在非洲撒哈拉以南地区，人类继续受到生物上的制约，这种制约即便在人类的狩猎技术已经颠覆了大型动物之间古老的自然平衡之后，仍然相当有效。但当人类社会能够在温带条件下生存与发展时，他们面对的是相对单纯的生物环境：总的来说，较低的环境温度意味着生存适宜度的降低。结果适宜于温带和北方气

---

* Tierra del Fuego，位于南美洲的南端，今属阿根廷。

温的动植物种类要少于热带条件下的动植物。因此，当人类狩猎者第一次闯入这里时，迎接他们的是一个不太复杂的生命之网。温带的生态平衡后来证明更容易被人类的活动所破坏。这一地区起初缺少或几乎缺少能够寄生于人体的生物，但这只是一个暂时现象，很快，正如我们不久将要看到的，在生物学和人口统计学上都有重大意义的疾病也开始在温带人类社会中发展起来。但生态平衡易受人类摆布的脆弱性仍是热带以外地区的永恒特征。

因此，人类在温带地区的生物统治，从一开始便呈现出一种特殊的类型。作为温带生态系统的新成员，进入新环境的人类宛若刚被引入澳大利亚的野兔，既没有天敌，又没有自然的寄生物，再加上至少在开始的时候食物丰沛，澳大利亚的野兔数量急速增长，不久就开始影响到人类的牧羊业。当欧洲人首先到达美洲时，也出现了类似的外来的生物，诸如猪、牛、马、鼠以及各种植物大量侵入的情形。但是，这些早期不受制约的繁殖，不久就开始自我矫正了。[14]

若从一个足够长的时段来看，扩张到温带生态中的人类也是如此。但就我们所习惯的时间长度来说——如百年或千年（而非十亿年）——物种之间一般的生物调适似乎还不足以制约人口的增长。原因在于，产生和支撑人类进步的与其说是生物的调适，不如说是文化的调适，于是，每当一两种关键性资源被耗尽、人类利用自然的既定方式面临困境时，他们的智力总能帮他们找到新的生活方式，利用新的资源，由此一次次扩展我们对有生命和无生命大自然的统治权。

猛犸象、巨大的树懒以及其他大型但缺乏经验的动物遍布各地等着人类去猎杀的日子并没有持续太久。实际上，曾有人估计，富有技巧而又浪费的人类狩猎者只花了一千年的时间就消灭了南北美洲大部分的大型动物。根据对美洲历史的这种认识，狩猎者成群结队，沿着能够发现大型猎物的界线向前推进，每到一个地方，只需几年的时间，就清空了各种兽类，以致他们只能不断向南推进，直至美洲大部分的大型猎物物种都趋于灭绝。[15] 这样灾难性的结局，当然只会在熟练的狩猎者遇到完全无相应经验的猎物时才会出现。旧大陆就不曾发生过这种戏剧性的对抗。在那里，人类的狩猎技术只是逐步应用于北方的大型兽群，这可能只是因为，随着每一次向北的推进，狩猎者都不得不去适应更严酷的气候和更困难的冬季。而美洲正好相反，移动的方向是从北向南，从严寒到温暖，结果新大陆大型猎物的灭绝，远比旧大陆来得突然和广泛。

随后的新技术的发明，使人类得以不断地重演这种轻易地采集和迅速地耗尽资源的边界现象（frontier phenomenon）。目前中东以外地区的石油短缺，就是人类这种挥霍无度的生活方式的最新例证。不过，作为石器时代定居温带和亚北极地区的结果，人类与其他生命形式的共存关系也进入了一种新的更长久模式——这一模式在以后的历史中扮演了重要的角色。人类这种跨不同气候带的分布，造成了在不同社群间产生出一种可称为"梯度寄生"（parasitic gradient）的现象。毕竟，随着气候上寒冷与干燥的加剧而呈现的生物多样性的降低，就意味着能够侵入人体的寄生物的数量和种类的减少。而且，随着温度（和湿度）的降低、日照时间的缩短，寄生物在宿主间的转移也变得更加困难。于是就形成了如下的感染梯度：居住在暖湿区域内的人口若前往干冷地区，有可能很少遭遇不熟悉的寄生物，而潜伏于南部暖湿区域内的病原体，则往往威胁着来自寒冷北方或干燥沙漠地区的入侵者。

反过来，这种梯度或许也可以这样描述：人类越深入寒冷或干燥气候带，他们的生存就越直接地依赖于他们与大型动植物的生态关系，与微寄生物系统的平衡在热带如此重要，而在这里就变得不那么重要了。

我们由此不难做出重要的引申，几乎所有的微型寄生物都小得用肉眼看不见，这意味着在显微镜这类提高人类观察力的发明出现以前，没有人能理解或控制与它们的接触。尽管人类在处理可见的和可实验的对象上拥有智慧，但同微型寄生物的关系，在19世纪之前很大程度上仍停留在生物性的层面上，也就是说，人类无法对其有意识地加以控制。

然而，在微型寄生物还不那么普遍和重要的地方，智力仍可以自由地利用人类生命中诸多重要的参数，只要这群男男女女发现新的食物和对手，他们就能发展出新的方式来对付它们，这样他们不再是狩猎方式下数量稀少的掠食者，相反，在原来只能养活几千个狩猎者的地方，现在狩猎者却能成百万地繁衍。因此，脱离热带生命摇篮，对人类后来在自然平衡当中扮演的角色具有深远的意义，它赋予了文化创造以更大空间，远比孕育赤身裸体的原始人的紧密的生命网要广阔得多。

当然，地域性的状况也能够扭曲这种普遍性的方式，人口密度、水源、食物和住所的特征与品质，以及人际交流的频率和范围，所有这些都会严重地影响疾病的模式。直到近代，即使是坐落在凉爽或干燥气候条件下的大城市，也总是不卫生的。尽管一般说来这种生态关系的局部性变异不会从根本上改变生物梯度规律，即感染的多样性和频率会随着温度和湿度的增加而增加。[16]

旧石器时代的狩猎者在温带和亚北极地区的扩张，造就了人类在生物意义上的空前成功。但是等到所有的可供狩猎之地都被占据之后，古老地区最适合的猎物便惨遭滥杀，有时甚至被屠戮殆尽。

作为食物源的大型猎物的消耗殆尽，显然会给不同时期以及不同地区的狩猎者带来生存危机。与此同时，这场危机又恰巧遭遇了由最近一次冰帽（ice cap）退缩引发的气候异动（公元前 2 万年以来）。这两大因素的重合为狩猎社会带来一系列严重的环境挑战，只要惯用方法失灵，就会促使人们去进一步寻找食物和尝试新的可食之物。比如，对沿海的勘探，促进了造船和渔业的发展；采集可食的种子使另外一些族群走上发展农业的道路。

旧石器时代的狩猎者和采集者可能粗略地重新体验了最早的猿人在热带摇篮时的经历。那就是，一旦新的生态龛位显而易见的可能性被利用，某种大致的平衡就形成了，各类制衡因素亦接踵而来，制约着人口的增长。这些都因地、因时、因群体的不同而不同。不过，在人类完成自我进化的热带地区以外，病原体并不特别重要。那些可以通过直接的身体接触而在宿主间传播的寄生物，像虱子、雅司螺旋体（the spirochete of yaws），仍可以在温带地区流动的狩猎小群体中生存下来。只要传染进程缓慢，又不对人类宿主产生突然的重创，这些寄生物可以随同狩猎群体迁出人类的热带摇篮走向全球。但这些感染与它们在人类最古老的热带居住地的繁盛景象相比，则已大为衰减了。

结果是这些温带地区的古代狩猎者尽管寿命不长，但却可能是身体最健康的族群。[17] 这一推论还可从当代澳大利亚和美洲狩猎者的生活状况中得到印证。除了最近因同外部世界接触而产生的可怕疾病外，这些人似乎不受传染病和多细胞寄生物的感染。[18] 其他一切都是令人惊讶的，因为没有足够的时间让缓慢的生物进化以及从宿主到宿主的转移模式适应阴凉、干燥的条件，而只有有足够的时间，才能使进入温带和亚北极气候区的相对孤立的狩猎群体维持热带水平的感染。

在上述调整影响人类生活之前，新的关键性的发明再一次使人类与环境的关系发生了革命性变化。食物的生产使得人口数量迅速增长，而且很快推动了城市和文明的兴起。人口一旦集中到如此大的社群中，就会为潜在的病原体提供充足的食物来源，其情形一如非洲草原的大型猎物为我们的远祖提供食物来源那样。在人类的村庄、城市和文明的发展所创造的新环境中，这回轮到微生物猎食美味了。微生物如何利用人口聚居所带来的机会，将是下一章的主题。

第二章

历史的突破

大型猎物的灭绝，开始于 5 万年前的非洲，继之以 2 万年前的亚欧大陆，然后在 1.1 万年前的美洲达到高潮，这一过程对于以猎杀大型动物为业的狩猎者来说，肯定是一次严重的打击。[1]大型动物的先后消失可能导致各地人口的急剧减少。对一群人来说，在一周或更长的时间内依靠一只猛犸象为食是一回事，但另外，要每天猎杀足够的小型猎物来供养同样数量的一群人，就不那么容易了。同时，气候的变化也改变了自然平衡，像在北方沿着冰川退却的边缘地区，而在亚热带地区，信风的北移使以前适合狩猎的非洲撒哈拉和西亚邻近地区出现了沙漠化。

农牧业的兴起

在每一个地方，古代的狩猎者都必须不断调整他们的习惯以更充分地利用正在变化的环境。当大型动物灭绝时，就必须找到可替代的食物。在这样的压力下，我们的祖先再度成为杂食动物，就如同他们的猿人祖先，开始食用各种各样的动植物。特别是，海边和海洋的食物资源第一次被系统地利用，这一点可从被抛弃的软体动物的贝壳和不那么显眼的鱼骨堆中得到证明。不仅如此，人类还发展出了制作食物的新方式，比如，某些族群认识到，长时间的浸泡可以除掉齐墩果和木薯中的有毒成分，从而可以食用；另一些蔬菜通过碾磨、蒸煮和发酵，会变得更可口或更容易消化。[2]

然而，所有这些补偿性措施与通过畜牧和种植发展起来的食物生产相比，简直不值一提。地球上不同地区的社群都朝着这一方向前进，不过产生的结果，则随着各地最初的野生状况中可资利用的动植物的不同而存在差异。一般说来，新大陆相对缺乏可驯养的动物，但有用的植物却不少，旧大陆则为人类的创造力提供了大量可驯养的动物和大量令人印象深刻的可能的粮食作物。

我们对早期驯化的细节仍不清楚。我们必须假设，在人类与可种植和驯养物种之间存在着相互适应的过程，这包括被种植和被驯养的动植物会出现快速且有时影响深远的生物特性上的改变，这是因为人类对它们的某些生物特性做了偶然或有意的选择；反过来，我们也必须假设，人类自身也做出了根本的（即使很少是有意的）选择。比如，那些拒绝从事辛苦的农业劳作的往往难以生存下来，而那些不能或不愿为来年的耕作备足种子而宁愿吃掉所有余粮的人，也将很快被依靠每个年度的收成生活的社会所淘汰。

牧人、农夫以及各种各样的驯养和种植的动植物，依其气候、土壤和人类技能的不同，以不同的方式与动植物的野生背景相适应。而其结果，在村与村之间、地块与地块之间，甚至同一地块内部都存在着明显的差异。

不过，仍有一些普遍现象值得注意。首先，当人类以增殖某些动植物的方式改变自然景观时，另一些别的动植物也就被取代了，其一般性影响是生物多样性的减少和区域内的动植物渐趋单一。与此同时，当人类的活动降低了其掠食者的角色，而又把越来越多的食物储存起来仅供人类自己消费时，其食物链也就缩短了。

食物链的缩短将人类拖入了永无休止的劳作当中。保护畜群和庄稼不受动物掠食者的侵害，对于熟练的猎人来说，虽然要求其始终保持警惕，但算不上是什么大问题。然而，要防范来自人类自身的侵害就不同了，防范同类掠夺的努力正是催生政治组织的主要动力，这一进程至今仍未完成。

但对人类生活更重要的还是除草工作，即试图消灭那些与驯养和种植的动植物争夺生存空间的敌对物种，这是因为其需要整个族群大部分人持续不懈的努力。以手除草似乎真的是"农业"的最初形式，但当人类学会了刈除自然界中最茂盛的植物而为他们喜好的作物拓展生态空间，从而更彻底地重塑自然环境时，人类的力量又达到了一个新的境界。有两种方法证明这些手段有助于达到上述目的：对干燥的土地实施人工灌溉，以挖掘和犁地的方法机械地改变土壤的表面状况。

灌溉有助于淹死竞争的物种。一段时间内土地淹在水下，而在其他时间里则放水以晾干土地，当这样安排农时时，杂草就不再是大问题了。很少有植物能在极湿与极干环境的交替下还能照样生存；而当农夫只通过开关巧妙设计的水闸，便可以随意调整旱涝以适应作物需要时，此时能存活下来的杂草就更是少之又少。当然，只有在浅水中能长势良好的作物才能获益于这种方法，水稻就是最好的例子。不过，对别的不那么有价值的根茎类作物，这一耕作方法也同样适用。

以铲子、锄、锹或犁等机械力量来改变土壤的做法，更为西方人所熟悉，因为这种农耕方式最早出现在古代近东，随后被传入欧洲。此外，它也盛行于美洲和非洲的早期农业中心。在更早的刀耕火种的阶段，人类是用剥掉树皮的方法来毁掉落叶林，这有助于阳光直射森林地面，在没有杂草竞争的环境下促进谷物的成长。然而，即使可以靠焚烧枯树来更新土地的肥力，这种耕作方式也不够稳定，风中洒落的种子不久就会在森林空地繁殖起蓟及类似杂草，只需一两年不受控制的疯长，这些入侵者就会完全鸠占鹊巢。于是，最早的近东人、美洲印第安人和非洲农夫只有另寻处女地，重新开始新一轮只有第一年没有杂草的种植，才得以生存下去。

公元前 3000 年左右，随着犁耕的发明，最早的局限首先在古代近东取得了突破。犁耕可以年复一年地有效地控制杂草，从而使土地无限期地得到耕种。原因很简单：犁耕用畜力代替人力，这样就能让古老的近东农夫可以耕种两倍于他们所需的农田，多余的土地则处于休耕状态（即在生长季节犁耕以毁掉杂草），以便为来年的作物生长预留适宜的生态龛，而不致被杂草所侵扰。

大部分教科书仍然对休耕是如何让土地通过休息来恢复肥力进行解释，这种说法证明了人类的泛灵论倾向。任何人只要稍做思索就可以认识到，在一个季节里地质气候的变化及随后的化学变化，无论过程怎样都不会对来年的植物生长造成显著的差别。诚然，在"旱播"的情况下，呈裸露状休耕的土壤更容易保有水分，否则水就会通过植物的根系和叶子从土壤里发散到空中，在由于水分不足而影响作物产量的地方，休耕一年可以通过积聚底土里的水分以提高肥力。而在别的水分并不对植物生长构成关键性制约的地方，休耕的巨大好处在于可以用犁耕阻断杂草的自然生命周期，使其枯死。

翻土（或引水灌溉）自然能达到相似的结果；但在大多数情况下，单凭人的体能尚不足以翻掘足够的耕地，以允许一家人只靠耕

地的一半收成就可以维生，而让另一半休耕。当然，特殊的土壤和
生态环境确实容许出现某些例外，两个最重要的例外是：第一，在
中国北部，肥沃而易碎的黄土使人们无须借助畜力即可以小米维生；
第二，在美洲，玉蜀黍和马铃薯比旧大陆的小麦、大麦和小米一类
作物含有更多的单位热量，所以，即使这里的土地不像中国的黄土
那样容易耕种，仍能达到相似的结果。[3]

　　上述的技能的确令人钦佩，人类借助它们在以激进的方式重塑自
然的过程中发现并利用了其原有的种种可能性，成倍地提高了食物供
应，尽管这也意味着人类从此将不得不持久地接受没完没了的劳作的
奴役。毫无疑问，一旦在犁耕中使用了畜力，那么耕作者的生活就要
比东亚的稻米生产者轻松得多，后者需靠自身的体力来完成水田劳作
的大部分内容，包括引水和犁土。但辛劳——日常性的、没有尽头
的、与狩猎经历所造就的人类天性严重冲突的辛劳，仍然是所有农
业人口的命运。只有如此，农夫们才能成功地改造自然的生态平衡，
缩短食物链，提高人类消费能力，增加人口数量，直到这个在自然
平衡中原本相对稀缺的物种，成为称霸于广大农耕地区的大型物种。

　　人类同杂草（包括可以称为"杂草"的动物，如象鼻虫、鼠类）
的斗争需借助于工具、智力和经验；尽管其过程还了无尽期，却已经
为人类带来了一系列胜利。然而，农业对生态平衡的破坏，还有另一
方面：缩短食物链，增加驯养和种植的动植物的数量，也为寄生物造
就了潜在的更集中的食物源。更重要的是，由于大部分重要的寄生物
都微不可见，长期以来人类仅凭智力无法有效地对付它们的滋扰。

　　因此，在现代科学和显微镜出现以前，先祖对杂草和敌对的大
型掠食者的胜利，尽管成果辉煌，但也遭遇了劲敌。这种微寄生掠食
者在农夫成功改造的环境中找到了更多的生存机遇。实际上，一种或

少数几种物种引起的超级大侵扰，可谓是生命之网中的自然平衡发生突然的和影响深远的改变的正常反应。杂草往往就是利用灾患对正常的生态系统所造成的缝隙而生存，在不受干扰的自然植被中，杂草总是稀少和不显眼的，但一旦当地的终极群聚期*的[1]植被毁坏，它就能够快速地占领因此而产生的空隙。既然很少有物种能够有效地利用这些机会，结果就使得仅有的几种杂草在裸露的地表上肆虐开来。然而杂草并不能长久维持这一强劲的势头，复杂的补偿性调节很快就出现了，在缺乏进一步外部干扰的情况下，程度不同的稳定而多样化的植被将重新出现，通常仿佛回到破坏前的样子。

只要人类继续改变自然环境，并使之适合于农业，他们就会阻挠重新建立自然的终极群聚期的生态系统，因此仍会随时遭受杂草泛滥的困扰。[4] 如前所述，当对付人们可见和可控的大型生物时，观察和试验让早期农夫们很快就能将杂草（以及老鼠这样的动物害虫）置于其控制之下，但几千年来人类的智慧在对付致病微生物上，仍然还停留在摸索阶段，因此，疾病在作物、畜群和人类当中的滋扰，在整个历史时期的人类事务上一直扮演着重要的角色。本书的目的正是要探讨：在现代医学弄清疾病传染的某些重要途径之前，人们对疾病一筹莫展时，究竟发生了什么？

新生活方式与疫病

到目前为止，一切还算顺利。但是，当我们不再满足于一般性的概括，而提出诸如这样的问题：这是一些怎样的疾病？流行于哪

---

* climax，是指动植物因与生长地的气候条件不合而迁移到安定状态的阶段。

些地方？在什么时候？以及对人类生活和文化产生了何种影响？这时，知识的模糊性使我们很难提供具有说服力的答案。即便不去考虑影响作物和驯养的动物的疾病，我们仍然缺乏足够的资料来创作一部人类的传染病史。

显而易见，长期或永久性地定居在一个村庄里，就会卷入新的寄生物侵扰的风险。比如，当人类的粪便在居住地周围堆积时，人们与它接触的增多有助于肠道寄生物顺利地进行宿主间的转移。相反，一个不停流动的狩猎群，在任一地点的逗留时间都不长，自然不易受这种循环感染的威胁。因此，我们应当承认，生活在定居社会里的人们，比起他们处于同一气候区的狩猎先人或同时代的狩猎族群，更易受寄生物的感染。有的寄生物通过污染水源在宿主间随意转移，这种情况在经年累月依靠同一水源生活的定居社会中，自然就更容易出现。

尽管如此，代表原始农业特色的小型村落社会，可能并没有过多地受累于寄生物的侵扰。近东的刀耕火种者在一生中要屡迁其地；中国的小米种植者，以及美洲种植玉蜀黍、豆类和马铃薯的印第安人也相当分散地居住在前文明的小村庄里。各类感染在这些社会中可能是存在的，尽管寄生物的数量因地而异，但在每个小村庄里大家在年幼时都会患上同类的寄生虫病，至少这是今天原始耕作者的情况。[5] 但这类感染不会造成非常严重的生物意义上的负担，因为它们未能阻止人口空前规模的增长。仅在几百年内，凡是历史上成功地栽培（domesticated）了有价值农作物的重要地区，[6] 其人口密度比先前同一地区的狩猎者的人口密度，要高出 10 ~ 20 倍之多。

在早期农业中依赖灌溉的地区，比如美索不达米亚、埃及、印度河流域以及秘鲁沿海地区，与简单的、或多或少封闭的村庄相比，显然需要更完善的社会控制。运河与沟渠的规划与维修，尤其是灌溉水源在使用者之间的调配，都需要有权威性的领导者。于是，城市和文明诞生了，比起乡村生活，它们要求更广泛的合作和生产的专业化。

不过，灌溉农业尤其是相对温暖气候条件下的灌溉农业，在某种程度上等于重构了有利于病原虫传播的环境，这种环境普遍存在于孕育人类远祖的热带雨林中。充足的水分（甚至比热带雨林还要充足）加快了寄生物在宿体间的转移频率，众多潜在的人类宿主在温暖、浅缓的水域中驻足，为其提供了理想的传播媒介。在这种环境中，寄生体并不需要胞虫囊一类能够长期抵御干旱的生命形式即可顺利传播。

古代的寄生方式可能与今天稍有不同。但以人类历史的尺度来衡量，生物的进化是相当缓慢的。5000年前在灌溉农业的特定环境下的寄生形式，与当今仍困扰着稻田农夫的寄生形式，几乎是一样的。

目前已知的这些寄生物已有不少，其中最重要的一种是导致血吸虫病的血吸虫。血吸虫病是一种严重的、令病人虚弱的病症，即便在今天，它也许还在折磨着上亿的人口。血吸虫的生活史，是软体动物和人类轮流担任宿主，它以微小的、自由游动的形体，通过水实现宿主间的转移。[7]一旦感染上它，有时会让钉螺（最一般的软体动物宿主）送命，但对慢性感染的人来说，它的最严重症状出现在儿童期，其后表现得持续而相对缓和。像疟疾一样，血吸虫的寄生生活史相当精致。它具有两种不同的自由游动形式，各自寻找它们的宿主：软体动物或人，以便一旦侵入宿主即可进行活跃的运动。这种复杂的情形，连同它在人体内产生的慢性病症的特征表明，在现代血吸虫的行为模式形成之前曾经过长期的进化。像疟疾一样，其寄生的模式，可能源于非洲或亚洲的雨林；但这种疾病分布得异常广泛，[8] 以至于我们还不能有把握地指出它是在何时何地扩散到今天盛行的这些地区的。古代埃及的灌溉者早在公元前 1200 年（可能更早）即受此感染；[9] 古苏美尔和巴比伦人是否同样受此感染还不敢断言，尽管我们不能排除这两大河谷间通过接触而同时感染的可能性；[10] 同样，在遥远的中国发现了一具保存完好的安葬于公元前 2 世纪的尸体，尽管死因是心脏病，但同时也携有血吸虫及其虫卵。[11] 今天，农民需要长时间地浸泡于水田作业的灌溉区，这种病仍能迅速传播。[12] 就此而言，似乎可以说古代的灌溉技术与血吸虫病很早就在整个旧大陆紧密联系起来了。

无论古代的血吸虫病以及类似的病症曾如何分布，有一点是肯定的，即在它们泛滥的地方都容易造成农民出现无力和疲怠的症状，使他们既不能长时间地在田里劳作和挖掘沟渠，也无力胜任那些对体力的要求并不亚于劳作的任务，比如抵抗军事进攻或摆脱外来的政治统治与经济掠夺等。换言之，由血吸虫病和类似感染所造成的倦怠和慢性不适，[13] 会有助于为人类所惧怕的唯一大型天敌的成功进犯，他们就是自己的同类，为了战争和征服而武装和组织起来的掠食者。尽管历史学家不习惯于从这样的角度来思考国家、征税和掠夺的问题，但微寄生和巨寄生之间的相互支持，肯定是正常的生态现象。

农民被寄生物传染这件事，如何加速早期大河文明的建立，其作用尚难以合理估计。但似乎也有理由怀疑，显现灌溉农业社会特征的专制政府的存在，除了与经常用来解释这一现象的治水所需技术有关外，也包括这类令人虚弱的疾病的功劳，多亏它们侵扰了长期光脚在湿漉的田间劳作的农民。[14] 简言之，埃及的瘟疫与法老的专制统治之间可能存在着某种形式的关联，而这种关联，不仅古代希伯来人没有想过，现代历史学家也从未关注过。

只要寄生物小得无法辨认，人类对瘟疫的应对严格说来便是盲目的。但人类有时的确能摸索出饮食和卫生规则以减少感染机会，最耳熟能详的例子，便是有的宗教禁食猪肉。这看起来令人费解，除非你意识到猪是近东村庄的腐食者、喜食人粪和其他"不洁"之物，它们的肉如不经彻底烹煮便当作美食，就很容易把许多寄生虫吞进肚里，现代的旋毛虫病（trichinosis）就证明了这一可能性。不过，禁食猪肉的古代习俗与其说是建立于某种试错法之上，毋宁说是建立于对猪的本能恐惧之上；至于由遵守禁忌带来的健康上的好处，尚无法从现有史料中看出端倪。

将麻风病人[15]驱逐于正常社会之外这一做法的背后也隐藏着类似的情绪。这是另外一条古老的犹太人戒律，想必它减少了通过皮肤接触而感染的机会。沐浴——无论用水还是沙子，在伊斯兰教和印度教仪式中均有重要地位，这可能也有防止传染的功效。

但另外，为庆祝神圣节日，成千上万的朝拜者聚集一处共同沐浴的仪式，却又为寄生物寻找新宿主提供了绝佳机会。[16]在印度，很大程度上霍乱的传播曾是（现在仍然是）宗教朝圣的"职能"。[17]因此，那些传统的习俗，即便被宗教和无人记得的仪式奉为神圣，也并不见得总能有效地阻止疾病的传播；而且，那些实际上扩散疾病的做法也同那些对健康具有积极意义的仪式一样，可能，也的确被神圣化了。

当然，农业环境中有利于在人类中传播的，并不只是这些多细胞寄生物。当畜群、作物和人口大量繁殖时，原虫、细菌和病毒的感染的空间也相应得以拓展，一般来说，其结果并不直接，未曾也无法预见。除了极特殊的情况，要复原新传染方式赖以形成的环境，是不可能的。

　　然而，仍有某些例外。譬如，在西非，当农业扩展到雨林环境时，刀耕火种的农作方式显然对旧生态平衡施加了新的压力，一个意想不到的结果是，疟疾获得了全新的流行强度。事情可能是这样发生的：把森林夷为平地为喜食人血的冈比亚疟蚊（Anopheles gambiae）扩大了滋生的地盘。实际上，我们确实可以将疟蚊视为"杂草"类的物种，它们在人类为农业所开辟的非洲雨林中的空地上恣意繁殖，并随着农业的进展，取代了别的喜食动物血而非人血的蚊子。结果，人—蚊子—疟疾这一循环链获得了前所未有的强度，切实地影响到每个深入雨林空地的人。[18]

　　虽然非洲的劳动者仍能出于农业目的而继续努力征服雨林，但同时也不可避免地会伴以基因上的调整，使得制造镰刀形红细胞的基因（异形合子形式）出现的概率明显增加，这些红细胞对疟原虫，显然不像普通的红细胞那样友好。于是，疟疾令人衰弱的症状在体内含有这类红细胞的人身上减弱了。

　　然而，得到这一保护的代价十分高昂。一个人若从父母那里同时继承了双方的镰刀形红细胞基因，那他（她）往往会在青年时早夭。不过，那些生来完全没有这种基因的人，更容易受到疟疾的致命感染，这也使得儿童死亡率进一步攀升。在西非疟疾最猖獗的地区，约有半数的新生儿携有镰刀形红细胞基因，他们在生理上是很脆弱的。由于农业对雨林的入侵仍在继续，当前疟疾、疟蚊以及镰刀形红细胞基因的分布情形，让我们得以重构当年随着旧的生态方式的改变而发生的异常严重的后果（这种后果目前仍在显现中）。[19]

　　在19～20世纪的中非和东非，欧洲殖民当局所推行的改变传统畜牧耕作方式这一错误的做法，也说明了农业向新的地域扩张所带来的令人意想不到的副作用。这一活动加剧了嗜睡病在乌干达部分地区、刚果坦干伊喀、罗得西亚和尼日利亚的流行；最终的结果是，随着殖民政权的结束，这片大陆更深地受到了采采蝇的感染，而在当局决定更有效地开发这一片看似优良的农业地区之前，情况并非如此。[20]

显然，在非洲的热带雨林和临近的草原地区——这个地球自然生态中最严峻和最多样化的地区——人类为缩短食物链所做的尝试仍未能成功，并依然以持续感染疾患的方式付出高昂的代价。这一点比其他任何方面都更能说明，为什么非洲与温带地区（或者美洲的热带地区）相比，在文明的发展上仍显落后。因为在其他地区，主流的生态系统从未如此精致，因而也不会与人类的简化行为 * 如此抵触。

儿童病与文明社会疾病模式的出现

在历史上首先出现农业社会的重要地区，它们的生态系统不像热带非洲那样从本质上抵制人类的改造。在温带地区，能随时利用人口增长所带来好处的潜在寄生物不仅数量少，而且也不那么可怕。但是，因为自然平衡的突破性改变都发生在 5000 年到 1 万年前，所以不可能像对非洲那样，推理出或观察到特定的农业发明和领地扩张所带来的疾病代价。

不过，我们仍旧可以推导出所有文明社会或早或迟都会遭遇的接触疾病方面的某种重要而普遍的变化，那就是，即便无须借助中间宿主，农业社会不断稠密的人口最终也会达到可以无限维持细菌

---

* 即缩短食物链的行为。

和病毒感染的程度。这种情况在小型社会通常不会发生，因为与多细胞寄生物不一样，细菌和病毒的入侵会在人体内引起免疫反应，而免疫反应会要求在宿主—寄生物的关系上做出择优选择：要么受感染人迅速死亡，要么受感染人完全恢复而入侵者被驱逐出宿主的身体组织。再次感染需等到有免疫力的抗体淡出血液循环之后，那么至少需几个月或几年的时间。

不过，像生物领域里的普遍情形那样，事情绝不是一两句话所能表达清楚的。个人对感染的抵抗不只是形成抗体的问题，在某些情况下，有些病原体虽然引发抗体，但仍然可能在病人体内潜伏几年甚至一生。像著名的"伤寒玛丽"（Typhoid Mary）的携带者可以无限期地携带某种病原体，并且把可怕的甚至致命的症状传染给别人时，自身却没有明显的病症；在另外的情况下，一种传染病也可以变成隐性的病原，即潜伏于宿主身体的某些部位，并在那里长期隐藏。

最有名的一种潜伏感染模式可以让水痘病毒退到输出（efferent）神经组织中，潜伏 50 年之久，然后等到感染者年老时再重新发作，引发带状疱疹。这样，病毒就完美地解决了在小型社会中如何保持传染链不中断的问题：即使每一个接触到的人都感染了水痘，并且产生了免疫力，但几十年以后，当没有抗体的新一代人成长起来时，感染又会重现江湖，潜伏于该人群年长者体内的病毒就会沿着输出神经蔓延到皮肤上，产生带状疱疹；然而，一旦传染到新的宿主身上，该病毒引发的仍是习见的儿童症状，即水痘。该病对大部分人来说，症状并不严重，加上它表现出的显著的潜伏方式，都说明这是人类久已有之的病毒性传染病。在这方面水痘与现今常见的其他儿童病不同。[21]

缺乏上述生存技巧的病菌，若又遭遇宿主体内的因抗体反应所产生的激烈取舍后果，其生存便只得依靠潜在宿主的庞大数量，也就是说，如果社会的整体规模足够大，那么总有尚未感染这种疾病而易感的人群存在。这种寄生物，若按生物进化的时间尺度来衡量，无论怎么说都只能是晚辈，尽管按人类历史的时间尺度来衡量，它已经古老得无从追溯了。只有在上千人的社会里，这种疾病才会延续，频繁的交往可以使疾病不间断地从一人传到另一人，而这类社会就是我们所谓"文明"的社会：规模巨大、组织复杂、人口密集，而且毫无例外地由城市掌管和控制。因此，直接在人类之间传播而无须通过中介宿主的细菌和病毒性疫病，首先是文明社会的疾病（即所谓"文明病"）：乃城市和与城市相连的农村的特殊标识和疫病负担。它们包括麻疹、腮腺炎、百日咳、天花等，几乎是所有现代人都熟悉的常见儿童病。[22]

儿童病花了几千年才扩散到全球，本书将用很大篇幅探讨这一扩散过程的关键性阶段。我们必须假设这些疾病（或今天已知传染病的始祖）最初的形成过程本身必定是渐进性的，包含了无数错误的开始和致命的遭遇，其中人类宿主的死亡、入侵的寄生物被消灭、传染链因此而中断，使它终未能成为文明社会的生物平衡中正常的、地方性的、或多或少带有稳定性质的因素。

在多数情况下，文明社会所特有的传染病原本都由动物传给人类。人类同驯养的动物联系紧密，因此毫不奇怪，人类常见的很多传染病与家畜（禽）的传染病存在着明显的关联。比如，麻疹可能与牛痘或犬瘟热有关；天花肯定与牛痘一类动物传染病有关；流感则是人猪共患。[23] 根据标准手册（standard book）的记载，[24]今天的人类与家畜共有的疾病计有：

家禽	26 种
老鼠	32 种
马	35 种
猪	42 种
羊	46 种
牛	50 种
狗	65 种

这个统计有很多重叠，某些传染病在感染人的同时还感染不止一类动物；而且，既然一些传染病很少发作，而另一些则很常见，只是统计种类就不是特别有意义。不过，大量的重叠确实表明我们同家畜（禽）的疾病联系是多么盘根错节；它还表明，随着人与动物之间亲密度的提高，共同患病的概率也在提高。

除了源自家畜或与家畜（禽）共有的疾病以外，人类也可能因卷入野生动物内部的疾病循环圈而得病。横行于穴居啮齿动物的腺鼠疫、蔓延于猴群之中的黄热病，以及蝙蝠易患的狂犬病，都属于这类较为致命的传染病。[25]

寄生物寻找新宿主的过程还远没有结束，甚至就在近代，这一过程还造成了出人意料的严重后果。比如，牛瘟在1891年侵入非洲，杀死大量家畜以及羚羊一类的野生物种；但因它的肆虐如此严重和突然——死亡率高达90％，所以并没有在当地扎下根来，[26]相反，可能因为缺少易感染的有蹄类动物，它在几年后就消失了。1959年，一种叫作"奥尼欧"（Onyong nyong fever）的热病出现在乌干达——这一人类新病可能源自猴子身上的病毒。其传播速度快、范围广，但对人类的影响却比较温和，而且随着免疫力的产生恢复得很快。结果同非洲羚羊所患的牛瘟一样，奥尼欧热病也未能作为一种地方病存在下来，而是神秘地消失了，正如它神秘地出现——可能退回它原来居留的树冠区域。[27]10 年以后，即 1969 年，另一种比乌干达的热病更致命的热病出现在尼日利亚，这个所谓"拉沙热"（Lassa fever）的新疫病是以医疗站里初次发现它的西医的名字而命名的。这种热病最终于 1973 年被证明源自啮齿动物——被认为是该病主要的宿主。于是，人们便采取了适当的预防措施来阻止该病的进一步传播。[28]

可以想象，随着新动物的驯养、新植物的种植，以及人口的增长，这类插曲还会不时出现：传染病必定不断地从动物，尤其与人类长期紧密接触的驯养动物中传到人类身上。这种传染自然可以多向度进行，比如，有时候人的疾病也会传染给他们的家畜（禽）。同样，传染病可以在家养和野生的动物之间互换，既可以发生在同类间，也可以跨越物种界限，这是由接触机会以及潜在宿主的易感程度来决定的。

换言之，当新的生态龛由于人类活动改变了动植物的自然布局而空出后，致病寄生物在利用新的机会占领新的生态龛方面，和人类一样成功。人类的成功意味着动植物种类的减少，而每一种类数量的增多，在这一经过改进的新的饲养环境中，寄生物只要侵入单一的物种，就能够大量地滋生。几乎所有的病毒和细菌在侵入机体后，只能活跃几天或几周时间，就会被抗体阻断其在单个宿主体内的发展。

在继续探讨疾病史之前，我想还是有必要先来看看采用传染病方式的微寄生和采用军事行动的巨寄生之间的相似性。只有当文明社会的财富和技能积累到一定水平，战争和掠夺才能成为经济上可行的事业。如果武力掠夺收成导致农业劳动力很快被饿死，这还不是稳定的巨寄生模式。但这种情形经常发生，甚至可以跟 1891 年的非洲牛瘟感染相比，后者也是大量杀死宿主，以致未能建立起稳定持续的传染方式。

在文明历史的早期，成功的掠夺者变成了征服者，他们学会这样掠夺农民，即从后者那里抢走部分的而不是所有的收成。通过试错法可以且确实能够建立起某种平衡，生产者通过生产超过自身维生所需的谷物和其他粮食，在这样的掠夺中生存了下来。这种剩余正可以看作应付人类巨寄生的抗体，成功的政府可以使纳税人对灾难性的掠夺和外敌入侵产生免疫力，正如轻微的感染可以让它的宿主对致病的疫病产生免疫力。疾病的免疫力通过刺激抗体形成，以及将其他生理防御能力提高到更活跃的水平而发生作用；政府则通过刺激食物和原材料的更多生产以供养掌握数量庞大、武器精良的专业武士，来提升对抗外来巨寄生的"免疫力"。这两种抗体反应都会构成对宿主族群的负担，不过比起反复遭受突然而致命的灾难来说，这份负担显然要轻一些。

建立成功政府的结果，就是创建了一个与其他人类社群相比更为强大且更加可怕的社会。专业的武士几乎不费吹灰之力就可以战胜那些成年累月从事生产或寻找食物的人们。正如我们不久将看到的，一个适度感染、经地方病的病毒和细菌感染而在易感人群中形成抗体的社会，从流行病学的观点看，要比更简单、更健康的人类社群更为强大。可见，导致强大的军事和政治组织发展的巨型寄生，几乎可以与形成人体产生免疫反应的微型寄生相对应；换言之，战争和疫病的联系其实并不仅仅限于巧饰的修辞和经常伴随或尾随战争的瘟疫。[29]

就像牛瘟和奥尼欧热病在非洲的传播那样，大部分的细菌和病毒等病原体的感染最初可能是不稳定的。我们可以想象，人类族群的人数曾多次因某些新的地方性疫病的流行而急剧削减。而人类易感宿主一而再地被消耗，又必定会不断地把入侵的病原体从早期农夫体内的"牧场"中驱逐出去。尽管如此，再次感染的基础仍然存在，因为驯化的动物极有可能已经是病毒及细菌性传染病的慢性携带者，这种传染病能够不断地骚扰人类。

从追溯牛、马、羊这类动物的野生状态中，我们也许就能看出它们被认为是这些传染病的慢性携带者的理由。在人类狩猎者多得足以影响它们的生存之前，它们是群栖的，成群游荡在欧亚大陆的草地上。作为单一物种组成的群体，它们正好提供了使细菌和病毒感染演变成地方病的条件，因为在足够大的群体里总可以找到易感染的宿主来完成传染链。畜群和寄生物之间漫长的相互进化足以形成稳定的生物平衡，一些病毒和细菌性传染病可能盛行于野生的牛、羊、马群，却不会导致严重的症状。这种传染病想必是畜群中的"儿童病"，只影响敏感的幼兽，但几乎不造成大的伤害。然而，它一旦传入人体，通常会变得很凶猛，因为初次感染的人体缺少必要的免疫力，而熟悉它们的老宿主则从一开始就至少拥有局部的防护能力。[30]

不过，我们必须假设，在不同的地方、不同的时间，各种病毒性和细菌性寄生物最终仍成功地传给了人类，并同它们的新宿主建立了长期的关系。在很多的甚或是全部的情况下，迅速的和半灾难性的早期调适无疑是必需的，宿主和寄生物的大量死亡可能交替发生，直到新宿主发展出的免疫力和寄生物达到的适应性使传染病地方化。当今似乎已难以找到发生这一过程的例子，但澳大利亚的野兔受到恶性传染的事例表明，当病毒感染传到新群体时，它是如何生存下来并成为地方病的。

这个故事颇有戏剧性。英国殖民者在1859年把野兔引入澳大利亚，在缺少天敌的情况下，新物种迅速扩散到整个大陆，数量众多，并且对人而言已经变成了害虫：它们吃掉本应属于绵羊的草，澳大利亚的羊毛产量由此减少，无数牧场主的收益也跟着缩水。人类在澳大利亚尝试消灭野兔的努力直到 1950 年才出现转机，当时多发性黏液瘤（人类天花的远亲）的病毒被成功地植入澳大利亚的野兔群。最初的效力是爆炸性的：仅仅在一个季节里，相当于西欧那么大的地区就全被感染了。第一年，感染这种病毒的野兔的死亡率高达 99.8%，第二年降到 90%，而 7 年以后，死亡率仅为 25%。显然，非常有力的和迅速的自然选择分别在野兔和病毒当中发生了，采自野兔身上的病毒样本，其毒性在逐年降低。尽管如此，澳大利亚野兔的数量再也没有或许永远也不可能恢复到它以前的水平——截至 1965 年，生活在澳大利亚的野兔只有多发性黏液瘤引进之前的五分之一左右。[31]

1950 年以前，在巴西的野兔中多发性黏液瘤是一种常见病，该病毒只在这里的野兔当中引发轻微的症状，呈现出相对稳定的地方病的发病模式。因此可能有人会认为，从巴西野兔向澳大利亚野兔的传播过程中所需要的调适，程度上应不如寄生物从不同类的宿主那儿传播到人类所需要的调适。但事实并非如此，尽管它们共有一个名字，但美洲野兔和欧洲、澳大利亚野兔并不是同种，因此，1950 年在专家眼皮底下发生的宿主转移，与某疾病突破动物宿主的界限开始感染人类，从而成为人类重要疾病的可能性方式相似。

无论新疾病开始时是否像多发性黏液瘤那样致命，宿主和寄生物之间的相互调适过程本质上是一致的。一种稳定的新疾病模式，只有当双方从最初的接触当中存活下来，并且通过适当的生物的和文化的[32]调适达到相互容忍的关系时才算确立。在调适的全过程中，细菌和病毒拥有产生下一代所需时间比人类短得多的优势，因而有助于病原体产生在宿主间安全传播的基因突变，它要比人类遗传天赋或生理特征的相应改变快得多。的确，在后面的章节中我们将会看到，后来的历史表明，人类要将其对剧烈新疫病的反应稳定下来，大约需要 120 ~ 150 年的时间。[33]

通过比较，我们看到澳大利亚的野兔数量的最低点出现在 1953 年，即多发性黏液瘤首次暴发的 3 年以后。考虑到野兔代际的短暂——澳大利亚野兔从出生到生崽只要 6 ~ 10 个月 [34]，按每代人 25 年计算，野兔的 3 年相当于人类的 90 ~ 150 年。换言之，人类和野兔需要大致相当的代际时间来适应致命性的新疾病。

我们可以把宿主与寄生物之间相互调适的整个过程，设想成生物平衡形成之前一系列的波浪状动荡。最初的动荡可能非常剧烈，像发生于 1950 年的澳大利亚野兔那样，在很多情况下，由于寄生物向新宿主的转移太过剧烈而无法长久持续。然而，只要新的传染病能够无限期地生存，自然会出现动态的平衡：频繁感染期与疫病衰弱甚至几乎消失的时期交替出现。这些变动往往会形成程度不等的有规律的循环，也就是说，只要来自外部的重大入侵不改变新兴的宿主和寄生物间的平衡模式。很多的因素都会参与到这种周期性的平衡中来，比如，温度和湿度的季节变化往往使春季成为温带地区现代城市中儿童病的多发期。

人口中易感人群的数量，以及他们是群居还是散居，都是基础性的因素。例如，学校和军营一直是现代社会两个最重要的易感的年轻人的聚集场所，当代西方社会的父母都能觉察到小学在传播儿童病方面扮演的重要角色：在普及疫苗接种以前的 19 世纪，法国军队中的来自农村的士兵容易患病，有时非常严重，而这些传染病在城里的同龄人那里因已有过接触而具有免疫力。结果，强壮的农民子弟比那些来自城市贫民窟的营养不良的士兵死亡率更高。[35]

感染一个新宿主所需的剂量，传染病从一个人身上传到另一个人身上所需的时间，诸如此类的传染方式，以及影响交互传染机会的习俗，都决定着多少人得病和什么时间得病。通常，只有人类宿主大量聚集在大都市，传染病才能长久地生存下去。在这里，为维持传染链不中断而与足够多的易感新宿主接触的机会，显然远多于潜在宿主稀疏分布的广大农村地区。不过，一旦乡村社会也有了足够多的易感人群，这类传染病也可能以城市为中心向外扩散，像恐怖的野火在村与村、家与家之间蔓延燃烧。然而，这类传染病的暴发，来得快，去得也快。随着当地易感宿主的难以为继，传染病也就消失了，只有它最初出现的城市中心是例外。在那里，足够多的易感人口仍然存在，使病原体不致消亡，而待到缺乏免疫力的人口再度聚集于在农村地区，又一回合的疫病暴发便再一次成为可能。

有时，所有这些复杂的因素却会沉潜下来，成为相对简单的、普遍的发病模式。对麻疹在现代城市社会中传播方式的详细统计研究表明，某种波浪式向前推进的方式在每隔不到两年的时间里达到一次高峰。而且，最近的研究发现，要维系这种模式，麻疹的持续性要求有至少 7 000 名易感者。考虑到当今的出生率、城市的生活方式以及送孩子读书的习惯（在这里麻疹可以在初次接触该病毒的一个班级的孩子当中迅速传播），这一数字意味着，麻疹若要在现代城市中延续下去，其人口下限大约为 50 万。另外，通过在农村地区的散布，稍小规模的人群也可以维持麻疹的传染链不致中断。真正让该病毒难以为继的人数底线为 30 万～40 万人。这一点，可由麻疹感染在那些人口高于或低于这个底限的海岛上的表现方式来加以证明。[36]

但在现时流行的疾病当中，再没有别的疾病展示出如此明确的方式，可能也没有别的疾病需要如此大的人群规模来保证它的生存。对于别的常见儿童病，哪怕是相对精确的研究也尚未展开，这在很大程度上是因为人工的免疫措施在所有现代国家中已经深刻地改变了传染方式。不过，最常见的儿童病的毒性和发作频率，无论在最近还是欧洲各国政府首次开始搜集有关各类传染病发病情况的统计数字的 19 世纪，都出现了明显的变化。换言之，病原体和人类宿主之间的相互调适，无论过去还是现在都一直处于快速的演进之中，以应对人类生活环境的变迁。

那么，当代儿童病的"始祖"是在何时何地开始首次侵害人类的呢？为此搜寻相关的历史记载可能令人沮丧。首先，古代的医学术语很难适用于当代的疾病分类。其次，症状的变化之大，甚至已令人无法辨认。新疾病在开始的时候表现出的症状，在后来宿主逐渐产生抗体后往往就消失了。

关于以往的这类现象，有一个众所周知的例子，就是梅毒在欧洲最初暴发出来的症状。在今天，当新疾病第一次侵入到刚打破封闭的社会时，我们仍然可以观察到类似的情形。实际上，这些变化了的症状确实可以完全掩饰该疾病的性质，除非专家通过细菌学分析才能判断出来。例如，当结核病第一次进入加拿大的印第安人部落时，他们的身体器官被病菌攻击，但在白人身上却未见有病理反应。而且与那些早就接触过结核病的社群所表现的感染情形相比，不仅诸如脑膜炎之类的症状表现得更为严重，其病情的发展速度也快得多。在病症最初出现的时候，只有显微镜下的分析才能让医生确认这就是结核病。然而到第三代，随着宿主与寄生物的相互调适逐渐接近常见的城市发病方式，北美印第安人的结核病症状也倾向于集中出现在肺部了。[37]

宿主与寄生物的调适过程是如此快速而花样繁多，以至我们必须假定现今流行的传染方式只是瘟疫当下的表现，历史已深刻地改变了它们的症状。然而，鉴于已知现代城市保持麻疹流行需要 50 万人，值得注意的是，最新有关古代苏美尔——这个世界上最古老的文明发源地——的总人口的估算，正好是这个数字。[38]似乎可以肯定，当时苏美尔诸城市之间有着足够密切的联系，足以构成一个单独的疾病库；若真的如此，接近 50 万的人口规模肯定足够支撑类似现代儿童病这样的传染链。在随后的几个世纪中，随着世界其他地方也开始了城市文明，连续的传染链可能也开始在别的地方出现。首先在这儿，然后在那儿，一种又一种的病原体可能就这样侵入到随处可见的人类宿主，并在由日渐增加的人口密度为它所创造出的适宜的生态龛上稳定下来。

上古瘟疫之影响

人传人的"文明"型的传染病确立的时间，不太可能早于公元前 3000 年。而一旦它们真正行动起来，不同的疫病就在亚欧大陆不同的文明社会中确立下来了。这样说的证据在于，差不多公元纪年前后，原本孤立的文明社会之间出现定期和有组织的交流后，凶猛的传染病很快开始从一个文明蔓延到另一个文明，其对人类生活带来的影响几乎可以与 1950 年之后澳大利亚野兔的遭遇相类比，尽管未必有那么严重。

对这些事件更详尽的探讨将在下一章进行。在此只想稍稍思考一下，在公元前 3000—前 500 年间，这些特殊的"文明病"在几个人口异常稠密的地区的确立，造成了怎样普遍性的历史后果。

首先也是最明显的影响是：和文明病的接触会不可避免地导致人口的损失，而人类的生殖方式必须适应这种损失。直到晚近，若没有周围农村移民的大量涌入，城市将无法维持自身的人口规模。因为，城市的健康风险实在太大了，除了存在像儿童病那样的在人与人之间传播的、借由吸入空气中由喷嚏或咳嗽喷出的传染性的飞沫所致的疫病外，古代城市还经受着因水质污染而强化的传染循环，以及许多以昆虫为媒介传播的传染病。而且，任何长途运送粮食的交通的中断，都可能让城市立即陷入饥馑的危机，而当地的收成往往很难给予充足的补充。因此毫不奇怪，城市很难自我维持人口的数量，而只能依靠农村移民来弥补由饥馑、流行病和地方病所造成的人口损失。

因此，一种文明的生活方式不仅要求农村耕作者生产出超过他们自身消费的粮食来供养城市人口，而且还要求他们生育更多的子女移居城市以维系城市的人口规模。此外，农村生产的剩余价值还能够承受巨寄生（即战争和掠夺以及总是尾随这些行为而至的饥荒）所造成的损失。不过，那种农村人口出生率与农村过剩人口在城市取得的生存空间之间稳定的平衡，只是在偶然并有限的时间内才会出现。另外，空旷而可耕的荒地（这在过去4个世纪里，对欧洲史来说是非常重要的），也具有不同寻常的意义，尽管一旦有可能得到土地，过剩的农村人口就会前往垦荒（实际也去了），并由此扩展社会的农业基础，而不再冒险尝试移居城市的道路（虽然也有少数人因此获得了丰厚的回报）。

在出现相对可信的人口统计数据的1650年以前，我们似乎都没有办法去猜测上述人口流动的规模。尽管如此，这种人口流动的模式，显然从城市形成的那天起就出现了。公元前 3000 年，在古代美索不达米亚，闪米特人令人吃惊地取代了苏美尔人，[39] 可能就是这种人口流动的直接后果。可能有太多的闪米特人迁往苏美尔人的城市，以致淹没了说更古老语言的人。作为学术和祭祀用语，苏美尔语长期存在，但在日常生活中，却被闪米特的阿卡德语取代了。这类语言的转换可能源于城市人口的暴增，或更可能源于原先城市人口在疾病、战争或饥馑中的大量死亡，不过，这类因素是否适用于苏美尔人就不得而知了。

19 世纪的情形或许有助于加深我们对此的理解。自 19 世纪 30 年代，甚至可以说自 19 世纪 50 年代以来，城市的快速发展，加上霍乱这种新疫病的肆虐，瓦解了哈布斯堡王朝长期屹立于欧洲的文化模式。[40] 迁移到波希米亚和匈牙利境内城市的农民长期以来一直学习日耳曼语，几代以后，他们的后代在语言和感情上都日耳曼化了。这一过程从 19 世纪开始发生动摇。当生活在王朝城市的斯拉夫语和马扎尔语的移民数量超过一定界限，新来者不再为日常生活的缘故学习日耳曼语了。不久，民族主义思想的扎根使认同日耳曼语成了不爱国的标志，于是在不到半个世纪的时间里，布拉格成了捷克语城市，布达佩斯则成了马扎尔语城市。

显然，在语言上更趋统一的早期文明，并不曾出现古代美索不达米亚和 19 世纪的哈布斯堡王朝那样的语言变迁。不过，无论是远古还是晚近，城市人口损失的事实都毋庸置疑。只要城市以及由其强化的疾病传染方式存在，就足以导致这种结果。只是对病原体而言，发现并把自己植入城市人口为它们准备的有利的生存环境，仍需等待适当的时机。

农村过剩人口的流动如何被启动和维持，我们现在仍不太清楚。

一般情况下，农村肯定更有利于健康，泛滥于城市的各类传染病不太可能波及农村居民。但另外，当传染病真的传入农村，就会产生比在城市更严重的后果，因为城市人口已有患病经历而且部分获得免疫力；许多农民长期处于营养不良的状态，对任何传染病都格外敏感。显然，处在文明社会控制下的农民可能已自发意识到，养育超过传宗接代所需要的孩子不是件容易的事，至少不会比生产出超过维持生计所需的粮食来得容易。

然而，他们却普遍完成了这两大任务。若从农村向城市的流动离开了食物和移民，文明也就无法延续。因此，鼓励农村高生育率的道德准则成为文明社会得以维持的必要基础。无论如何，狩猎和采集群体用以控制人口数量的各种方法在文明的农业社会中不再流行。相反地，在大部分（如果不是全部）的农业社会里，早婚和多子一直被视作道德高尚和天赐福佑的标志，以及防范老来无助的最佳选择，因为一个孩子死了，另一个孩子仍可以承担赡养老人的责任。这类态度，也是与对个人或家庭的土地产权的认可相联系的，这些权利反过来也经常被政府用租税的形式来加以规范和强化。

至于文化、社会和生物因素之间是如何相互作用的，其准确的情形则无法描述。所能确信的只是：所有成功的文明机制都能借助宗教、法律和习惯等力量，来确保人流与物流从农村流向城市。

正如我们在人口爆炸的当代很容易理解的那样，文明社会的生育模式会产生农村人口过度膨胀的危险。任何长期削减农村剩余人口就业机会的情况，无论是发生在城市、军队或迁移拓荒中，很快就会让过剩人口流回农村。要事先防止农村人口过度膨胀，替代的职业必须具有高死亡率，且不至于妨碍男男女女接受背井离乡可能产生的风险，无论这样做出于自愿还是无奈，自觉还是无知。

在这样的情况下，要保持稳定的人口平衡，无论过去还是现在都是极其困难的。这要求城市和战争中的死亡率必须与农村人口的增长率相匹配，而同时整个社会必须防范可能颠覆国内人口模式的大规模的"外来"侵略。

在世界任何地方，满足这些条件的真正稳定的巨寄生模式很少能长期存在，相反，当和平繁荣时期人口增长超过巨寄生的吸收（破坏）能力时，文明史通常显示出剧烈的上下波动；结果是死亡率随着公共秩序的崩溃而提升了。当对农业人口温和的控制未能保持令人满意的平衡时，总会通过农民起义、内战、外来掠夺，以及相伴而行的饥馑和瘟疫等方式，让人口灾难性地骤减。

一般说来，在成功的政治统一再一次容许人口增长以巩固其自身以前，提高居高不下的死亡率可以把人口削减到远低于以前的水平。不过，无论是源自病原体还是武装军人的外来入侵，显然都能打断这一循环；而且导致作物严重歉收的气候异常也能做到这一点。在文明世界的大部分地区，这种外部因素的影响不仅频繁而且猛烈，以致掩盖了农民数量的波动与公共秩序安宁程度之间的紧密关联。只有在中国，在大部分时间里，由于它的地理屏障保护了这个文明群体免受重要的外部压力的影响，因而外部的政治军事力量相对薄弱，才使得这一循环能够清楚地展现出来；不过，即便在这里，外部因素也从未完全缺席，有时也会阻碍其人口的恢复达几个世纪之久。

此外，文明社会还有别的消化农村过剩人口的方法。通过对邻近地区发动战争，国王和军队有时能够扩大其治下的疆域，为他们的臣民拓展可定居和开发的土地。这种事业的确为国内的人口膨胀提供了全面而可靠的解决方法，只要发动征服战争，无论最终胜负为何，死亡人口的显著增加也都是可以预期的。

贸易有时候也可以消化过剩人口。不过，直到最近，由于陆路交通的成本过高，只有居住在海边或可通航的大河边的人才可能凭贸易致富。从文明射出第一道曙光起，船只就能够把食物和别的有用商品从远处运往一些港口，文明社会的商人和水手通过用制成品交换食物或原材料，与外国人从事互利贸易。但是，要在一个稳定的国家中保持贸易平衡，就像在单一政治共同体中保持稳定的人口平衡一样，都是非常困难的。因此扩张与收缩的迅速交替，既是政治与战争的规律，也是贸易的规律。

由于插入了如此多重的不稳定因素，文明社会在巨寄生的层次上便很难达到和谐的生态平衡。从历史记载来看，就像一种疾病侵入缺乏罹患经验的宿主人群的情形一样，文明型的巨型寄生模式的影响力，常常处于剧烈的波动之中，有时会杀死超量的以其劳动支撑该体系的农民和其他的劳动者；而有时却又未能保持与可利用的食物相当的人口数量。

尽管曾有过无数的区域性挫折，但受制于文明型组织的地区，确实在世纪的推进中渐趋增多。然而各自独立的文明种类却总是数量有限，根据区分文明种类的标准的不同，有人计为半打，有人算作两打。这么小的数字说明了一个事实，即文明的扩张并不是把此前存在于各地的制度、观念和技术提高到新的更精致的程度，相反，文明通常只是把关键性的文化因素从精致的文化中心地区输出到新的地盘。通常，或许总是，借鉴和模仿比另起炉灶更容易，不过这种情势下，还有另一个因素可以用来解释文明社会比较容易扩张到新地区的原因，即它并非是有意识的政策或巨型寄生方式扩张的结果，而是源于微型寄生方式的推动。这一点，我们稍加思考便不难明白。

当文明社会逐渐与那些只能存在于大量人口中的"儿童病"共存共容时，它们便获得了一种非常强大的生物武器，每当与以前封闭的小群体接触时，它就开始发挥作用。一旦在缺乏相关病史的人口中肆虐开来，文明病便很快展现其猛烈的一面，将老老少少一起杀死，而不再是只感染孩子，产生虽然可能严重但尚可忍受的病症。[41]

这种瘟疫的破坏性后果往往比单纯的生命损失更为严重，尽管生命已经不堪其重。通常，幸存者将变得意志消沉，对其传统习俗和信仰失去信心，因为这些习俗和信仰没有告诉他们如何去应对这些灾难。有时候，新的传染病在青年人当中表现得烈性最大，某些医生相信这是由于这个年龄群体对入侵病原体的抗体反应更为强烈。[42]对于整个社会来说，失去 20 到 40 岁这类青壮年，显然要比失去同样多的老人或孩子损失更大。任何一个社会，若在一次瘟疫中就损失相当多青壮年，都会感觉其无论在物质上还是精神上都将难以维系。当初次遭逢一种文明病后，又有其他类似颇具杀伤力的遭遇尾随而至，该社会内部凝聚力的崩溃几乎毋庸置疑——在文明史上最初的几千年中，其结果则是不时地在文明社会的边缘产生半真空地带。淳朴乡民与城里人接触，总是要冒着感染毁灭性并导致人们士气低落的疾患的危险。即使是幸存者，也往往无力抵制而只能彻底融入文明的政治实体中。

无疑，战争经常与流行病的蔓延过程相交错，并且掩盖它；即便是战争掠夺也不能截然分开的贸易，则是文明人探求新领地的另一种常见方式。由于战争和贸易往往被载入史册，而发生于无知无助的边疆乡民中的瘟疫却无人记载，所以历史学家至今未能充分注意城市环境植入文明人血液中的生物武器。然而，缺少史料不应该妨碍我们认识传染病让文明社会所拥有的优势，这种优势是由那些在文明的生活环境中经历了儿童病困扰的人群所创造出来的。

即使当地人口由于与一种或多种文明病接触而损失惨重，或士气低落，邻近地区防范文明社会入侵的有效障碍有时仍然存在。如果土地过于干燥、过于荒废、过于潮湿，或过于崎岖，以至于不适合文明社会的农耕方式，那么殖民仍会受阻，当地人口就可能有机会在生物意义上恢复元气，或者因接收了从更远地区输入的其他人口而力量大增。如果文明中心和这些边远地区的接触长期化，反复的接触也会使文明病失去大部分可怕的后果。当然，在这些边远地区，偶尔的灾难仍可能发生，或由于新传染病的出现，或由于人口密度增加到新的疾病传播方式能够自我维持的程度，或由于前后两次传染病暴发的间隙过长，而它们的永久性病灶仍存在于文明城市当中。

但是，当缺乏地理或气候条件来防止业已确立的文明的耕作方式传入边境地区时，那些横遭新疾病摧残的人们，不太可能抵制疾病进一步的入侵。事实上，这一过程与动物消化过程颇为近似。首先，邻近社会的组织结构由于战争（相当于咀嚼）和疾病（相当于胃肠的化学和物理消化）的共同作用而崩溃。有时候当地人口会被彻底灭绝，但这不具有典型意义，通常的情况是，在经过同文明社会最初的毁灭性接触之后，残存了大量在文化上无所适从的人。而后，这些人作为"原料"（material），或以个体形式，或以家庭和村落这样的小群体形式，被吸纳进扩大了的文明肌体本身。在与来自文明内部的移民和难民混合一段时间以后，这些人就同文明的政治统一体的其他农村和偏僻地区的人无从区分了。这一历史过程与人类的消化方式颇为相似，即为了让食物的分子和原子融入我们的身体结构，我们会拆解开食物的较大的化学结构。

从边疆文明的视角来看，最初当地社会抵御能力的土崩瓦解，开辟了农业社会中过剩人口移向新土地，并在那里找到新的谋生机会的道路。大体看来，这一现象仍然不乏偶然性和地域性，适宜的土地和过剩的劳力绝非随处可得。但它在若干世纪里经常出现，使得以前的文明社会出现周期性的扩张。这基本是因为历史上的文明社会总是倾向于扩展它们的地理界域。

当然，趋于扩展的文明之间也会发生冲突，这种冲突在较早的时候就开始了。比如，大约公元前 1300 年以后，美索不达米亚地区与古埃及帝国政府就在叙利亚和巴勒斯坦产生了冲突。而且，一个社会被另一个社会在流行病和文化上的"消化"（digestion）有时也能瓦解文明社会，这正是 1500 年后美洲印第安人诸文明的命运。而古代埃及和美索不达米亚的情况也是如此，这发生在当它们逐步被并入越出原有边界的帝国疆域之时，这个过程只是在公元 7 世纪穆斯林的征服以后才告完成。

有些读者可能对上述论断和推理心怀疑虑，特别是当这些推理应用于整体的文明社会，而没有考虑地域差别和岁月变迁时。这些差别无疑存在，但现有史料无从觅见它们的踪影，因为当时少数具有书写能力的人，当然不可能意识到今天我所要尝试分析（哪怕是拙劣的分析）的这场生物进程。我们必须面对下列事实：直到近代，因欧洲的大洋探险突破了无数的流行病障碍，在这一过程中取得空前规模之时，现存的材料仍旧完全没有注意到那些弱小而不幸的文明民族的邻居所遭受的痛苦。

通常情况下，作家们会认为文明（当然是他们自己的文明）的扩张是理所应当的，因为其价值的吸引力不言而喻，令人不可思议的是当代历史学家也这么看。但是考虑到人们对自己成长的生活方式所表现出的一般性依恋，这些自在的社会，如果未曾受到侵扰，它们是否愿意选择融入陌生的社会也是非常值得怀疑的，即便这个社会拥有明显的无可否认的技术、财富和知识上的优势。

毫无疑问，野蛮人在军事上经常成为征服者，结果却反过来被文明的生产生活方式的诱惑力所征服。这些入侵者很少能预见到他们传统的生活方式会发生变化，而当他们最后意识到时，他们通常会抵制文明的侵蚀。但是，作为征服者和统治者，他们比起边界地区穷苦而卑微的人们有着更炫人的前景，后者命中注定的角色就是被吸收进文明社会的最底层。因此，可以想象，这些人只要有能力，总在抵制与文明社会合流。

因此，如果要纠正现有材料中根深蒂固的偏见，就需要解释文明何以能成功地把边民纳入都市社会之框架。只有对上述流行病的模式给予适当考虑，文明社会的文化扩张才可以理解，其他解释至少是不充分或是不能与人们的通常行为相吻合的。

印度的情形为我的论点提供了一个测试案例。在这块次大陆上，文明首先出现在半干旱的西北地区，在这里，印度河从高高的喜马拉雅山流经沙漠入海。这样的地貌与古代美索不达米亚和埃及相似，支撑印度文明的灌溉农业也可能与古代的这两个中东文明几无分别。印度历史的基本形态是由公元前 1500 年后野蛮人（雅利安人）的入侵所界定的，其后则是文明生活方式缓慢地重新确立。这也与其他河谷文明所经历的古代历史的节奏相符。[43]

然而，公元前 800 年文明社会再次出现在西北印度之后，它与其他大河文明的分歧就变得显而易见了。与这些城市社会接壤的南部和东部地区的各种生活在自给自足的小社会中的"森林民族"，若处于温带地区，则极易遭受文明病的浩劫。没有理由相信这些文明病只在亚欧大陆的更北部而不在印度造成破坏性后果。但印度的森林民族并没有像预期的那样崩溃和分裂，相反，他们也拥有对文明社会的生物武器的反制利器。各种盛行于湿热气候条件下的热带病和到处出没的寄生物帮助他们抵抗住了温带文明的入侵。正如后来非洲所发生的那样，由于大量的死伤在等待来自印度干燥的西北部文明社会的士兵，他们无法大规模地或快速地入侵湿热地区，只得小心地远离这些传染病。森林人可能因与文明人的接触而感染和死亡，而文明的入侵者同样容易遭受森林人热带病的袭击。

结局众所周知，印度文明并没能像对喜马拉雅山北部居民那样，将印度南部和东部的原始社群消化掉，而是把森林民族以种姓方式兼并，即把他们作为半独立的有机体纳入印度的文化联合体当中。因此他们地域性的文化和社会传统在进入印度的文明社会之前没有被摧毁，大量的原始仪式和习俗延续了几个世纪，而且这些因素不时出现于印度的文献中。每当这些口耳相传的观念和习俗引起文人的注意时，就会被充分地记载下来，并加以进一步的完善或修正，以融入历史悠久且渐趋复杂的印度教中。

其他的因素和态度自然也对印度种姓制度的规范和维持产生了影响。然而有关跨种姓接触的禁忌，以及在非有意破坏禁忌的情况下有关身体净化的复杂规定，显现了恐惧传染病的心理在维持各社会群体（即后来的各种姓）间的安全距离上面所起的作用。只是在长期的感染接触之后，抗体免疫力和对寄生传染病的忍受程度逐步相等（或与起初的差别相比急剧减少），雅利安入侵者才能安全地与说泰米尔语和其他古语的人共同生活。与这种疫病的交流一起出现的，无疑还有血缘的混合（尽管存在禁止乱婚的种姓制度），而相当顽强的天择性生存肯定已经改变了森林民族以及代表文明生活方式的入侵者的基因组合。

然而这些均质化（homogenizing）过程都没有达到其他古代文明的彻底"消化"的程度。比起亚欧大陆北部诸文明更为统一的构造，印度文明的文化统一性和社会凝聚力始终较弱。有人可能把印度文明的这一特殊性归结于概率使然或有意的选择。概率和选择可能在形成种姓原则上真的起了作用，但印度文明在早期扩张阶段所面对的独特的疾病环境肯定也与此有极大的关系，这种制度以不同于别处的方式形塑了印度文明的社会结构。

美洲的情况在另一意义上有所不同。出现在欧亚城市中心的那类文明病未能在1500年前的墨西哥和秘鲁扎下根来，否则蒙特祖玛肯定会以瘟疫为工具，对入侵的西班牙人进行更为有效的报复。相关细节还是留待后文探讨欧洲人抵达美洲造成的疫病方面的后果时再加以详细论述。

在此，我们还是根据现代传染病理念对上述的推理和论证做一归纳。尽管缺少结论性的文献或考古材料，但似乎可以肯定，从城市兴起到大约公元前500年之间，旧大陆的主要文明地区都各自发展了特殊的人传人（person to person）传染病。此外，在拥挤的城市和邻近密集的农业定居区中，通过水、虫和接触传染的疫病也有了较大的生存空间。在生物学意义上，携有这些疾病并产生抗体的文明社会，对于不曾遭遇过这些可怕疾病的邻居而言是危险的，这使得文明社会的地域扩张更加容易。

不同疾病库之间的准确界限很难划定。往往特定传染病的地理范围将依人类的活动、文明中心地区的发病方式和严重程度的不同而有所差别。文明的社会结构所创造的新式生物平衡，无论是微型还是巨型的寄生关系，都可能随着每一次交通和交流的重大改变而受到干扰，因为没有一种重要的新传染病曾达到其地理的或其他的天然极限。这些平衡在公元前 500 年到公元 1200 年间变化的情形，将是下一章探讨的主题。

第三章

欧亚疾病的大交融：
公元前 500—公元 1200 年

到公元前 500 年，各种微型的和巨型的寄生平衡在亚欧大陆诸文明地区都逐步确立下来，人类宿主与新的文明病之间的适应过程在大部分抑或所有的文明中心也在艰难地展开着。

要准确地描述这种平衡简直是不可能的，即便对中东那些最古老的著名文明中心也是如此。公元前 2000 年之后，在原有的灌溉中心之外，中东又在靠雨水灌溉的地区出现了新的城市和国家，此后在拥有肥沃的可耕地的地方，社会组织的文明模式日益地方化，于是，在美索不达米亚的东西两翼都兴起了宽广的文明地带；此外，埃及的影响力扩展到非洲的东部和北部，形成较为狭长的疆域。

瘟疫阻遏帝国扩张

由此决定的帝国盛衰情形众所周知。阿卡德、巴比伦、加喜特（Kassite）、米坦尼（Mittanian）、赫梯、埃及、亚述、迦勒底和波斯的统治者先后在兵戈扰攘和边境蛮族的屡次入侵中确立了统治。越到后来，帝国越庞大，组织越完善，也越逼近土壤和气候因素为农业发展所划定的自然极限。随着公元前 6 世纪波斯帝国的兴起，这些自然极限几乎都被触及了。到公元前 500 年，帝国的边界在北、南和东三个方向都推到了大草原或沙漠地带；再往前走，当时的耕作方式已不能保证足够的收成来担负帝国扩张的成本。

只有西部狭窄的爱琴海门户提供了这样的可能性，即在对岸可以获得足以支撑帝国巨型寄生方式的肥沃土地。但当薛西斯（Xerxes）的军队在公元前 480—前 479 年试图实现这种可能性时，他们失败了，原因既在于希腊城邦勇敢的抵抗，又在于自我供给的困难。类似的门户或许还可以加上东南方向上的印度道阿部（Doab）地区，即介于印度河上游与恒河之间的肥沃区域。不过，根据记载，波斯从未曾企图打开这道门户，而当马其顿的亚历山大在公元前326 年想要这样做的时候，他的军队发生哗变，不再听命于他。事实上，对于任何来自喜马拉雅山以外的入侵军都能加以重创的疾病梯度，在防守这一门户上比任何人为的设施都更为有效。

那么，是否可以说，到大约公元前 500 年，微型寄生关系在扩大了的中东文明的范围内也同样接近了某种自然极限呢？或许，与灌溉农业相适应的各种寄生模式也的确达到了相当稳定的平衡，这种寄生感染正是因为宿主常年在水田里的赤足耕作而引发的。截至公元前 500 年，灌溉农业已有 3 000 年以上的历史了，其间埃及、美索不达米亚和印度河流域诸文明中心之间的持续交流，已足以导致寄生物的彻底均质化（homogenization）。描述寄生物和相关传染方式明显变化的文字资料的阙如本质上说明不了什么，因为文人几乎不关注农民的生存环境，而古代医学典籍的有关记载若以现代医学的疾病范畴观之，亦往往令人匪夷所思。

《圣经》等古籍中的瘟疫

然而，史料还是清楚地表明古代中东曾出现过疫灾。巴比伦的《吉尔伽美什史诗》提及的大洪水之前的一连串灾难中，就提到"神的天谴"，即瘟疫；大约出自同时代（公元前 2000 年）的一篇埃及文献把法老对瘟疫的恐惧等同于对神的恐惧。[1] 还有，在中国，可追溯到公元前 13 世纪的最古老的可解读文献*也表明了时人对瘟疫的熟悉。安阳某王卜问道："今年有瘟疫吗？它会致死吗？"[2] 于是专业的占卜者在牛的肩胛骨上以古老的文字形式——这些文字已被现代学者解读——写下了这个问题，以便在祭仪时寻求来自神明的答案。

《圣经》文献出现得晚些，但也可能保留着可追溯到这一时期的口述历史，因此，《出埃及记》中所描述的发生于埃及的瘟疫可能确有其事。书中说，在摩西降于埃及的瘟疫当中，就有"人畜伤口化为脓疱"的症状。[3] 而且，某次专门针对埃及头生子女（first born）的致命天谴，一夜之间造成"无一家无死者"[4] 的惨剧。瘟疫的频频造访，有的可以附会为上帝对腓力斯丁人扣押约柜的惩罚，[5] 有的可以理解为上帝对大卫按人头统计民众的罪孽的惩罚，因后者引发的那场瘟疫杀死了以色列和犹太王国 130 万青壮年中的 7 万——如果《圣经》可信的话；[6] 还有那场一夜之间"在亚述军营中杀死 18 500 人"的致命天谴，[7] 直接导致亚述国王西拿立即丢下耶路撒冷，从犹太王国撤走。

这些记载表明，当《圣经·旧约》的作者在公元前 1000—前 500 年间完成今天所见的文本形式时，他们对致命疾病的突然暴发

---

* 即甲骨文。

已习以为常，并把它的暴发解释成上帝的行为。现代翻译者通常把这类疾病统称为"鼠疫"，因为直到 18 世纪在欧洲继续以这样的灾难方式出现的主要就是淋巴腺鼠疫（即黑死病）。[8] 然而，并无充足的理由认定这些古代传染病都是腺鼠疫，任何常见的文明病，无论是通过呼吸道感染的麻疹、天花 [9]、流感一类，还是通过胃肠道感染的伤寒、痢疾一类，都可能导致《圣经》所记载的那种突然死亡。

因此，审慎的结论只能是：这类疾病在公元前 500 年之前，早已为古代中东人所了解，并且在降低人口密度和改变军事进程上，不时地发挥着重要作用。但这类疾病的肆虐显然又不足以经常性地瓦解军力，或使人口降低到建立帝国所必需的规模底线之下，否则亚述和波斯帝国就不会在公元前 9—前 5 世纪间盛极一时。可见，为《圣经》所关注的那类传染病既不足够严重，又不足够频繁，尚不会给文明社会造成崩溃瓦解的威胁。换言之，从病原体的角度看，它们还处在与人类宿主相互调适的过程当中。动物宿主所构成的储藏库（reservoirs，比如像鼠疫这种情形）可以保证传染病在发作的间歇期不致消失，古代中东的人口规模也确乎可以维持现代儿童病的古代形态，尽管其发作也时起时伏。

在人—人传染链有可能永久性确立的人口中心或交通中心，上述疾病中的某一些可能按照今天熟悉的方式演变为常见的儿童病。此后，传染病的激烈形式便主要集中于周边地区，这里的人口密度当然不足以支持长期的传染，但这里特殊的情形（经常与军事活动有关）可能引发突然的传染。这些传染事件往往引发戏剧性的灾难后果，以至引起写作《圣经》的博学教士和犹太教法律学者的兴趣，这些事件才有幸被记录了下来。

如果上述推理正确的话，那么，在古代中东，文明的传染病与人类宿主达到平衡的时间，只比出现在灌溉农业区的传染病稍晚。作为在公元前 500 年即已成熟的地球上最古老的文明区和最大的人口集聚区，中东给了微型和巨型寄生平衡所需的充足时间和机遇，让它们最终在农村和城市生活中稳定下来。事实上，留存至今的关于传染病的最早记载可追溯到公元前 2000 年左右，这意味着，到公元前 500 年，疫病模式已有充足的时间在中东文明这片历史悠久、战乱频仍而又人口众多的地区稳定下来。[10]

外围地区则不尽然。在那里，三类不同的自然环境（黄河流域的冲积平原、恒河流域的季风地区以及地中海沿岸地区）在中东之后很久才支撑起文明的社会结构，以致到公元前 500 年，这些地区的生态平衡仍不够稳固。我们有理由相信这里的疾病方式远不如中东的稳定。

生态的不稳定，首先可以从公元前 500 年左右这些地区出现的较快的人口增长这一事实中得到证实。尽管证据是间接性的，却并不因此而降低其可信度：离开了大规模的人口增长，这些文明的地域扩张绝无可能；而且，人口增长既关系着农业耕作方式的重大技术革新，又关系着巨型寄生层面的政治与文化结构的相应进化，正是这种进化构成了这些文明后来历史发展的持久特征。[11]

疫病妨碍了中国早期南方文明的发展

在远东，自公元前 600 年起，耕作在黄河流域冲积平原上的中国农民取得了实质性的进步：农业活动突破了早期仅限于半干燥的黄土地区的地理边界，并且把主产农作物从小米转为水稻。把巨大的冲积平原改造成星罗棋布的稻田，意味着每片稻田都配备有可调节的水道，需要大量劳动力来进行筑堤、排水、修造运河以及开垦沼泽地等农务。此外，为了防范河水泛滥，整个农作区还必须修造全面而复杂的水利工程体系以驾驭桀骜不驯的黄河。

黄河在地理意义上是世界最为活跃的大河。在较近的地质年代，它合并了来自其他排水系统的重要支流，在流经中游的黄土地区时，侵蚀了大量泥沙，使河道日益加深。而当挟带淤泥的河水流经一马平川的冲积平原时，流速减慢，上游大量的侵蚀物便沉积下来。结果，泥沙很快在冲积平原上抬高了它的河床。而当人们开始用人工堤坝限制水流时，麻烦出现了，堤坝只能逐年加高，以应付河流底部的沉积导致的河床升高，"悬河"由此形成了。为把河流局限在堤坝内，需要大量人力；堤坝中渗出的一桶水，若不加以及时补救，都可能迅速扩大而成为激流；或许只要几小时就可以在堤坝中撕开裂口，而一旦出现大的裂口，整条河流就会溢出人工河道，奔向新的更低的河道。这条大河在历史上曾多次改道，徘徊于山东高地以北（像目前这样）或以南，幅员达数百英里。[12]

黄河地理上的不稳定性，虽因人类的活动而加剧，但总体上非人为所致，所以河流要完成更稳定的调整仍需经历地质时间长度。而另外一个影响早期中国生态平衡的因素，则主要是人类的活动。比如，在政治层面上，因稻田耕作而扩大了的食物来源支持了几个世纪的王侯战争，直到公元前 221 年，一个征服者控制了整个黄河流域以及大片相邻地区。稍后，在经历了短暂的内战后，一个新的王朝——汉朝，在公元前 202 年取得了主宰地位，并且至少在名义上统治中国直到公元 221 年 *。

---

* 西汉的起止年代应该为公元前 206 年—公元 220 年。公元前 206 年，刘邦受封为汉王。公元前 202 年，是刘邦打败项羽即皇帝位的年份；而 221 年，疑为作者的笔误。

由帝国官僚机器所维持的国内和平，可能降低了此前长期战争对农民社会的蹂躏，然而汉代的和平也意味着建立在农民的稻田（或粟田）之上的人类双重寄生关系的强化。从同一农民人口中收租的私人地主和征税的皇室官僚无疑处在竞争之中，尽管他们相当有效地形成了相互支持的合作机制。他们的利益从根本来讲是一致的，因为帝国官僚成员的大部分，实际上是从拥有土地的食利阶层中遴选出来的。

然而，在古代中国开始形成的巨型寄生平衡中存在着另一个强有力的因素。随着中国地主对农民控制的加深，一套别具特色的行为观念也在地主和官僚阶层中扎下根来。这套观念通常被称为儒学（Confucian，直译为"孔家学说"），"孔圣人"（公元前 551—前 479年）做了大量的工作来阐述和界定这一新观念。儒家文化在帝国官僚和私人地主中的传播，造就了不断限制权力专制或滥用的精英阶层，其重要结果之一是将对农民的压榨控制在传统的、多数情况下可以忍受的限度内。

到汉武帝（公元前 140—前 87 年在位）时，在中国社会内部，农民和两大寄生阶级之间达到了相当稳定而长期的平衡，这一平衡一直延续到 20 世纪，其中不乏周期性的变动，但并没有结构上的断裂。总的来说，地主和税务官征收的税收尽管繁重，但还没有过度到使得中国农民难以满足生存所需的最低生活要求；否则，中国人口在黄河流域冲积平原和邻近地区，就不会进行缓慢却极其壮观的扩张，乃至向南进入长江流域；中国农民也不会为建立其上的传统文化和帝国结构提供不断强固的基础——尽管存在为数不少的地方性乃至全局性的问题。

现有的文献还不足以使我们准确地把握中国扩张的脉络。但可以肯定的是，直到汉代终结，南方的巨大拓展并没有发生。换言之，从开始"驯化"黄河流域冲积平原时起，差不多过了1000年才在长江流域出现了类似的进展。[13]

乍看起来，中国人在移居南方方面的迟缓，可能令人不解。因为这里并不存在难以克服的政治—军事障碍；其农业生态又有利于定居：温热的气候意味着更长的生长期，丰沛的降水消除了经常威胁北方旱地作物的旱灾之虞；而且，长江在流出西部群山以后即在湖区穿行，没有沉积物淤塞下游河道导致像黄河那样高悬河床的棘手问题。这里的堤坝和人工渠网也不必承受北方那样的压力，构成黄河流域历史特点的可怕的、经常性的和不可避免的技术难题在此处也并不存在。

尽管存在这些明显的现实优势，一种既不见于史料也不见于人的肉眼，但我们仍然相信是非常强大的因素，却隐然阻碍着文明的农村和城市生活迅速而成功地拓展到中国文化摇篮以南的地区：拓荒的中国人在向南移入更肥沃的农业地区的同时，也正在攀爬异常陡峻的疫病阶梯！

南下所遭遇的气候变化相当于从新英格兰到佛罗里达，但地理状况和盛行的风向使这种变化远超北美东海岸这一段。群山的阻隔使长江流域在冬季免受从蒙古高原吹过黄河流域的寒冷而干燥的西北风的影响。而在夏天，当季风反方向吹来时，来自南海的湿热气流则保证了长江地区的充沛降水。同时，由于夏季季风在穿越山岭到达黄河流域之前已降下了大部分雨水，黄河流域的降水经常不足以抵抗非灌溉区的破坏性干旱。

结果，中国北方与南方呈现出截然不同的气候类型，南方湿热的环境中比北方滋生出了更多的寄生物。在整个黄河流域，严冬杀死了那些无法借助冬眠抵御漫长严寒的寄生物；携带有疾病的南来寄生物更难以幸免，它们根本不能适应北方寒冷而干燥的气候条件。秦岭以南的长江流域则不然。习惯于北方疾病环境的人们在适应南方迥异的疾病方式时不得不面临着可怕的问题。

此前，当中国农民从黄土地上的旱作转为黄河流域冲积平原的灌溉农业时，他们肯定也经受了全新的、起初或许还很可怕的罹病考验。但是与这一变化相联系的任何微寄生层面上的调整，都与更显著的和更耗时的技术层面和巨寄生层面上的调整齐头并进。要发展出与全流域治理黄河的规模相适应的水利技术，需要几个世纪的努力；政治统一和在农民身上建立稳定的巨寄生关系也同等重要和耗时。因此，对更大的罹病遭遇的适应极有可能与中国社会和技术上的更显著的转型同步。

很难在两个平行的过程中明确区分哪个过程更为关键。但巨寄生的平衡似乎形成得较晚。因为，直到公元前 3 世纪末期，中国政治—军事的稳定性格局才算建立起来。在此之前，战国时代（公元前 403 年—前 221 年）诸侯争霸愈演愈烈，最后整个中国被一个半开化的国家——秦国在公元前 221 年统一了。到古代中国的巨型寄生平衡达到新的帝国规模的汉朝（公元前 202 年—公元 221 年），中国农民已有 400 年耕作稻田的历史了。如此长的时间提供了充足的机会，让灌溉农业的流行病远在巨型寄生关系稳定之前的几代甚至几个世纪就在黄河流域稳定下来。

当中国农民从半干旱的黄土环境转为稻田里长时期的涉水劳作时，这种转变肯定会产生显著的后果。但事实是，不管传染病如何盛行，新的传染方式都没有阻止人口的稳定增长，否则国家将得不到足够的人力用于不断扩大的堤坝和水渠网的修筑和维护，更不必说用于不断升级的大规模战争了。事实上，当稳定的帝国政府所需要的统治和道德基础与有关的工程技术一起，在公元前 3 世纪末期被建立起来时，除了疾病的障碍以外，已经没有别的什么因素能阻止华中和华南的快速开发了。而中国移民只是在 5～6 个世纪之后才完成了对长江流域的定居，这一事实只能凸显疫病障碍的巨大。简言之，来自干冷北方的移民的大量死亡使得南方在人口上无法迅速地发展起来。

令人遗憾的是，所有这些说法都是抽象的推断。正如中东的情况一样，几乎没有指望从古代文献中发现这些危害人类的病原体究竟是哪些。不过，古人在书中还是多少显露了他们对南方患病危险的意识，大约生活于公元前145—前87年的中国史学之父司马迁就曾写道："江南地卑湿，人早夭。"[14] 他还提到这一地区"地广人稀"。这是权威性证据，因为司马迁为写史曾亲身游历这个地区。在后出的文献中，南方之有害健康被视为当然，供南方游历者阅读的小册子为这里的恶疾开列了一些新奇的药方，[15] 但作用无疑非常有限，据史载，被派往南方做官的人任期短且死亡率却高得出奇。

现代疾病的分布，仅就能够在中国地图上加以标识的而言，也证明了这一预期，即在湿热的南方会罹患更多的传染病。许多现代病的地域界线正好位于黄河与长江之间，气候模式的差异表明这样的疾病梯度乃自古已然。[16] 然而流传至今的中国医学经典通常掩盖了地域的差异性，因为中国医家习惯于将他们所认识的一系列疾病都围绕着流行的节气来组织。他们所记载的某些疾病，像疟疾，今天或许还可以辨认得出；但对于许多别的疾病，想把它们同现代的传染病对应起来，则如同要把盖伦（Claudius Galen，古希腊名医）的用词翻译成 20 世纪的医学术语那样困难。[17]

疟疾，尽管偶尔也出没于北方，但只是在南方才成为现代的健康问题，[18]事实上它可能构成早期中国南扩的主要障碍。另一种蚊子携带的疫病——登革热（与黄热病有关，尽管致命性在现代变低）也影响着中国南部。像疟疾一样，登革热可能很早就存在了，静等着北来的没有免疫力的移民自投罗网。热病，包括定期复发的疟疾类热病，在中国古代的医学著作中占有突出的地位，这也表明了它在中国人的早期扩张中意义重大。[19]中国 19 世纪的本草学提到几种有效的退烧剂，甚至在欧洲医生的眼中，其有效性也可与进口的奎宁（Quinine）并驾齐驱。[20]

血吸虫病是现代华南和华中的另一重大卫生问题。它的分布也可能与气候界线相符。近期考古发现了一具确定年代为公元前 2 世纪的尸体，保存完好，可以清晰地分辨出慢性血吸虫病的症状。[21]这也证明了早在拓荒者把长江流域发展到类似北方的水平以前，这种疾病在中国已经存在了。

总而言之，在大约公元前 600 年后，中国人在应对黄河流域冲积平原的严酷环境上取得了极大成功，无论是在物质技术上、政治上，还是在传染病的适应上。他们在大约公元前 200 年以后，又同样成功地在食物生产者和寄生其上的统治者之间形成了可持续的相当稳定的巨寄生平衡。然而，在微寄生层次上，出现于公元元年前后的意义深远的调整尚在南部广大地区进行着。从公元前 211 年（或更早）即处于中国政治覆盖下的长江流域和其他地区，直到汉朝消亡（211 年*）以后，因疾病造成的障碍还没有完全融入中国社会的有机整体，正如我们马上要谈到的，当时在其他地区也发生着剧烈而意义深远的疾病调适。

---

* 221 年，应为 220 年。

印度的看似富足与实际贫弱

在印度中部的恒河流域和孟加拉湾邻近地区，关于农业早期发展状况的证据几乎为零。水稻种植的重要性早已显现，但确切的时间已不可考，甚至也不清楚灌溉在其中的地位。在恒河流域，季风雨足以满足农业的大部分需要，而不必依赖恒河之水。但灌溉对保证作物的一年多熟却必不可少，季风雨在夏秋两季会停止，所以，如果不想让土地在雨季返回之前撂荒，就需要人工引水浇地。多季种植晚近时已趋普遍，但始于何时恐难以考证。

我们今天所知的是，从公元前 600 年左右，恒河流域开始出现强有力的幅员辽阔的王国。亚历山大入侵（公元前 327—前 325 年）后不久，一个被旃陀罗笈多（约公元前 321—前 297 年）统治的国家把整个地区统一为帝国，其后继者把统治权扩展到印度次大陆的大部分地区。在这一政治过程的早期，王子乔达摩即佛陀（公元前 563—前 483 年）扮演了与其中国同代人孔子惊人相似的角色。像孔子在中国所做的那样，印度的佛陀阐释了一种世界观并倡导了后来深具影响力的生活方式。

然而，与中国相比，公元前 500 年前后出现于恒河地区的政治及文化结构仍未稳定下来，且从未巩固为长期的统一体。理由之一（或许也是印度全部历史的恒常性因素）就是其沉重的微型寄生关系，而这在恒河流域以及印度其他最佳农耕区的湿热气候下是常见的。

由随后的印度文明孕育而成的城市和国家身处另一环境下，远远不同于早期印度文明所在的与美索不达米亚或埃及气候相似的半沙漠地区。印度河流域雨量稀少，农业依赖灌溉。而在恒河流域，季风在部分季节带来丰沛降雨，喜马拉雅山的阻隔意味着此处的温度总在零度以上，比之中国农民因陡增的疫病梯度而难以进入的长江流域的气候而言，这里的气候更为湿热。因此，古代印度文明是在早期中国人难以忍受的气候和疾病环境下成型的。

今天的恒河地区仍肆虐着霍乱、鼠疫、登革热和大量的多细胞寄生物，以及广泛分布于其他地区的更普遍的城市和文明病。古代流行的病原体的类别尚不清楚，但我们可以肯定的是，恒河流域的气候，只要出现足量的人口，即会引发寄生物的大面积滋生。

在这样的环境中所完成的生存适应自然有其优势。对于适应了恒河环境的人口而言，东南亚类似状况的河谷——特别是雅鲁藏布江、萨尔温江以及湄公河，可任由他们探索和开发。事实上，由于印度商人和传教士的努力——他们为这些地区的土著统治者和民众提供了文明的生活方式，"大印度"于公元前 100 年到公元 500 年间在海外形成了，印度尼西亚的某些岛屿也被纳入这一范围。在这些世纪里，印度海外扩张的地理范围和文化意义，是那个很少越出狭隘的地中海范围的文明的后裔们所难以理解的——西方人毕竟习惯于用比例尺非常不同的地图来看待亚洲，这一地图是由古希腊人所构建，而他们在西西里和南意大利所建立的"大希腊"，与囊括东南亚和印度尼西亚的"大印度"相比简直微不足道。

传染病的沉重负荷，必定在相当程度上消耗了个人的精力与体力，也削弱了农民为国王、地主、军队和官僚生产剩余食物的能力。远远看去的印度似乎富裕无比，它向外出口宝石和香料；但若考虑到在大部分的时间和地区，在农民的平均生产力与最低的生活需求之间只存在相当小的余额，这个次大陆作为整体似乎总是贫困的。

　　事情可以设想成某种能量平衡：从农民那里抽取出去以供养统治者、士兵和城市人口的粮食，以及在他们体内被微型寄生物所吞噬的能量，构成了食物生产者的能量总消耗。一类寄生物消费得越多，则留给另一类寄生物的就越少，假如印度农民确比喜马拉雅山以北农民携带更多的微型寄生物的话，那么印度的城市和统治者有可能得到的能量就会相应减少——无论能量的形式是征税得来的谷物或其他粮食，还是征调的军人或从事公共工程的劳力。

　　这可能是印度诸帝国何以脆弱不堪或昙花一现的重要原因。在政治和军事上的软弱使来自西北（此处的山隘最易突破）的前后相继的外族人较易由此侵入和征服印度。事实上，印度的疫病在应付这些入侵者时，是比有组织的人力更可靠的抵抗力量，因为来自喜马拉雅山以外的军队在初次接触印度北部平原的微寄生体时，通常会遭遇大规模的死亡。从雅利安人入侵的公元前15—前12世纪，直到公元18世纪，次大陆的军事和政治史很大程度上取决于入侵者的军事力量与疾病对他们的瓦解力量之间的对比。

　　印度文明的其他两个突出特点也与疾病的肆虐有关。如前述第二章所表明的，印度社会种姓制度的部分规定与远离传染病的需要有关。入侵的雅利安人，或许已能适应诸如天花这些文明病，但面对各种"森林民族"，他们只能与后者保持距离，这些人在印度东部和南部的湿热环境中已与当地可怕的地方性传染病达成妥协。个人在种姓制度中的身份一旦确定，自然就会倾向于削弱国家的权威，政治上的忠诚几乎不会超出种姓界限，统治者只是另一个令人反感的种姓，是其他种姓循规蹈矩的成员们尽可能回避的对象。

　　此外，成为印度宗教特点的出世主义，也与农民为贫困和疾病所困扰的状况相适应。与支持并规范中国帝国结构的儒教不同，佛教和印度教这两大印度宗教从根本上来讲是非政治的，至少在理论上，它们都拒斥俗世的繁华、财富、权力以及一切感性的存在，视之为虚无的幻象。儒教通过完善限制上层阶级滥用权力的礼仪，试图控制和规范他们的寄生行为；印度的士人却远离政治和社会，甚至在某种意义上还鄙视他们，劝诫他们的追随者去过一种简朴的社会生活，为了更有效地催生超升的神秘幻象，把他们对外在的需求降到最低点。那些系统地追求对生理和心理欲望的压抑以达到超越的极乐境界的绝食的圣人，在文化上构成精英阶层，他们的精神旨趣与下层农民在供养寄生阶层上的极其艰难的状况相适应。

摆脱生存痛苦与摒弃现世的物质享受和情感，佛陀所宣扬和倡导的这种人生理想，显然也削弱了政治的认同感及其意义或作用。但对来世主义、种姓自治或停滞不前的农业技术这些因素在弱化印度国力上所扮演的角色，要做出恰如其分的评估则似乎不可能。疾病在形塑印度文明诸特色上的作用亦很难予以准确的衡量。毋宁说，上述的每一种因素以相互支持的方式耦合起来，长期而有效地构建了印度次大陆的特定的文明状况。

如果我们把印度同中国的情况相比，那么，印度的政治和文化精英对农民的物质索取，远远少于中国的同类索取。相较于拥有寒冬以遏止传染病肆虐的地区，在一个微寄生远为猖獗的社会，较少的物质剩余、脆弱的国家结构和来世主义的禁欲理念是必然的伴生现象。

印度文明的气候环境与非洲大草原相似，后者的降雨只是季节性的，但四季温暖。这样的气候极适宜成长为人类的摇篮，而且，在从类人猿向人类进化的散漫历程中，非洲寄生物也在进化，亦步亦趋地紧跟它们的前人类和人类宿主的进化踪迹。在这比北方更适合人类裸体生存的地区，一种更趋稳定的生态平衡建立起来了，由此降低了我们称之为文明的巨寄生关系急性暴发的危险。但既然阻碍非洲人口增殖的最严重的生物性障碍——比如昏睡病，没有影响到印度，这里就可能出现维持文明所必需的巨寄生性社会阶级，即使只是初具规模。

尽管存在着微型的和巨型的寄生关系对能量的大量消耗，在公元前的第一个千年，印度和中国的农民无疑仍支配着少量的剩余物，从而支持他们的人口繁衍，后者反过来促进对新地区的殖民，以及人口中心地区的经济、政治和文化结构的精细化。没有农民人口的增长，两大文明就不会这样发展；而只要农民的定居点继续扩张，且没有遭遇不可逾越的和长久的制约，有利于文明扩张的生态失衡就会继续存在于印度和中国。

地中海世界的巨型和微型寄生平衡

同样的生态失衡（disbalance）还存在于公元前第一个千年的爱琴海盆地，或笼统地说是整个地中海沿岸。如同在中国和印度一样，处在爱琴海文化最活跃的中心区的农民也在探索新式耕作的可能性。但是，爱琴海体系，就其要求不同经济区的产品交换这一意义上而言更为复杂，而这反过来依赖于廉价交通方式的出现以及大规模船运物资的流动。这种交换方式深刻地影响了耕作：种植葡萄和橄榄，然后只需几年的成熟期，就可以生产出葡萄酒或橄榄油来，然后再以非常有利的条件换取谷物或其他廉价商品。换言之，一亩地，若用来种植葡萄或橄榄，它在大部分时候生产的酒或油，能够换取需要更多土地才能生产出的粮食。

组织"野蛮人"社会源源不断地提供谷物和其他关键商品——

铁、木材和奴隶，对催生希腊文明的必要性，一如爱琴海人越来越擅长的酒、油生产。他们如何经营谷物生产已不可考；然而很明显的是，一旦认识到酒和油（以及一些别的文明产品）的价值，散居地中海和黑海沿岸的酋长和权贵就会发现，从他们的属下那里征收谷物和其他物品，以此交换希腊船只从远方运来的文明商品，真是划得来的事情。

在这种关系中，远方海岸的谷物生产者，扮演着中东地区国家、中国和印度农民在各自社会中习惯扮演的角色：他们供养城市人，却没有得到切实的回报。地中海系统内的地理分隔造成如下差别：希腊世界的公民从地域上远离供养他们的"野蛮人"。大部分希腊人所感受的世界在经济上由自由民之间的买卖关系所联结，又在政治上为同样自由的交流所维系。更重要的是，在城市中心，当地的农业人口是政治共同体的有机组成部分，他们作为平等的成员从事买卖并参与战争和公共讨论。

由此地中海世界的巨寄生关系采取了新的形式。国家成了共享的团体，被排斥和被压迫的农民的社会角色转给了远方的野蛮人，在很多个世纪里，这种交换方式并没有纳入帝国式的统治结构。在其他文明区，长途贸易只是小部分城市成员（urban element）的事业，并与政治统治的需要紧密联系，因此它被统治者及其宫廷密切监督。而社会各阶层广泛参与的开放的地中海贸易形式，在油、酒或其他有价值的商品生产出现了可供出口的盈余时，多种类型的城市中心便得以形成。

这一方面导致了长期的政治动荡和持续的区域战争；另一方面，那些在本土统治者驱使下为远方城市生产谷物的地中海农民，却在几个世纪里幸免于供养帝国官僚机构和军队，由此他们长时期摆脱了中国和中东地区国家农民的命运，后者必须供养双重主人：当地地主和帝国官吏。最后（到公元前30年），地中海也形成了帝国，但与当时的中国和更古老的中东地区国家的政治进化相比，罗马帝国的统一要晚得多，这反映了把大量独立的贸易合伙人纳入同一政治屋檐下所固有的困难。这些贸易合伙人无论在战场上还是在市场上都以地域形式组织起来以捍卫自身的利益。在这种背景下，希腊和罗马的政治理念是强烈反对帝国奴役。在财富集中并对外来掠夺形成诱惑力的地方，勇敢的农夫作为公民被召集并装备成步兵，在战斗中发泄他们对远方帝国君主的憎恶情绪，这样的例子既见于公元前499年爱奥尼亚人反抗波斯的起义，也见于公元前404年雅典帝国的崩溃。

对地中海人而言，有组织的战争和战争造成的市场关系的破裂，比起罗马人的帝国统一代价是否更为昂贵，是一个有争议的问题。因此，我们无法断言，公元前30年之前对地中海沿岸的粮食生产者的寄生式榨取，肯定少于同时代的中国或中东地区国家。然而自治城市的流行，其中几千个家庭以他们认为最好或最合适的方式管理着自己的经济和政治事务，肯定赋予了地中海（以及以后的欧洲）文明对自由根深蒂固的偏好。政治分裂的代价是频繁的战争，但这个代价是欧洲人长期以来愿意付出的。

如果我们转向这一平衡的微寄生层面，则可以说地中海沿岸提供了有助于人口繁衍的疾病相对较少的环境。新的耕作方式本身并不能产生新式的微型寄生关系。橄榄树在人类驯化它之前据信已是希腊野生植物生态的一部分，因而它的大规模耕种只牵涉对既有环境的轻微的破坏，特别是橄榄树只适宜栽种于植被很少的多石山坡。葡萄可能是从水分条件良好的北部被引种到希腊的。根据神话，酒神狄奥尼索斯来自色雷斯，这可能隐含了葡萄从那里引进的记忆。但即便它来自别处，葡萄被引入希腊，也不像中国（可能还有印度）

农民正在尝试的稻田耕作那样，要求对原先的生态平衡做剧烈的改变。谷物种植在黑海和西地中海沿岸的引进也是如此，小麦和大麦都是近东作物，在人类驯化之前可能都属于地中海地区的野草，因此谷物种植的扩展也只意味着对以前生物平衡的温和改变。

简言之，没有理由相信新的作物栽培方式在地中海沿岸带来特殊的罹病经历。不过可以肯定，人口的密集意味着各种传染病也更加普遍，其中最重要的应是疟疾，尽管随着更多人口集聚城市，其他通过水体传播的寄生物也会成倍繁殖。

古希腊医学之父希波克拉底（公元前 460—前 377 年）精确而详细地记载的一些病历，证明古希腊存在多种传染病，虽然多数情况下仅据他的记载还无法准确判定当时流行的究竟是哪一些现代疾病。不过，他确切地记录了发生在萨索斯岛的腮腺炎；[22] 他多次提到的每隔三四天发作一次的热病，应当是今天间日疟和四日疟的前身；[23] 从希波克拉底对病人症状及其生病过程的记录中，现代医学也能大致辨出白喉、结核和流感的症候，尽管还不能百分之百地确定。此外，在希波克拉底的著作中找不到天花和麻疹的踪迹，这一事实出人意料却有意义。根据这些疾病发病时的剧烈症候和作者记录病症的严谨，似乎可以肯定，希波克拉底和他那些负责编纂其名下著作集的门生们从没有碰到这些病。同样的情况也适用于黑死病——后来欧洲历史上另一大流行病杀手。

因此，与中国和印度农民所处的生态环境相比，古代地中海（除了埃及这一古代寄生虫病的中心区）的生存状态要轻松得多。在地中海某些地区，与疟疾的接触为农业的扩张划定了明确的界限。但在罗马的坎佩尼亚和后来因疟疾肆虐而荒芜的意大利某些地区，稠密的农业人口出现于公元前 6—前 3 世纪。人们挖掘复杂的地下管渠来为自然沼泽排水，并保证灌溉和饮水。这些水利工程耗用了大量的劳动力，但也暂时阻止了恶性疟疾在罗马的近邻地区取得立足点。不过这些地区后来也未能幸免，人口也减少了。[24]

我们现在已知环境细节决定了不同蚊虫间的数量比，进而决定了地中海的部分地区有疟疾而另一部分却没有。关键性的细节变数包括，是否有适合某种蚊子孵卵的水质：有些蚊子喜欢在流动的而非静止的水里度过幼虫期，有些则喜欢咸水而非淡水；水中微量元素的有无，也可能决定某地是否盛产某种蚊子。此外，像人与牲畜的数量比这一类不可预期的因素更具作用，比如，作为欧洲最厉害的疟疾媒虫的疟蚊喜食牛血。如果牛血供应充足，它们就会绕开潜在的人类宿主并由此打断传染链，因为牲畜并不传染疟疾。[25]

这类看似微不足道的细节，在当代足以划定疟疾在地中海地区出没的范围，但没人敢说所有相关的变量都已被认识和理解。在这种情况下更不能指望有人能辨析出古代条件下决定疟疾发作时间和强度的关键性变量。不过，一般性的推断仍可以进行：大约公元前700年，当文明开始在整个地中海沿岸扩张时，那些有待更深度开发农业的地区，比之业已开发的爱琴海和东地中海地区（叙利亚、巴勒斯坦），在气候上或者更为干燥（如北非），或者更为寒冷（如黑海沿岸和部分意大利以及整个西地中海）。这两类气候区都趋向于阻止疾病的蔓延，即便在不断密集的人口当中。

在某些地区，疟疾无疑对人类有毁灭性后果。希波克拉底对慢性疟疾患者的描述证明了这一点："那些喝了它（指死水，他认为这是疟疾的病因）的人，脾脏大而硬，肚子坚挺，消瘦且发热，他们的肩膀、锁骨和脸也憔悴不堪；原因是他们的肉体都被分解以喂养脾脏……"[26] 大城市一旦形成，也无疑成为加剧疾病流行的基地，结果那里的人寿命大为缩短。[27]尽管如此，当地中海世界向文明进化时，它仍是对人类健康较为有利的地方。

对古代希腊、罗马和迦太基社会史稍做了解就可知道，直到罗马与迦太基开始争夺西地中海的帝国权力的公元前 3 世纪末期，古代世界的人口增长相当快速。这可证之于雅典在公元前 480—前 404 年短暂而辉煌的帝国历程。雅典人年复一年地派出劫掠的舰队和军队；有时他们的出征也遭遇灾难，公元前 454 年，一只由 90～100 艘船组成的舰队及其士兵悉数命断埃及，但仅仅 4 年后，重新组织的 200 艘船的舰队又前往攻打塞浦路斯。战争的重创都不足以削弱雅典的人口。帝国盛期的雅典从海外弱小民族那里夺取土地作为安置贫穷公民的殖民地，以维持他们体面的公民生活，即作为受人尊敬的土地主和农场主。到伯罗奔尼撒战争爆发的公元前 431 年，至少已出现了 9 个这样的殖民地。[28]当时，雅典帝国极盛一时，而后却土崩瓦解了。

马其顿和意大利农民人口的增长先后为马其顿和罗马的帝国扩张奠定了基础，一如雅典人口的增长支持了城邦的辉煌。在亚历山大短暂而耀眼的东征事业前后，希腊人对亚洲的大规模移民，以及在城邦扩张过程中遍布意大利的众多殖民地，见证了同样快速的人口增长。同样的情形可能奠定了迦太基帝国的基础，尽管尔后它与罗马交手的失败，意味着失掉了几乎所有可以显示迦太基人口史细节的记录。

对于我们这些同样生活在人口快速增长时代的人来说，这一现象似乎不值得大惊小怪，也不需要特别的解释。然而，综观人类在地球上的探索历程，持续的人口增长只是特例。事实上，若就人类历史的时间尺度来衡量，人口增长似乎是某种生态失序的短暂伴生物，这种失序在几代人的时间内允许更大量的人口繁衍，直到自然界线再度确立。

我所说的巨型和微型寄生关系便是界定这种自然界线的重要因素之一。微型寄生方式的变化从公元 2 世纪开始深刻影响着地中海的人口状况，这一点我们留待下文再做讨论。但远在肆虐的新疾病开始削弱人口规模很久之前，伴随罗马帝国的兴起而变化了的巨型寄生关系就产生了明显的破坏效果。战争与掠夺的创伤不断；奴役和税收对地中海人口造成几乎同样严重的创伤。我们可以从史书中读到，约在公元前 200 年以后出现了废弃的村庄和荒芜的田园。农民几乎从某些地区消失了，而这些地区以前曾支撑了上述的人口增长模式。直到公元 150 年后，这些地区（一般集中于南希腊和意大利这类过去的城市和帝国统治中心）的损失才为地中海沿岸其他地区（西班牙和法国南部，以及地中海气候区之外的沿莱茵河和多瑙河的更为遥远的地区）的人口增长所弥补。[29]

综上所述，在公元前第一个千年的 3 个重要的人口中心，巨型与微型寄生关系的调整方式，基本为文明社会的人口增长和地域扩张提供了空间。到公元纪年前后，中国、印度和地中海的文明在规模和人口上都达到了可与更古老的中东文明相提并论的程度。

四大"疾病圈"的出现

只是在罗马世界和汉代中国才有准确的人口统计。贝洛希（Beloch）估计奥古斯都死时（公元 14 年）罗马帝国的人口为 5 400 万，非常接近于汉代中国在公元 2 年帝国人口普查的 5 950 万（或者 5 760 万）的居民总数。[30] 这两个数字可能都偏低，因为就性质来看，用于税收和劳役的官方统计不会包括每一个人，[31] 但它们仍是对实际人口规模最接近的反映。

这样的人口规模，而且部分又集中于少数中心城市（这里系统的税收维持着帝国宫廷、军队和行政机构的运转），显然可以支持现代类型的儿童传染病。然而正如我们已经看到的，有充分的理由相信，至少是希波克拉底时代的地中海居民还没有遭遇天花和麻疹的入侵。

这类人群在面对突如其来的新疫病时的脆弱无助，在公元前430—前429 年发生在雅典的那场灾难中表现得淋漓尽致。这场灾难性的病变导致雅典人道德沦落并杀死大约 1/4 的雅典陆军 [32]，但修昔底德对该病著名而详尽的临床描述 [33]，却不能使我们依据现代医学有把握地确认它的种属。[34] 如果可以相信修昔底德的话，则可见这场病系首次发作，来去神秘，只为害雅典和"其他人口最密集的城市"。传染病"据说首先开始于埃及外围的埃塞俄比亚，然后传到埃及、利比亚和王国（即波斯）的大部分。当它突降雅典时，首先袭击比雷埃夫斯（Piraeus）的人口……而后当出现在上方的城市（指与比雷埃夫斯相连的雅典城）时，导致了更频繁的死亡"。[35] 由于比雷埃夫斯是雅典的港口，与整个东地中海沿岸保持着频繁的接触，所以几乎可以肯定，这场疾病经海路传入；又由于在雅典人的身体内产生那么多抗体以致不能维持传染链，它仅经一个季节便消失于无形。[36]

然而，仅在那一个季节里，这场疾病对雅典社会的打击如此之大，以致再也没能恢复过来。如修昔底德所暗示的，这场未能预见也不可预见的瘟疫，与雅典未能打败斯巴达和伯罗奔尼撒同盟的结局存在密切关系。如果雅典胜了那场战争，地中海后来的政治史将多么不同！而事实是，置于人类历史的时间尺度中，延续不过三代的雅典帝国的寿命却远不及公元前 430—前 429 年那场瘟疫在病原体的时间尺度上来得更长。这一神秘的瘟疫来去匆匆，无影无踪，之后的很长时间里地中海人再也没有遭遇相似的经历。

中国的疾病史无法用这么多的细节来重构。汉朝和其他早期的文献中充斥着疾病异常发作的记载。但用于描述这些事件的词语不能翻译成现代医学术语。能够确定的只是，中国也像地中海地区一样，相当熟知各种疾病，包括那些不时以传染病方式发作的"疫疠"。[37]

古印度的文献对这个大陆上的古代瘟疫干脆不曾提及。流传至今的医学著作都有悠久的历史，但在口耳相传中受到太多的修正和篡改，[38] 因此有时被用来证明水痘一类病症在印度自古有之的段落，其实证明不了什么。依据推理，很容易相信印度为文明社会的人—人传染病的蔓延提供了特别适宜的环境。像印度这样湿热的气候条件，显然非常有利于微小的病原体（适宜在体温条件下繁殖）在宿主间不间断地转移。因此，在印度，牲畜和其他兽类的传染病，无疑比在较冷的气候下更容易转移到人类宿主身上。在水痘这类疾病初次完成向人类转移的那些世纪里，除了印度，其他湿热地区并没有足够多的人类定居点与这些兽群比邻而居，故认为水痘产自印度的传统说法 [39] 其实有相当合理的事实依据。正如我们将看到的，黑死病和霍乱作为人类疾病，可能也是从印度开始的。不过人类普遍倾向于把一种新出现的、险恶的疾病的源头归结于外国人，[40] 因此若要根据有说服力的（本土）历史文献，任何特定传染病的源头都不可能追溯到印度，当然也不可能追溯到其他任何地方。[41]

至于中东，前引的《圣经》表明公元前第一个千年传染病在这里已司空见惯。显然，同一传染病偶尔可以同时蹂躏中东和地中海国家，如修昔底德提及的公元前 430 年袭击雅典的那场疾病。进而，一种传染病也可能偶尔跨越分隔印度与中东和地中海的人口稀疏区，甚至可以想象，中国有时也会遭受同一种传染病的侵害。[42] 不过，一般说来，在公元纪年之前，能够跨越分隔亚欧主要人口中心的疫病障碍的事件仍属偶然。

在地中海这样人类出没频繁的水域，航船借助有利的风向，平均速度可以达到每天 100 多英里，[43] 这样，就使地中海的沿岸城市构成了统一的疾病圈。一个出发时身体还健康的人可能病倒在路上，并感染同船其他乘客，海上旅行因此可以很容易跨越几百或几千英里的水域，把传染病从一个港口带到另一个港口。

反观陆路旅行，不但速度较慢，而且患者可以留置中途。由于这两个原因，陆地上的疾病传播远不如海上容易。当然，理论上不管是陆路还是水路的长途旅行毕竟都意味着疾病传播的可能。只是在公元纪年之前，印度、中国和亚欧西部之间经常性的往返运动并没有上升到系统组织的程度，传染病在不同文明世界间的传播机会仍微乎其微。

一般情况下，人口稀疏的地区能有效地把古代亚欧大陆的各人口中心各自孤立起来，因为文明社会的人—人传染病在稀疏分布的人类宿主之间不能长期维持。即使在我们习惯认为的同一文明区，永久性地潜伏在大城市或城市群的传染病也无法在别处栖身；至多在易感人群增多到可以支持交互传染时，才零星地袭击人口稀疏的省份。

因此，我们必须想象在每一个文明区内都存在不断变异的微寄生关系。随着传染病引发的抗体在人体血液中的出现与消失，疾病的发病率也在改变；分别在寄生物和宿主内部进行的基因选择也起到了改变发病方式的作用；此外，诸如气候、饮食习惯、人口密度和交通方式等因素，也都影响着病原体和人类宿主之间敏感而脆弱的平衡。

可以推断，到公元纪年开始时，至少 4 个不同的文明疾病圈已经形成，每一个疾病圈内的传染病，一旦越出固有的边界，肆虐于以前没有患病经历或免疫力的人口，都将是致命的。疾病圈之间相互影响的前提是发生某种交流，这种交流允许传染链扩展到新的地盘，而且新地盘的人口也足够稠密，可以永久性支持这种传染病，或至少支持一到两季。雅典的瘟疫似乎就是这种情形；类似的情形无疑还发生于印度、中国或其他地区，只是没有留下可追溯的踪迹。

疫病交流的开始与影响

当从中国和印度跨越旧大陆的腹地抵达地中海的旅行线路常规化，以至于成千上万的人们开始靠往返商旅谋生——不管乘船还是骑骆驼——时，疾病在旧大陆诸文明间的传播状况发生了深刻的改变。这些疫病均质化的可能性出现了，均质化的程度差别仅在于日常所能接触的人类宿主的数目的不同。我认为，某种接近这种状况的局面在公元 1 世纪即已出现。

遗憾的是，旧大陆的各文明间的交流活动在公元前 200 年—公元200 年间所取得的进展，其大部分细节仍很模糊。只有一些意外的事件留有记录，比如我们得知一个中国探险家在公元前 128 年抵达现今阿富汗肥沃的费尔干纳（Ferghana）山谷，而后从公元前 101 年起又有一支军事分遣队被派去驻守汉王朝这个遥远前哨。但是，一支分遣队不太可能穿过中国与中东间的几千英里把陌生的疾病带过来，因为他们的成员极有可能早就从当地流行的儿童病中康复了。要让这种事情变成可能（即把病带到中国），需要更多样的旅行者做桥梁，需要足够多的易感人群散布在中途，以使传染链横贯整个亚洲。

只有当商队贸易相当发达时，这种情况才会出现。又过了将近两个世纪，沿着那些汉帝国使者开辟的道路，才定期组织起中国和叙利亚之间较大规模的贸易。这种旅行的代价巨大。在跋涉于西北中国与西亚之间的漫长行程中，骆驼和商队人员都必须得到给养，旅途中的财产安全也必须给予保障，这意味着支付的保护费必须能够维持沿线庞大的驻军。最后，但并非无足轻重的是，要从事如此艰苦的事业，人们必须有充足的动力：只有利润、冒险、帝国统治或这些因素结合起来，对一定数量的人们产生稳定的刺激，经常性地在东亚和西亚的文明中心来回穿梭的可能性才成为现实。利润在这些因素当中最为普遍，对于长期的事业来讲可能也是最可靠的诱因，有利可图的贸易反过来依赖于商品的供需关系。这些商品在文明社会颇受青睐，其高价足以弥补漫长旅途的危险和代价。

中国文献中有史料表明，中国曾在公元前 126 年之后推进过向西方开放的进程，但不久以后，当帝国统治的推动力松懈下来，开放就结束了。然后在公元 1 世纪又重新开启。新的更加稳定的政治状况在不久后被罗马人称作"丝绸之路"（因为中国丝绸是通过这条路向西运输的主要商品）的全程都确立了起来。这一贸易约在公元 100 年达到高潮，当时罗马和其他地中海城市的淑女们开始穿着这种半透明的丝绸。它们在安条克（Antioch）是这样被生产出来的：首先拆散从中国进口的结实的丝绸衣料，然后编织成疏松的丝巾，以达到想要的透明度。[44]

在亚洲，定期商队贸易的建立对大陆的巨寄生方式产生了重要成果。护送货物的商人会被沿途的地方统治者课取税收，这些税收的一部分作为保护费（不管以实物还是以现金的形式）用来雇佣护卫队；而当这些护卫队实际上不再保护商队时，他们自然就以牺牲对手为代价，被用来加强和拓展他们领袖的控制权。因此贸易支持并促进了一系列国家的政治统一，这些国家从罗马的叙利亚沿商路一直到达中国的西北边界。

在这一半沙漠地带，成功的统治者或是大草原上的游牧民族自己，或是他们的后人。游牧生活激发并且要求人们具备勇敢和其他军事素质以保护畜群和牧草，马匹给游牧人一种农民所达不到的流动性，从而在突袭中容易完成优势兵力的集中。大草原上的游牧部落与中亚绿洲的居民因而变得密切，由此产生在疆域和稳定性上史无前例的国家结构。[45]

由此产生的共生现象长期脆弱，容易招致经常性的破坏。如果从商队中榨取太多的东西，商人冒险远游的动机就会消失；如果不付足够多的钱来支持沿商路的军事存在，商人就会招引更遥远的游牧群落从开阔的大草原向南推进，以取得他们作为统治者无法通过征税取得的战利品。这种不稳定简直就像新传染病导致的生态失衡，并且也像很多传染病所处的情形一样，完全稳定的贸易和保护制度从不曾出现。因此毫不奇怪，由于沿途的政治破败所产生（或许还有传染病）的困难，贸易的步伐甚至在公元 2 世纪中期以前就缓慢了下来。[46]

地中海、印度和中国对航海探险的组织几乎以同样的时间节奏发展。在公元纪元之前，一个希腊探险者就"发现"了印度洋的季风，此后被印度人称作"耶槃那"的商人们（即爱奥尼亚人）继续从红海港出发，出现在印度洋沿岸，尽管这种航行的规模与频率均无从推测。其他的航海者则打通了孟加拉湾与南海之间的贸易往来，印度尼西亚和东南亚人在其中起到了领先作用，不过印度的水手也参与了。

向印度洋和南海发展的显著结果是，在公元纪元之前不久，印度的宫廷文化就开始移植到东南亚的河谷地区和某些岛屿，那些在气候上更温暖有时也更潮湿的，但别的方面与恒河流域非常相似的广大新地区，由此对文明的开发敞开了大门。许多世纪以来，东南亚的新国家仍然是相对封闭的移居地，被繁茂的丛林包围着，这些丛林在农业定居者面前的缓慢退缩直到今天也没有完成。人口向水源条件良好的热带地区集中，由此带来的健康问题几乎可以肯定是文明扩张相对缓慢的因素。微寄生现象的加剧（首先是疟疾和登革热，然后是水体传染的呼吸道疾病，再就是贪吃残渣的极复杂的多细胞寄生虫）有力地阻止了东南亚人口增长到类似中国和印度文明的人口密度。我们或许可以合理地推论，相当于中国甚至印度帝国的强大国家在任何时候都不会出现在东南亚的河谷，尽管这里的地理条件明显提供了大型文明兴起的足够空间。[47]

尽管如此，东南亚宫廷生活的出现仍为贸易提供支持，正如地中海沿岸土著酋长的出现，为其城市文明的贸易方式提供了支持。不过，二者的差别还是很大，在南海贸易中粮食商品并不像地中海那样占主导地位，东南亚的城市和宫廷人口，如亚洲的其他地区一样，依赖于向附近农民——主要是河流上游农民——征收的租金和税收，其中主要是食物。

这一横贯南海的巨大而松散的贸易网络的发展，以公元 166 年"罗马"商人来到中国为标志。他们称自己是马可·奥里略（当时的罗马皇帝）的使者，尽管他们的礼物不像中国编年史家期望的那样体面，但这一事件仍然非同一般，以至被汉代太史令记录了下来。[48]对公元纪年后两个世纪的贸易规模更有说服力的证据是，1945—1948 年在今天的本地治里（Pondicherry）附近的印度南部海岸发掘出一个贸易据点，奥古斯都时代（即公元 14 年），罗马商人在此建立了商站，并且一直占领到公元 200 年。[49]这一考古发现证明了地理学家斯特拉波（Strabo，约公元前 63—公元 24 年）的论断，他说在他那个时代同印度的贸易已经达到了非常大的规模。[50]

因此，在公元纪年之后的两个世纪，东地中海、印度和中国之间的贸易似已常规化，且达到了令此前的长途贸易相形见绌的规模。商队在陆上频繁地横穿中亚的绿洲和沙漠，商船则自由航行于印度洋及其邻近水域。

在这些空间内经常性的往返运动，既意味着商品的交流，也意味着传染病的交流。[51]陌生疾病在易感人群中的传播机会增加了——我们有理由相信，公元 2 世纪末期传染病给予地中海人口的沉重打击，可能还波及了中国。但似无迹象表明，介于上述两地之间，也就是靠近旧大陆文明生活网中心的地区，由于首次遭遇致命传染病而人口锐减。原因不外乎是：或者中东和印度城市的人口不害怕中国和地中海的疾病，却有自己的致命疾病的输出；或者留存的记录不完整，无从考证发生在中东和印度的疾病灾难。

间接的证据也表明，与新传染病的接触在印度或中东几乎没有反应。比如，针对美索不达米亚古代运河体系的一项调查表明，在传染病正在大幅削减罗马和中国人口的公元 200—600 年间，这里的人口却臻于高峰。[52]印度笈多（Gupta）时代（公元 320～535 年）的政治统一和文化昌盛也表明（尽管很难确证），原本分离的疾病圈在公元后几个世纪的交融，并没有招致该国人口灾难的出现。

如果联系到公元 1500 年之后因海洋开放而导致的疫病流行对欧洲几乎没有影响——那些造成新的疫病流传方式的水手们大抵安然无恙——上述看似矛盾的情形就容易理解了。里斯本和伦敦曾因船只偶尔从外国海岸带回的热病和痢疾而臭名昭著，即使成百万的美洲印第安人和别的易感民族正在经历灾难性的死亡，但整个西欧几乎未受影响。显然，就新的人类传染病而言，16 世纪的欧洲输出的很多而接受的却很少。然而，在公元纪元早期，欧洲和中国这两个旧大陆中最少遭遇疫病的文明，在传染病上曾处于跟后来的美洲印第安人相似的境遇：极易染上新的传染病并造成社会的混乱。

在公元 2~6 世纪间，罗马世界肯定遭受了严重的瘟疫灾难。罗马的史料，尽管稀缺，却比别的地方的研究更为细致。因此，在讨论其他地区之前，最好先考察一下欧洲在亚欧间例行的交通建立之后数百年间的疫病记录。

在公元 2 世纪的罗马史中，传染病的暴发并不罕见。李维记下了共和国时代至少 11 次疫病灾难，最早确定的年代为公元前 387 年，[53] 另一次传染病在公元 65 年袭击了罗马城。[54] 但这些跟公元 165 年开始传遍罗马帝国的瘟疫相比，未免有点小巫见大巫。它起初被征战美索不达米亚的军队带回地中海，然后传播到整个帝国。如通常一样，我们不大可能确认这场"瘟疫"为现代的何种疫病，尽管它一般被认为是天花（或它的原生形态）。[55] 这场疫病至少肆虐了 15 年，年复一年地暴发于不同地点，有时还会故地重游。

尽管证据不足，但我们仍可推断，该病对地中海人来说是全新的，其情状颇似侵入完全缺少先天或后天抵抗力的人群时的传染病，也就是说，死亡率很高。在受感染的地区，可能会有多达 1/4~1/3 的人口死于非命。[56] 不过，因为这种疫病不可能染及每一处有人烟的地方，故帝国的整体人口并没有急剧减少；但总的损失仍触目惊心，更重要的是，这一事件开启了地中海地区长达 500 多年人口持续减少的序幕，尽管其间也存在局部的恢复。[57]

罗马人口持续减少的另一个原因是，此后严重瘟疫仍不时暴发。公元 251—266 年，一场规模相当于公元 165—180 年安敦尼瘟疫的新一轮瘟疫袭击了罗马。据载，罗马城的死亡率甚至更高：在传染高峰期，一天内的死亡人口高达 5 000 人。同时，我们有理由相信，农村人口比以前受到的影响也更大。[58] 像安敦尼时代的瘟疫一样，根据现存史料无从推断这场在 3 世纪蹂躏了罗马人的疾病（或多种疾病）的类别。不过存在一些有启示性的资讯，使人不得不相信，这两次人口灾难可能预示着，我们熟悉的两种最可怕的儿童病——麻疹和天花，即将以更迅猛的形式侵入地中海。如前所述，希波克拉底提供的证据似乎表明他的时代尚不知这类疾病。但到公元 9 世纪，当工作在巴格达的阿拉伯医生阿尔拉兹（al-Razi，850—923 年）首次给予这些症状以明确的临床描述时，这类伴以皮肤疹的传染病在近东早就习以为常了。[59]

如果人们寻找有关带有皮肤疹的热病的更早的记录，最清晰的记载出现在图尔（Tours）的格里高利（Gregory）的著作中，他提到了发生于 580 年法国南部的一场传染病，它就伴随有某种皮疹。[60] 再往前的文献记载就较为模糊，尽管有些地方也可以解释为与皮疹有关的流行病。伟大的医生和有影响的医学著作家盖伦（Galen），实际亲身经历过安敦尼时代的"瘟疫"，但他对澄清这个问题没有太大帮助。盖伦把这种疾病归为肺脓肿，因为在他看来，吐血比起皮肤上的小点点似乎是更重要的症状。不过，有几次，他偶尔提到过伴随脓疱的热病，但他的体液病理学理论降低了这种叙述的重要性。因此他的表述仍是令人苦恼的不精确，让人无法展开结论性的现代分析。[61]

到 16 世纪，当欧洲医学作家最后承认麻疹和天花为两种不同的疾病时，它们无疑已经成了这里所有地方都常见的普通儿童病了。而且就很多孩子死于这一种或另一种病——无论是否伴随另外的传染并发症——而言，还具有人口统计方面的重要意义。因此，文献记载把公元 2—3 世纪视作这两种疾病在地中海人口中确立的最可能的时间，即这两种破坏性的传染病分别出现于公元 165—180 年间和公元 251—266 年间。既然这两种高度传染性的疾病先后突入的是地中海世界较为密集又未受感染的人群，其后果自不难想见，事实上也是必然的。

今天我们虽然仍不能对当时总的人口损失做出令人满意的估计，但这个数目无疑是巨大的，而且疫病还不是困扰地中海人口的唯一因素。从公元 235 年开始，国内的混乱和蛮族入侵在罗马疆域内造成了广泛的破坏，饥馑又不时尾随而至。允许蛮族部民移居境内以换取双方认可的军役这样的做法始于公元 2 世纪，以后更是变本加厉，这本身也表明当时罗马境内确有无人或近乎无人之地可供外来者居住，而不曾占据罗马纳税人和未来新成员的位置。更有说服力的证据是，从戴克里先（Diocletian，公元 285—305 年在位）时代出台了一系列法律，这些法律禁止耕作者离开田地，同时一些别的职业也成为世袭制。这些法律的目的是强迫人民提供维持帝国统治所需要的服务，显然，出台这些法律的唯一理由是长期缺乏能够自愿履行义务的足够人口。

于是，我们必须假定，长期的人口递减根源于地中海内部微寄生和巨寄生的强化。甚至到公元 1 世纪，在奥古斯都的和平已终结了破坏性的内战后，帝国内仍有一些地区（尤其是希腊和意大利）未臻繁荣。罗马的帝国体系从近海的地区征集税款，然后把剩余的现金用于驻守边疆的军队，直到陌生疾病在公元 165—266 年间严重地削减了地中海腹地的财富之前，这仍然是可行的安排（尽管奥古斯都和其他皇帝经常难以按照军队薪水册付薪）。但接下来，在地中海最活跃的商业中心，城市人口大量迅速的死亡减少了帝国国库的现金收入，结果，使其不再能以通常的额度为士兵发放薪水，哗变的军队转向国内，以武力从那些不设防的地区最大限度地榨取民脂民膏，而正是罗马的和平造就了整个地中海腹地的不设防。这些最终导致了进一步的经济衰落、人口减少和更严重的人祸。

公元 3 世纪的军事起义和内战很快毁灭了一类所谓"市议员"的地主，他们的租金曾经支撑了希腊和罗马高雅文化对帝国行省城市的外在修饰，不过，新的更加农村化且经常享受部分免税权的地主阶层马上出现了。在这种情况下，被压迫的帝国农民通过满足当地地主的物质和劳役需求，得以摆脱以前向不同主人交纳租税的命运。但值得怀疑的是，耕作者的整体负担是否减轻。毋宁说，由于租税更多流向地方统治者，归中央政府控制的财富减少了，帝国在外来进攻面前也就变得更加脆弱。结果是众所周知的，帝国在西部省份的构架崩溃了，在人口较多的东部则苟延残喘。

传统上历史学家通常强调巨型寄生关系在这一变化中的作用，这与现存史料的要旨是一致的，这些史料使我们能相当准确地重构导致西罗马帝国灭亡的战争、迁徙和逃亡。然而，军队的蹂躏和税吏的无情（尽管这些肯定难以忍受）可能并没有像不时暴发的疾病那样严重地损害地中海的人口，因为疫病经常在前进的军队和逃亡的人口之中找到新的地盘。

在地中海世界已经发生的，是一种原本可以忍受的巨型寄生体系——普遍追求希腊—罗马式城市生活的各类地主加上公元 1 世纪的帝国军队和官僚机器，在经历了公元 2—3 世纪传染病的灾难性蹂躏之后，开始变得不堪重负。此后罗马社会的巨型寄生体系变成进一步破坏人口和生产的原因，由此导致的混乱、饥馑、迁移、流浪者的集散，反过来又促成了让传染病减损更多人口的新机会。一个延续达几个世纪的恶性循环由此产生，尽管不乏局部的稳定时期和人口的部分恢复。[62]

在整个过程中，疾病的重要性早为历史学家所承认；但由于他们还没有意识到新的传染病在来到缺乏免疫力或抵抗力的人群当中的非常力量，这两种早期传染病在引发整个恶性循环中的意义被系统性低估了。然而，关于传染病入侵新易感人群时的毁灭性后果，已有大量的历史证据，正如我们将在第五章讲到的，特别是那些隔绝的人群（美洲印第安人最为明显）在 1500 年之后遭遇到欧洲疫病时的经历，反复证明了这一点。

由地中海世界的微型和巨型寄生关系的强化所造成的习见的政治、经济和文化后果在此无须过多强调。与一波又一波蛮族入侵浪潮所伴随的城市的腐朽、手工艺人逃离乡村、技能（包括识字能力）的贫乏以及帝国行政体系的瓦解等，都是西方所谓黑暗时代的惯有标记。

与此同时，基督教的兴起和巩固深刻改变了以前的世界观。基督教有别于同时代其他宗教之处在于，照顾病人（即使在发生瘟疫的时候）是他们公认的宗教义务。当例行的服务缺失时，最基本的护理也会极大地减少死亡率，比如，只需提供食物和水，就可以让那些暂时虚弱得无法照顾自己的人康复，而不是悲惨地死去。而且历经这种护理而存活的人，很可能心存感激并同那些拯救他们生命的人产生相互依存的温馨感觉。因此，灾难性瘟疫所导致的结果是，在大部分社会组织丧失信誉之时，基督教会的势力却得到了增强。基督教作家们非常清醒地意识到这种力量的源泉，他们有时夸耀基督徒在瘟疫面前的相互扶持，而异教徒却躲避病人并冷酷地抛弃他们。[63]

基督徒与异教徒相比的另一个优势是，他们的信条即便在突如其来的死亡中也赋予生命以意义。摆脱痛苦毕竟是人类共同的渴望，如果不在实践上至少也在原则上来加以体现。甚至，一个从战争或瘟疫甚或战争连同瘟疫的经历中走出来、备受摧残的幸存者，只要想到他的以品行端庄的基督徒身份死去的亲朋，有一个永久的归宿——天国，无疑会感到温暖的慰藉。上帝的无所不能，使生活无论在和平时抑或在劫难时都有了意义；不幸的和不可预料的灾难，在击碎异教徒的自信心和颠覆世俗制度的同时，却使得上帝之手比平时更加彰显，因此基督教是一套完全适应于充斥着困苦、疾病和暴死的乱世的思想和感情体系。

基督教作家也承认这个事实。251 年迦太基主教塞普利安（Cyprian）在一本纪念性小册子里这样描述当时的瘟疫：

> 我们很多人在这场大规模的灾难中死去，也就是说我们从尘世中解脱了。这种死亡对犹太人、异教徒和基督的敌人是灾难，对上帝的仆人则是一场拯救。至于人类中正义者和非正义者都不加甄别地死去，在这一点上，你一定别误以为毁灭对善恶都是一致的。正义者被召唤去开始新生，非正义者则被召去受刑；信仰者很快得到保护，不信仰者得到惩罚……这场瘟疫，尽管看起来恐怖而致命，但却彰显了正义，测试了人类的灵魂，因此瘟疫的暴发是多么适宜而又必要啊……[64]

对于罗马帝国的被压迫阶层而言，这种从容应对瘟疫恐怖和心灵创伤的无与伦比的能力，正是基督教的重要吸引力所在。相较而言，斯多葛派（Stoic）和其他异教信仰，由于强调非个人过程和自然律，因而无力解释死亡突然降临到老人孩子、富人穷人、好人坏人时的明显的随意性。无论如何，公元 165 年后加诸罗马人口上的微型寄生方式的改变，肯定对帝国的宗教和文化史以及它的社会政治发展产生了重大影响。

这一推理尽管无法得到证明（即便内在地看它似乎有说服力），但当我们回到地中海沿岸的疾病史，并且注意到下一次从公元 542 年开始并断断续续持续到 750 年的重大瘟疫时，我们的证据就比较有说服力了。根据普拉克皮乌（Procopius）冗长却准确的描述，所谓的"查士丁尼（Justinian，542—543 年）瘟疫"可以确定为腺鼠疫，[65] 尽管以后两个世纪活跃于地中海沿岸的传染病并不全是鼠疫。[66] 如果来自以弗所（Ephesus）名叫卢佛（Rufus）的医学作家（公元前 200 年）不经意的描述可以信赖的话，这种疾病（或某种非常类似的疾病）早在公元前 3 世纪已经出现在埃及和利比亚。此后直到查士丁尼时代之前，它一直隐而不见。[67]

在鼠疫这一事例中，非常清楚地表明了与遥远地区扩大交流的后果，因为该病是从印度东北或中非的发源地侵入地中海的。鼠疫通过航船在地中海传播，普拉克皮乌所描述的传染方式和发病细节证明了这一点。可能是跨越印度洋和红海水面的船只使传染病首先来到地中海。

之所以相信普氏的话，是因为他的叙述与鼠疫在人类当中的现代传播模式极其吻合。9—10 世纪的医学研究证明，在某些情况下，当病人通过咳嗽或打喷嚏扩散到空气中的小颗粒进入另一人的肺部时，疫病可以直接从前者传到后者。在缺少现代抗生素的情况下，这种类似肺炎形式的瘟疫总是致命的；它的极端后果也意味着它的暴发是短暂的。更普遍的传染途径是被感染了的跳蚤的叮咬，它们从患病的老鼠（或别的啮齿动物）那里遭遇病原体，然后，在老鼠或啮齿动物死时，离开这些自然的宿体，来到人类身上。在缺少大量受感染的老鼠做储备（疫源地）的情况下，这种瘟疫不能长期维持，因此人类对鼠疫的感染，只限于在有大量老鼠或啮齿动物充当病菌携带者的情况下。

　　携带欧洲鼠疫的这类"黑鼠"似乎原生于印度。这些老鼠野生于次大陆的部分地区，或许在作为"野草类动物"生活于人类的房舍周遭之前很早就生活于此。但作为野草类动物，老鼠能够挤入新的生态龛以扩张到原生地之外，[68] 最方便的旅行方式就是乘船，人鼠皆然。黑鼠是熟练的攀爬高手，可以很容易地通过锚绳爬上船，又同样容易地在一个陌生的港口上岸。因此，黑鼠在地中海的出现极有可能是埃及、印度之间航海交流的早期结果，而后入侵者又从港口向内陆拓展其地盘。但直到查士丁尼时代，黑鼠可能还没有到达北欧，这样，那个时代的鼠疫范围就限定在航船可及的地中海沿岸。[69]

　　然而，鼠疫在黑鼠当中也不是稳定的传染病，它们同该病的关系正如人类一样，因为它无论对人还是鼠都是致命的。老鼠传播的稳定增长不仅通过互换跳蚤，而且通过与其他野生啮齿动物的接触，它们的洞穴里储藏着鼠疫杆菌。当代，几乎所有有大量穴居啮齿动物生活的地下"城市"都受到杆菌的感染，[70] 这些疫源地的中心区大都晚至 20 世纪才最终形成，但也有三个形成较早：一个是印度和中国之间的喜马拉雅山麓；一个在中非的大湖地区；另一个则散布在从蒙古到乌拉尔的整个亚欧大草原。正如我在下一章要讨论的，大草原作为这种传染病的储存库不可能早于 14 世纪。这意味着，在地理意义上的古代某时，或在中非或在印度东北部，杆菌和穴居的啮齿动物一起建立了稳定的关系，一直延续至今。

　　看起来无法判断这两个自然疫源地中哪一个更早。对人类鼠疫的产生而言，重要的是要进化出易感染的啮齿动物，然后把鼠疫传染给人类，这一工作是由黑鼠及其跳蚤来完成的。事实是，当印度黑鼠开始依赖人类活动为它们提供集中的食物来源，以扩展它们的地盘时，它们可能在某处患上了鼠疫杆菌（或许在非洲）；然后通过印度洋海岸的由老鼠和船构成的网络，反过来把传染病传给喜马拉雅山的啮齿动物，正是在它们之间传染病具有稳定的形式。要不然，鼠疫杆菌和啮齿动物的相互适应可能出现于喜马拉雅山当地。如果是这样的话，杆菌则可能随黑鼠传播，在过去的某时在中非的啮齿动物找到了新的传染体。到 20 世纪，传染病以这种方式继续传播到南北美洲、澳大利亚和南非的啮齿动物，正如我们在下一章将要看到的。

不管鼠疫杆菌最初产生于何地，喜马拉雅（可能还有中非）这个疫源地几乎肯定可以追溯到至少公元纪年之初，此时鼠疫的出现尚不能从史料中加以证明。它后来出现的地方也仅有残存的记录可以让现代专家确定，尽管史料的缺少并不表明，在这类鼠疫进入地中海之前的很长时间里，它不会出现在印度和非洲的人口中。

不幸的是，对鼠疫的学术性探讨，受到了将《圣经》提到的疫病不加批判地视为鼠疫之态度的影响。"鼠疫"这个词自然被权威《圣经》译本的译者接受，因为在他们的时代，唯一值得恐惧的传染病是鼠疫。此后，鼠疫这个词在英国人的感情中被神圣化了；别的欧洲国家也是如此。因此乔治·斯蒂克尔（Georg Sticker）和其他 19 世纪的学者都接受了这一观点，即《撒母耳记》上篇第五章第六节到第六章第十八节中所指的"腓力斯丁人（Philistines）的天谴"是鼠疫，尽管用来描述这场灾难的希伯来语并没有可转换的含义。不过，认为鼠疫非常古老的想法却长期存在，尽管学者们努力地向《圣经》把瘟疫等同于鼠疫的说法发起挑战。[71]

把红海及其以南的大洋同地中海分隔开来的陆桥，显然是船上的老鼠及其跳蚤运动的重要障碍。因此几个世纪以来，一种在印度洋港口的老鼠、跳蚤和人当中非常常见的传染病，一旦意外地越过了原先的障碍，突然进入完全缺乏后天抵抗力和应付疫病的简便方法的地中海世界，就会造成空前戏剧性的后果。印度和非洲的慢性传染病（在那里，民间智慧和实际经验已形成传统对策）在查士丁尼的世界却成了灾难性的致命疾病。

史料确实表明，6—7世纪的鼠疫对地中海人民的影响，与更著名的14世纪黑死病可有一比，这场疾病在起初阶段肯定在疫区导致城市居民大批死亡，总的人口损失花了几个世纪才得以恢复。准确的情形自然已难以确知，但普拉克皮乌报告说，在初次暴发的高峰期，这场鼠疫在君士坦丁堡每天杀死10 000人，而它在那里横行了4个月。[72]

正如此前165—180年和251—266年的两次大瘟疫一样，这场瘟疫的政治影响也是深远的。的确，查士丁尼未能恢复地中海的帝国统一，很大程度上可以归结于瘟疫带来的帝国资源的丧失。同理，根据542年以后地中海沿岸不断遭受的人口灾难，与此同时则是阿拉伯帝国扩张的关键性的早期阶段，罗马和波斯未能对634年突然涌出阿拉伯半岛的穆斯林军队进行实质性抵抗，就较容易理解了。[73]更广泛地说，欧洲文明重心明显偏离出地中海，和北方国家重要性增强的趋势［亨利·皮雷纳（Henri Pirenne）多年前就注意到了这一变化］，被一连串的鼠疫加强了，因为它们肆虐的范围几乎完全局限于地中海港口可以辐射到的地区。[74]

可以肯定地说，在这些岁月里北欧也不乏传染病。比如，在韦特比教会会议（664年）完成了爱尔兰、威尔士和英格兰的教会统一之后，不列颠群岛就遭受了严重的疫病，而这究竟是鼠疫、天花、麻疹、流感还是别的什么，至今仍在激烈的争论之中。[75] 这是最重要却绝不是唯一的一次；事实上，盎格鲁—撒克逊的史料提到526—1087 年间有不下于 49 次疫病流行其中，[76] 许多相对轻微。其实，随着宿主与寄生物的相互适应走向更稳定更长期的状态，传染病显示出的发生愈加频繁、烈性却愈加降低的方式，正是正在调适与新传染病共存的人们所经历的。

我们尚不清楚，疫病在城市化的地中海国家，是否比欧洲日耳曼和斯拉夫的农村地区更为严重。某些疾病需要城市人口的集中（或者集结的军队以及溃散的乌合之众）以实现其传染的烈度，这通常是诸如伤寒、痢疾之类经水传播疫病的情形。像鼠疫这类瘟疫似乎一直限于地中海世界，来自印度的黑鼠尚未在大西洋口岸扎下根来。但别的疾病，包括麻疹和天花，则能够远播到农村社会；以前的封闭状态总是使这种传染病在农村比在有传染经历的城市造成更加致命的后果。因此，考虑到逆向推演的局限性，我们必须满足于这种不确定性，即城市化了的地中海人口比北方的农村人口，在遭受传染病冲击上更多抑或更少。

可以肯定的是：直到公元 900 年，欧洲的日耳曼和斯拉夫人并没有遭受类似罗马帝国和地中海城市人口对南方农民资源的强行的巨寄生性掠夺，这一点，从似乎有利于北方人民的不同的人口增长模式中不难看出，并如同作为北方特色的分散的农村居住方式所产生的微寄生关系上的优势一样。公元 5—8 世纪间北方人口增长的主要证据是斯拉夫人对巴尔干半岛的殖民，以及日耳曼人对不列颠和莱茵河、多瑙河边界地区的移民。800—1000 年北欧海盗的入侵背后，也存在着遥远的斯堪的纳维亚峡湾和沿岸的极重要的人口增长。

当然影响欧洲人口的，除了微型寄生关系和巨型寄生关系之间的平衡，还有别的因素，特别是由于标志着农耕技术的重要改进的曲面铁板犁头的普及，西北欧的食物生产在 5—11 世纪取得了较大的发展。这正好又为北方开始一种新型的文明奠定了基础。但是，正在出现的文明的外在表现：有组织的国家、等级制度的教会、商品沿海路和陆路更大的流通（不管为掠夺还是为贸易），都带来了同南部地中海国家联系的加强。因此，在由气候梯度和人口密度所确立的界限内，欧洲作为整体正在进入同一个疫病库，包括以前看似遥远的地区——斯堪的纳维亚和爱尔兰。

地方病的出现与文明疾病模式的新演进

在这一进程展开之时，一些刚出现时对于欧洲来说相当致命的疫病，逐步演变成地方病——至少在那些人口稠密得可以无限维持传染链的地区。在人口不够稠密无法维持稳定的地方病模式的偏远地区，造成人口损失的传染病仍断续暴发。这类疫病从地方病的中心地区向外传播，沿着把分散的人口同城市中心连接起来的商业和流通渠道，深入农村和偏远地区，特别是海岛，这一进程一直持续到 19 世纪。[77]

然而，同传染病接触的增加却带来死亡人口的降低。传染病发作间歇期的缩短，意味着具有免疫力的人口比例的增加，这种免疫力是由早先疾病的侵袭激发的。假定某种疾病在时隔 10 年左右复发，只有那些从上一次传染幸存下来的人才会有孩子，这很快产生了有更高抵抗力的人，结果是相对迅速地进化到宿主与寄生物相对稳定的共存模式。

一种传染病让幸存者获得免疫力，又以 5~10 年的间隔复发，这样的传染病会自动成为儿童病。由于儿童，尤其是婴儿，相对容易补充，只感染他们的传染病对社会人口的影响较之不分老幼地袭击整个社会的疫病，自然要小得多。在所谓的"黑暗时代"，对传染病的适应过程在整个欧洲以这样有利的方式进行着，结果陌生疾病导致人口减损的后果在几个世纪中逐步消失了。

在西欧，对微型寄生关系渐趋增强的适应过程开始了很久，才建立起可行的对过度巨型寄生关系的限制。直到大约 950 年之后，一个由当地农村供养、装备和训练精良的骑士阶级才达到足够规模，并凭借战场上的勇敢无畏，把维京海盗从最富饶的西北欧驱逐出去。从那以后，尽管仍有不断的局部混乱和零星的掠夺，但这块土地上的人口还是开始了急剧增长的新时期。到这时，开始于 2 世纪的由文明的疾病圈相互渗透而导致的政治、心理和生物性后果已经被减弱了；在整个西欧最后跨入文明国家行列的动荡年代里，已经传遍拉丁基督教国家的技术和制度创新才得以利用。

在世界的其他地方，关于人们适应新疫病的详尽过程，我们还无从得悉。如果有通晓汉语的学者肯去爬梳中国文献以搜寻远东疾病的信息，相信也可钩沉出类似的模式：起初灾情严重，而后是与新疾病的适应。中国医学文献古老而丰富，在官方的正史和别的记载中经常提及疫病的异常暴发，但有关的诠释不力。关注古代中国和日本疾病史的学者在研究这一领域时，未能提出最具研究意义的上述问题。因此，在进行审慎的专业研究之前，可能仍难以发掘隐藏在浩瀚文献中的答案。

不过，有几点仍值得我们关注。在中国存在两部疫病史记载相对集中的史书：一是由宋代（960—1279 年）的司马光所编*，另一部

---

* 即《资治通鉴》。

作为帝国百科全书的一部分汇编于1726年*。这两部书均包含着抄写和日期转换不准确的地方；但可以把这两种文本相互参照，至少可以通过核对它们引用的资料更正部分错误。这样，我们把记录下来的中国疫病史做了重新编排，请见附录。[78]

通过按时间序列为这些疫病列表可见，在公元纪元早期出现了两大类疾病，并引发两次特别突出的大规模死亡：一次在161—162年，另一次在310—312年。根据列表，162年一场瘟疫暴发于当时正在西北边疆抵御游牧人的中国军队，夺去了十之三四的人的生命。310—312年，继蝗灾和饥馑之后，另一次重大的瘟疫在中国西北省份造成了百存一二的惨剧；十年以后即322年，又一场瘟疫接踵而至，在更大的地区造成十死二三的严重后果。

如果说第一类疾病只是可能性的标志，那么第二类则肯定标志着某种当时人们尚未接触过的新疫病在中国的降临，否则即便统计只是近似准确，这样的死亡率也是不可能发生的。第二类，可能牵涉一种伴生红疹和发烧症状的疾病，因为对这种病的最早描述来自一个名叫葛洪（281—361年）的医生所写的医学著作。书中记载：

> 最近有很多人在头、脸和身上都长了传染性脓疱，短期内扩散全身。其形如肿疱，内含白汁。旧疱刚去，新疱乃生。如不及时救治，病人通常死去。康复者因紫色疮疤而不堪示人，疮疤一年后乃去。**[79]

---

* 即《古今图书集成》。

** 该段文字的原文为："比岁有病，时行仍发疮，头面及身，须臾周匝，状如火疮，皆戴白浆，随决随生，不即治，剧者多死。治得差后，疮瘢紫黑，弥岁方灭。"（葛洪：《肘后备急方》卷二）

这似乎是对天花（或麻疹）的准确描述，但尚有疑点，因其继续写道：

> 有人说，永徽四年（653 年），这种病自西向东蔓延乃至入海。如果将可以食用的锦葵煮沸，混合以大蒜，然后食用，那么病症就会痊愈。如果初患此病就食用上述混合物，伴以少量米饭同服，也可治愈。因此病于建武年间（317 年或 25—55 年）传入，其时中国军队正在南阳攻打蛮夷，故名"虏疮"。*[80]

葛洪提到的这一事件系他死后 300 年才发生，这颇令人疑惑，不知这段有关天花的描述是在何时被写进去的。中国学者通常把自己的作品托于古人，因为古老使文献更令人尊重，有鉴于此，葛洪是否写了托于他名下的这个段落，或者天花是否在 4 世纪早期传到中国，都不能确定。不过，可能性仍然极大。**

即便依据这些零碎而不完整的材料，我们仍可断定，类似天花和麻疹这样的疾病在 37—653 年之间的某时来到中国。它们从西北跨越陆路而来，作为新的传染病侵入全新人口。其人口后果肯定与此时罗马世界正在经历的颇为相似。

至于鼠疫，中国对该病的最早描述始于 610 年，642 年另一医

---

*　该段文字的原文为："世人云：永徽四年，此疮从西东流遍于海中，煮葵菜以蒜齑啖之，即止。初患，急食之，少饭下菜，亦得。以建武中于南阳击虏所得，乃呼为虏疮。"（葛洪：《肘后备急方》卷二）

**　上引《肘后备急方》中的文字确是问题多多，对此，范行准有较为详细的考证，范氏认为，永徽系为元徽之误，元徽为刘宋废帝的年号，元徽四年即公元 476 年。而历史上建武的年号有六，此当为南齐明帝之年号，即 494—497 年。这样的话，时间上虽仍不无问题，但大致可以接受。当然，这些都发生在葛洪去世之后（葛洪死于 342 年），据范氏的意见，这些文字系陶弘景疏补《肘后备急方》时加入，陶的疏补完成时间约为 500 年，离上述时间较近，故曰"比岁"。（参阅范行准：《中国预防医学思想史》，华东医务生活社 1953 年，第 106—109 页。）

家又提到它，并且观察到，这种鼠疫多发于广东（即广州所在的省份），而内地省份则较为少见，[81]这很有意义 *。根据这些说法，我们可以推断，鼠疫系于 7 世纪早期由海路来到中国，距离该病于 542 年侵入地中海，仅隔两代人的时间。

在中国，正如在地中海，鼠疫的暴发肯定依赖于此前黑鼠及其跳蚤的扩散。黑鼠可能需要几世纪才能大量进入当地的生态系统，从而形成人类鼠疫大规模暴发的环境。无论如何，一系列的病变暴发于中国沿海省份，起自 762 年，当时"山东省死者过半"，然后断续流行，至 806 年又出现高潮，此时同样高的死亡率据称出现于浙江省。[82]

---

* 作者这段关于鼠疫的论断主要依据了王吉民和伍连德的《中国医学史》中的描述，但遗憾的是，作者和王伍对此都存在一定的误会。首先需要说明，作者所说的 610 年和 642 年，其实是中国两部著名医书《诸病源候总论》和《备急千金要方》的成书时间。在注［81］中，作者列出了王伍对《诸病源候总论》中有关他们认为是描述鼠疫的文字的译文，还原成原文为："恶核者，内里忽有核累累如梅李，小如豆粒，皮肉燥痛，左右走身中。卒然而起，此风邪挟毒所成。其亦似射工毒，初得无常处，多测测痛，不即治毒入腹，烦闷恶寒，即杀人。"（见巢元方：《诸病源候总论》卷三十一《恶核肿候》)然而这段描述明显源自葛洪的《肘后备急方》，该书中的原文是这样的："恶核病者，肉中忽有核如梅李，小者如豆粒，皮中惨痛，左右走身中，壮热癗痛恶寒是也。此病卒然如起有毒入腹杀人。南方多有此患，宜服五香连翘汤，以小豆傅之，立消。若余核，亦得傅лет参膏。"（见《肘后备急方》卷五《治痈疽妬乳诸毒肿方第三十六》)颇有意思的是，作者所说的 642 年的另一次论述，也明显是前面两段文字的继承与伸论，这里也转录如下："恶核病者，肉中忽有核累累如梅李，核小者如豆粒，皮肉癗痛，壮热癗索恶寒是也。与诸疮根瘰疬结筋相似，其疮根瘰疬因疮而生，是缓无毒；恶核病卒然而起有毒，若不治，入腹烦闷杀人。皆由冬月受温风，至春夏有暴寒相搏，气结成此毒也。但服五香汤主之，又以小豆末傅之，亦得汤渍时时洗之，消后，以丹参膏傅之，令余核尽消。凡恶核，初似被射公毒，无常定处，多侧侧然痛，或时不痛。人不痛者，便不忧，不忧，则救迟，救迟，即杀人。是以宜早防之，尤忌鱼鸡猪牛马驴等肉，其疾初如粟米，或似麻子在肉里，而坚似疱，长甚速，初得多恶핵，须口即短气。取吴茱萸五合作末，水一升和之，绞取汁顿服，以滓傅上，须口服此汁，令毒散止，即不入腹也。入腹，则妨祸矣，切慎之。"（孙思邈：《备急千金要方》卷六十八《丁肿方・瘭疽第六》)该书确实也提到了这种疾病多发于岭南，中土较少，但不是仅指恶核病一种，而是说"恶核病瘭疽等，多起岭表，中土弥有"。而且事实上《肘后备急方》中已经指出"多发于南方"，似乎算不上新的发现。由此可见，暂且不论典籍中所说的恶核病究竟真的是否现代的鼠疫，就算属实，有关中国对此最早的描述也不是出现在 610 年，而应该是葛洪生活的 3—4 世纪，即使认为这一内容系由后来整理该书的陶弘景纂入，那也应该是 500 年，无论如何，都与作者这里所说的时间序列无法吻合。另外，将这种前后相续的有关某种疾病的论述理解为对该种疾病暴发的描述，也殊为不妥。还有，仅就其完全不提传染性这一点而言，恶核病是否为鼠疫就颇值得怀疑，若我们仔细研究以上三段文字，会发现其为鼠疫的可能性很小。

故而，根据这些不完整的史料，就新的致命的传染病可能从海陆两途来到中国而言，公元纪元早期的中国疾病史与地中海国家颇为相似。我们有充分的理由相信，中国人口在公元 2 年统计的大约 5 850 万的基础上急剧下降。正如在地中海国家，人口的减少也伴随着行政的崩溃。残存的记载零碎而不可靠，但 742 年中国出现了另一份大致可靠的人口统计，记录的家庭数目大约是 890 万，而在公元 2 年登记的家庭总数则是 1 230 万。此间，各种零碎的统计数字的复原显示了中国某些地区更剧烈的人口减少，尤其在南方，那里免受游牧民族袭击的相对安全性可能还抵不上从事中国式耕作的农民可能经受的更大的疫病风险，比如到 5 世纪中期，位于长江中下游的南京周围地区统计出来的家庭数目只有公元 140 年时的 1/5。北方的损失，尽管也很多，但在比例上尚不至于如此悬殊。[83]

在这些世纪里，中国和罗马之间，还存在着其他明显的相似点。220 年随着汉王朝的结束，帝国统治在中国崩溃了。来自大草原的入侵和政治分裂相伴而至，到 4 世纪多达 16 个敌对国为控制中国北方而混战。极端的政治分裂，几乎正是与推测的天花和（或）麻疹同时来到中国的 317 年，而且，如果死亡率真的接近于司马光记载的严重程度（"百存一二"），原因倒容易理解了。相对于 140 年华北的 490 万户，370 年同一地区的 250 万户比那些没有考虑到疾病因素的学者习惯认可的可能更可信。[84]

589 年，中国再次完成了政治统一，而查士丁尼（527—565 年在位）重新建立地中海罗马帝国的努力却失败了。其中的差别在于，查士丁尼的帝国被 542 年以后反复暴发的鼠疫削弱了，而直到 762 年，同样严重的鼠疫并没有出现在中国，而且以后也只是影响沿海省份。尽管如此，755 年的军事动乱 * 之后中国中央集权的崩溃，却与鼠疫的暴发时间相当接近。像鼠疫那样蹂躏易感人群的疾病很可能使帝国政府无法从沿海省份（未受动乱影响）征集资源来镇压起义，于是，皇帝请求游牧民族回鹘（今维吾尔族）军队的帮助，回鹘人自然待价而沽，结果迅速地把帝国财富转为己用。

宗教史为罗马与中国之间提供了另一个突出的可比之处。佛教在 1 世纪开始传入汉帝国，不久在社会上层赢得皈依者。它在宫廷的官方统治地位从 3 世纪延续到 9 世纪，明显地与同一时期基督教在罗马的成功传播相平行。像基督教一样，佛教也对苦难提出解释，而且也一如基督教在罗马的作为，佛教以其中国化了的形式为失去亲人的幸存者和暴力与疾病的牺牲者提供安慰。佛教源自印度，与相对寒冷气候的文明相比，印度的发病率可能非常高；基督教形成于耶路撒冷、安条克和亚历山大里亚的城市环境，那里的传染病发病率也肯定高于较冷而人口稀疏的地方。因此从一开始，两种宗教都只得把突如其来的病故视为人生的当然事实，难怪两种宗教都劝导说，死亡是对痛苦的超脱，是进入跟被爱的人重新团圆的愉悦的来世生活的神赐通道，在那里世间的不公正和痛苦都将得到补偿。

还有，人口恢复的节奏提供了又一个东西方的相似处。到 10 世纪下半期，中国人口像西北欧那样，同此前困扰过他们先祖的疫病达成了生物意义上的成功调适，人口开始快速增长，到 1200 年，这个国家人口约为 1 亿。[85] 要达到这种规模，需要具备两个前提：一是在微寄生层次上与长江流域及其以南地区的生态环境达到相互适应，二是巨寄生关系得到规范，可以为中国农民留下足够产品，以

---

* 　即安史之乱。

在几代内维持极大的自然增长率。只有这样，成千上万的稻农才能充实华中和华南相对广大的区域。

达到在华南生存所必需的生物适应可能需要好长时间。直到 8 世纪，长江流域及以南地区人口真正稠密的迹象并不特别明显；只是到两宋时期，类似于黄河流域古来有之的人口密度，才出现在长江流域和南方其他地区。正如我们在第二章所看到的，疟疾、血吸虫病和登革热可能对中国人南移起到过阻碍作用。人类对这些疾病先天抵抗力的差异、不同种类的蚊子之间的微妙平衡、各种温血动物的泛滥（毕竟人类只是蚊子的潜在供血者之一）以及传染体自身的毒性，毫无疑问决定着这些疾病的发作和严重性。但是有关中国农民如何在水田耕作方式所容许的密度下，学会在南方生存并日趋繁荣的细节，我们已不能奢望复原了，只需意识到，这种适应直到 700 年尚未完成，而完全占据南方则大约要到 1100 年才得以实现。

至于在巨型寄生关系的层面，随着 960 年宋朝的建立，相对有效的官僚制度扩展到中国的大部分（北方省份仍处于少数民族的统治之下），相当合理的培训和选拔高级官员的方式 * 也定型了。官僚压迫并没有结束，但压迫的程度在宋代可能较以前有所减轻，对官僚阶层的制度性监督至少限制了明目张胆的腐败。人口向南方的大规模扩张表明，当存在足够多的新土地可供开垦以吸收过剩的子裔时，传统的租税依旧能让农民勤劳致富。

因此，对于我们关注的这段历史，中国的疾病经历明显接近于欧洲，但至少短期来看，则达到了比西方更成功的微型和巨型寄生关系之间的平衡。毕竟，在欧洲由勇敢的骑士们进行的地方自卫不

---

* 　即科举制。

能保证和平，因为骑士和他们的封建领主经常出现自相残杀，这也破坏了农民的生活及生产。从这点看，中国的帝国官僚统治显然更优越，只要它能够继续抵御来自北部和西部的好战的少数民族的进攻。还有，从微型寄生的层面，我们也可以公正地说，中国的成就更大，因为中国人在南下潮湿地区时是沿着疾病梯度往上攀登；而欧洲人口的北移是沿着疾病梯度向下滑行，进入的是感染机会较少的地区，因为那里气温较低，冰冻期也较长。

中国在适应微型和巨型寄生关系变化上的更大成功，反映在这个国家的宗教和文化史上。845 年后，作为国教（a religion of state）的佛教被复兴且更加完善的儒教所取代。* 这就像查里曼大帝（Charlemagne），在复活罗马皇帝头衔的同时，也复兴了多神教，将它作为宫廷宗教。当然，佛教继续在中国存在，主要吸引农民和其他无教养阶级。但胜利的儒教把最初吸引宫廷的佛教的形而上的理念吸收并融入自身，因此，融入官方儒教的佛教理念，与外来的疾病在中国人血液中引发并维持的抗体有相似的机理。因为，吸收到官方儒教中的新原则构成了道德和智力上的抗体，以抵御佛教的（或其他外来宗教的）拯救之路继续对卑微和无教养阶层所产生的诱惑。

日本的地理位置显然易于把它的群岛同外界的疾病隔离开来。然而，这是喜忧参半的事，因为隔绝有助于发展相对稠密的人口，而这又易于受到非常严重的传染病的打击———一旦某些新传染病成功地跨越海洋的阻隔，侵入到日本列岛。至少在日本的稻田耕作确立之前

---

* 佛教传入中国后，在北宋中期以前的相当长时间中，在中国社会有着非常深广的影响，甚至实际上有超越儒教之势，但将其视为国教，未免言过其实。事实上，中国社会似乎也没有什么明确的国教之说。作者这里以 845 年为界，显然是将会昌五年的唐武宗灭佛事件作为儒教取代佛教的分水岭，然而实际上，唐武宗灭佛，不过中国中古时期"三武灭佛"中的一环，佛教势力事后似乎很快得以恢复，而且儒学复兴，即理学兴起，乃是两个世纪以后——北宋后期以后的事。

（这个过程到 17 世纪仍在进行），日本的农业人口与中国相比，仍很稀少；直到非常晚近的时候，日本城市也远比中国的小。这意味着，一些在中国已成为慢性病的重要传染病在日本直到约 13 世纪还没有扎下根。因此，在日本人口密度达到容许这些传染病成为地方病的临界点之前的 600 多年，日本列岛经受了一连串的疾病入侵。

第一次有记载的同大陆的接触发生在 552 年，那时来自朝鲜的佛教使团第一次登陆日本。外来者带来一种致命的新疾病——或许是天花。[86] 同样严重的一次发病出现在一代人以后，即 585 年，到这时，由 552 年那次传染病产生的免疫力已经耗尽。一场时间更长的传染病开始于 698 年，在随后 15 年内波及列岛；该病于 735—737 年复发；又复发于 763—764 年；26 年后，即 790 年，"所有 30 岁以下男女均被感染"。该病周期性复发的记载持续到 13 世纪，那时它已变成一种儿童病（首次记载于 1243 年），最后在日本列岛稳定下来。[87]

别的传染病引入日本并最终稳定的时间就不那么清楚了。808 年出现了一种新疾病，"一半以上的人口死于该病"。联想到 762—806 年间中国沿海可能流行鼠疫的史实，极有可能这是一场侵入日本的鼠疫，尽管由于缺少临床描述，这一判断只具有猜测的性质。然而，在 861—862 年又一场新疾病——"暴咳"——袭击了列岛，并在 872 年、920—923 年两次复发，造成严重的生命损失。959 年日本出现腮腺炎（它独特的肿胀症状即便在古代文献中也容易辨认），并复发于 1029 年。在 994—995 年的另一场瘟疫中，"死者过半"。如果这个统计有些许真实性成分的话，如此高的死亡率意味着一种陌生传染病的到来。有关麻疹的记载也令人感兴趣。麻疹的现代术语首次出现于 756 年，但以这一名称出现的严重而反复发作的传染病只始于 11 世纪（1025 年、1077 年、1093—1094 年、1113 年、

1127 年）。而它首先作为儿童病被提及是在 1224 年，仅仅 19 年以后，同样成为儿童病的"天花"亦接踵而至。

这些记录表明，13 世纪日本列岛与中国（以及其他的文明世界）在疾病方式的进化上相当同步。然而，在此前 600 多年中，比起文明世界人口更多而间距更近的其他地方，日本遭受的传染病可能更严重。只要岛国人口不足以让天花和麻疹那样可怕的杀手转化为地方性的儿童病，这类每隔一代就要回返一次的流行性传染病，势必经常地和沉重地削弱日本人口规模，并以极端的方式阻碍列岛的经济、文化发展。

同样的观点也适用于不列颠群岛。与法国、意大利或德国相比，中世纪英国的人口水平出奇的低，原因可能更多地归咎于岛民对传染病的敏感。然而不幸的是，即使穷毕生之研究，也不大可能把英国同欧洲大陆的流行病经历进行比较，因为大陆没有可与查理·克莱顿（Charles Creighton）的经典《不列颠疫病史》（*A History of Epidemics in Britain*）相提并论的著作，不过克莱顿能够为不列颠群岛收集那么多资料，这一事实本身或许就反映出，传染病在大不列颠比在欧洲大陆更为重要，即是说，后者地方病形成得可能更早，因为那里的人口更多，并且与城市（最初是地中海）的传染源有着几乎未曾中断的接触。

再者，当早期对传染病的敏感性消失时，无论在大不列颠还是在日本，关键性的门槛最终被跨过了。在日本这一转变发生于 13 世纪；在英国，因为黑死病在 14 世纪中期的灾难性侵扰，这一进程被推延了，以致长期的人口增长在 1430 年以后才开始。不过，一旦日本和英国跨越了关键性的疫病门槛，它们的人口状况都显现出比各自毗邻的大陆更有活力的发展。日本的结局是戏剧性的。对日本总人口的合理推测如下：[88]

时间（年）	人口（百万）
823	3.69
859—922	3.76
990—1080	4.41
1185—1333	9.75

至于大不列颠，可比的估计只限于英格兰：[89]

时间（年）	人口（百万）
1086	1.1
1348	3.7
1377	2.2
1430	2.1
1603	3.8
1690	4.1

这里由于黑死病而导致的人口下降非常明显；日本从 1080 年到 1333 年的 250 多年间可能出现的人口倍增的情形，在英国却发生在 1430 年到 1690 年之间。

英国和日本出现的明显的与传染病渐进的适应，无疑与两个岛国的政治军事史有关。英格兰在不列颠群岛内侵入边地并镇压凯尔特人的历史众所周知；始于 1337 年进一步征服法国的努力，说明了更有野心地利用人口增长而加强军力的计划。当然，一旦黑死病暴发，军队即从这两类征服中退出。再度的扩张直到 16 世纪下半叶的伊丽莎白时代才恢复。从 13 世纪以后，日本在岛内（以牺牲虾夷人为代价）和海外（侵犯朝鲜和中国）的扩张步伐也明显变得更快更强。出现这一现象的一个重大因素肯定是，当一度具有破坏性的外来传染病转变成较为平和的地方病时，日本社会内部就达到了一种新的疾病平衡。

不幸的是，现存的文献不容许我们对世界其他地区的疾病史进行类似的重构。在公元元年到 1200 年间，欧洲人和远东人不得不适应的大部分新疫病，以前可能只活跃于印度和中东。无论如何，鼠疫似乎通过印度洋的航道东西扩散；光顾罗马和中国的红疹和热病由陆路而来，起点大约是中东国家——如果不是非要从终极意义来谈的话。

鼠疫来到罗马的同时，也可能到达美索不达米亚和伊朗，[90] 并且在这些地区也如同在地中海那样富于破坏性。由于运河的维修每年需要大量劳力，美索不达米亚人口的任何减少都可能由运河的荒废得到证明。据此，现代研究发现，在 651 年被阿拉伯征服之前，美索不达米亚的人口减少已持续几代，并且在被征服之后仍然如此。[91]没有理由认为新来的穆斯林对灌溉系统进行了任何重大的破坏，因为阿拉伯人已经熟悉灌溉，也无意于毁掉潜在的税源。似乎是别的东西打破了美索不达米亚的人口平衡。尽管土地盐化和其他技术难题妨碍了灌溉系统的稳定性，但经常遭受鼠疫感染，则为与 7 世纪阿拉伯征服相伴随的当地人口的急剧减少提供了合理解释。

至于印度，用于崇拜天花神的神庙的存在表明，这种（或极为相似的某种）疾病对于奉行印度教的印度在遥远的过去就极为重要。遗憾的是有限的记载让我们无法对 1200 年前印度的瘟疫史进行描述。

因为天花和麻疹在进攻新人口时，以及鼠疫在发作期间总会造成严重的后果，每当推测何种传染病导致某种大规模的暴亡时，这些疾病几乎垄断了文献所指。但人类交流方式的变化显然允许别的疫病也越出原来的流行界限而传播到新地区。这似乎是现代所谓"麻风病"的情形，对 18 000 多具骨骸进行的专门研究表明，6 世纪以前没有出现该病的症状，但此后却出现在埃及、法国和英国。[92] 另外，归于

《旧约》中所要驱逐的麻风病范畴的皮肤病则更为古老。为麻风病人建造的特殊疗养院，被证实早在 4 世纪就出现在欧洲，[93] 但这不应作为出现新疾病的证据。毋宁说，这反映了罗马政府的基督教化，和对处理毁容性皮肤病的《圣经》训诫的严肃对待。

别的疫病在公元纪元早期肯定也占据了新的地理位置。某些疾病，比如结核病、白喉、流感，以及各种痢疾，可能都产生了与天花、麻疹和鼠疫相当的人口后果。而且以前可怕的地方病，在被迫与正在入侵的某些传染病竞争时可能消失了；正如下章所说，至少有理由相信，当新的剧烈的传染病把欧洲投入苦难时，这种情形的确发生过。

统一的传染方式并不存在，不过，尽管存在由气候和别的生态因素所决定的无数地域差异，似有理由推断，在旧大陆文明圈内，一个更接近统一的疾病圈，在公元 1 世纪作为经常性贸易往来的副产品正在形成。到 10 世纪，由传染方式的转变而引发的生物性适应得以在欧洲和中国确立，结果这些文明地区的人口再次开始增长。相应地，中国和欧洲对于中东和印度的相对重要性开始增加，尔后的世界史可以围绕着这一事实来书写。

此外，有理由相信有些周边民族曾跨越亚洲或扩张到东、西非，它们至少部分地进入以旧文明地区为中心的疾病圈。穆斯林和基督教的商人、传教使团深入亚欧大草原和北部森林地区，别的文明探险者深入非洲，在这些地方他们肯定带去了感染文明病的可能性，至少是间歇的、偶尔的、一代一遇或百年一遇的感染。

某些到那时还处于封闭中的社会肯定偶尔遭受过大量的死亡。然而在幸存者中，与新的传染方式的适应，在大草原民族一如西北欧那样进展快速。之所以这样说，是因为当土耳其和别的游牧人群深入文明地区，不管在亚洲还是在欧洲，他们都没有遭受非常可怕的疫病后果。如果他们的大草原老家对文明病毫无经历的话，这些游牧入侵者就会大量而迅速地死亡。

土耳其人和蒙古人在公元1000年前后，尤其在1000年后所进行的征服和入侵，如果没有这些民族对文明病的免疫力的话，就不可能发生，而且他们取得和维持的免疫力水平几乎等同于主要文明中心自身的水平。有关大草原的贸易方式和政治结构的所有已知事实都显示了这种可能性，这几乎是可以肯定的。经常的长距离的迁移，偶尔大规模集结以进行掠夺或进行年度大狩猎（对蒙古人而言），提供了传染病在游牧群落之间交换和传播的充分机遇，甚至如中国史书所证实的，有时还与定居的文明人口交换传染病。

当一部分穆斯林商人和传教士游走于亚欧大草原时，另一些商人和传教士深入大部分非洲地区，其传染病的后果相似，尽管在非洲许多地方，该洲所特有的疾病构成了比其他大洲更可怕的对外来入侵的障碍。因此，文明的入侵有所局限，且非洲接触文明病的机会远不如亚洲大草原那么多。此外，当非洲奴隶在1500年以后来到新大陆时，他们没有因与欧洲疾病接触而大量死亡，这充分说明他们在非洲老家已接触到了一般的文明儿童病，时间如果不是在1200年前，就是在1200年之后不久。

相反，亚欧大陆在公元纪元第一个千年的传染病经历，在新大陆没有激起任何共鸣。当墨西哥和秘鲁的人口密集以至出现文明中心时，对旧大陆的传染病高度敏感的较大社会也就形成了。因此1200年后文明化了的美洲印第安人就像公元纪元之初的地中海人和远东人，人口已多到允许传染病肆虐的程度。但在讨论这种情况的可怕意义之前，我们必须首先探讨亚欧出现的第二次瘟疫动荡，其核心就是14世纪的黑死病。

第四章

蒙古帝国颠覆旧有的疾病平衡：
1200—1500 年

　　第三章重构的旧大陆的疫病史即便只具有主轴上的真实，我们亦可推断，原本地理上各自独立的亚欧诸文明之间出现的经常性交流而引发的疫病调适，到公元 900 年已发展成相对稳定的模式。也就是说，到这时人类已经适应了以往存在于亚欧非各地的不同传染病的汇合。一般来说，各地族群对主要的人—人传染病都已有接触，尽管在许多地方，这些疫病只是在易感年龄人群成长时，才会间歇性地发作。

　　不过，两类系统性不稳定因素依然存在。第一类是由于中国和欧洲在公元 900 年前不久已突破了原有疫病与技术方面的障碍，使得远东和西方呈现出人口持续增长的趋势，并最终深刻地影响了旧大陆的巨寄生平衡，在军事、经济和文化等事务上先是对中国，然后对西欧产生了关键性的影响。第二类是系统性失衡，源于 900—1200 年欧亚世界海陆交流模式进一步变化的可能性。

蒙古人横穿欧亚大陆

在促动双重寄生方式变化的因素中，最显著的莫过于横穿亚洲的陆路商队活动的活跃，这以成吉思汗（1162—1227 年）所建立的蒙古帝国时期为顶峰。蒙古帝国鼎盛时期（1279—1350 年）的版图，囊括了整个中国和俄罗斯绝大部分土地［只有偏远的诺夫哥罗德（Novgorod）还保持独立］，甚至囊括了中亚、伊朗和伊拉克。由日行百里、数周奔跑不停的信使构成的通信网络，以及往返络绎不绝而速度较慢的商队和军队，将庞大的帝国联为一体，直到 14 世纪50 年代中国发生起义。这次起义，最终于 1368 年迫使蒙古人从他们最富庶的征服区完全撤离。

在那次起义以前，虽说有成千上万的人在亚欧大陆之间穿梭，却鲜有文字记载留下。马可·波罗那著名游记的传世，也只是出于偶然：当他作为战俘被关进热那亚监狱时，若不是他的狱友认为值得记下马可的故事，今天的我们就不会看到关于波罗家族的记载。其他零散记录也表明，蒙古人治下的亚欧大陆曾经交流广泛。佛兰德（Flemish）的修士威廉（William of Rubruck）曾代表法国国王于 1254 年出使蒙古首都哈拉和林（Karakorum），在那里遇见了一位妇女，她是在 14 年前蒙古侵入中欧时被掳至此的，而她出生的村子离使者的老家不远。[1]

蒙古人开启的广泛交流显然产生了重要的影响。许多人的长途旅行都跨越了文化或疫病的原始边界，更有人在原有线路之外开辟了更北的商路。古代中国和叙利亚之间的丝绸之路，以一连串的绿洲作为跳板，横穿中亚沙漠。现在，除了这条古道之外，用商队、士兵和驿者的足迹在广阔的草原地带编织起来的网络，把蒙古人设在哈拉和林的大本营，同伏尔加河上的喀山（Kazan）和阿斯特

拉罕（Astrakhan）、克里米亚的加法（Caffa），以及中国的元大都
（Khanbaliq）和散落其间的无数商队旅馆连接起来。

从流行病学的角度看，那些不懈向北拓展的商队贸易网络，使
大草原上的野生啮齿类动物接触到了新疾病的携带者，其中极有可
能包含鼠疫。在随后的几个世纪里，有些啮齿类动物感染了慢性的
鼠疫杆菌，即便在异常寒冷的西伯利亚和满洲的冬天，它们的洞穴
也为鼠疫杆菌提供了宜居的小环境，结果居住在这些洞穴中的动物
和昆虫，逐渐构成适合鼠疫持续维生的复杂群落。

没有人确切知道亚欧大草原上穴居的啮齿动物何时变成了鼠疫
的携带者。它们在传播鼠疫上的作用，直到 1921—1924 年，才被一
个派往满洲调查人类鼠疫的国际传染病专家小组发现。实际上，那
次调查是建立在可追溯至 19 世纪 90 年代的对南俄罗斯的顿河—伏
尔加河地区的考察基础上的，这一考察表明，各种啮齿动物都可能
是鼠疫携带者。到那时，这种传染方式已有很长的历史，当地应付
传染危险的民间习俗也已源远流长。然而这并不说明，如俄罗斯专
家认定的那样，这种疫病自古就存在于俄国。[2] 完全相反，我认为，
正是蒙古人的征战跨越了以往足以造成隔绝的距离，才第一次将鼠
疫杆菌传给了亚欧大草原的啮齿动物。

为了评估这种假说，不妨先跳出本章的年代框架，更切近地探
讨 19—20 世纪的鼠疫大流行，它们被国际医生团队的有效遏制，成
了现代医学上最富戏剧性的胜利。

关于中国等地的鼠疫

故事开始于中国腹地。正如我们在前一章所看到的，早在公元

纪年之后几个世纪抑或更早时代，鼠疫在中国和印度之间的喜马拉雅山地区就已作为地方病扎下根来。19世纪早期，萨尔温江上游构成了感染区与未感染区的分界线。后来，1855年云南爆发了起义，中国军队跨过萨尔温江前往镇压，由于未意识到鼠疫传染的危险，染病后的军人就把它带往各地。此后，鼠疫接连暴发于中国内地各处，但未引起外界的注意，直到1894年该病传至广州和香港，给当地的欧洲居民带来了恐慌。[3]

1894年，细菌学说还处于早期发展阶段。鼠疫在中国的出现，激活了欧洲梦魇般的民间记忆，受业于巴斯德（Louis Pasteur，1822—1895年，法国细菌学家）和科赫（Robert Koch，1843—1910年，德国细菌学家）的弟子们急切地要去揭示其传播的秘密，国际研究小组于是被派往现场。仅在他们到达香港的几周内，一名日本和一名法国的细菌学家，* 就分别发现了鼠疫的病原体，即鼠疫杆菌（1894年）。在随后10年间，从事这项研究的国际医疗特遣队在香港、孟买、悉尼、旧金山和布宜诺斯艾利斯等众多地区展开研究，杆菌从啮齿动物经过跳蚤传到人类这一过程的诸多细节，随之逐渐浮出水面。

在鼠疫出现在香港的10年里，世界所有的重要海港都经历了这一可怕疫病的袭击。这一事实，也不断强化了国际社会对鼠疫的关注。在大多数地方，传染很快被遏制了；但在印度，鼠疫却深入内地，在它到达孟买（1898年）的10年中造成大约600万人的死亡。[4]鼠疫接连不断的小规模暴发，以及有可能给欧洲、美洲和非洲带来重大灾难的风险，激发了每个受威胁地区研究鼠疫的渴望。

最具意义的发现之一便是，在美国、南非和阿根廷，穴居的野生

---

* 这两名科学家分别为北里柴三郎和耶尔辛（Alexandre Yersin）。

啮齿类动物群落甚至比人更容易感染鼠疫杆菌。1900 年加利福尼亚的地鼠最先被发现感染了鼠疫，同年，该病局部地流行于旧金山的华人当中。鼠疫在人群当中很快消失了，但杆菌仍兴盛地存活于地鼠之中，并一直持续至今。在不到 10 年的时间里，类似的传染病在感染了南非的德班（Durban）和阿根廷的布宜诺斯艾利斯以后，又很快在德班以外的南非和布宜诺斯艾利斯以外的阿根廷的穴居啮齿类动物群落中被发现。

上述啮齿动物在种类上存在区域性差异，与亚洲穴居的啮齿动物群落也不尽相同，但并没有太大的差别。啮齿动物的洞穴里，不管混居着哪些种群，对杆菌的态度都被证明是友好的。事实上，自从这种传染病在旧金山外围地区首次出现后，北美受感染的地区逐年增加，到 1975 年，美国西部的大部分地区已经成了疫源地，并且扩展到加拿大和墨西哥。如此广阔的感染区域，事实上不比旧大陆任何长期的疫源地逊色。[5]

考虑到穴居啮齿类动物生活方式的改变，产生了疫病从一个地下"城市"传播到另一个地下"城市"的条件，鼠疫在北美的地理扩张不过是自然而然的事。当啮齿类动物的幼崽稍稍长大时，它们就被父母逐出老洞穴，到处乱闯，甚至干脆远离群落，漫游几英里寻找新家。这些盲目的漫游者，一旦发现新的啮齿动物群落就会企图加入。这种生活方式给它们提供了交换基因的绝佳途径，也使它们从中获得了众所周知的进化优势；但也为群落间的疫病传播创造了条件，这种传播速度高达每年 10~20 英里。此外，人类活动亦加快了鼠疫在北美啮齿动物中的传播。牧场工人把生病的啮齿动物装进卡车，以运到数百英里以外，目的是让它们把致命的鼠疫传染给那里的草原松鼠，尽可能地消灭它们，为牲畜留出更多的牧草。然而，北美鼠疫的传播在受这类行为影响的同时，却并不限于人类的干预。结果，到 1940 年，美国全部穴居啮齿动物至少有 3/4 的种类都携带鼠疫杆菌，各类跳蚤中也有 3/5 被感染。[6]

1900 年后，在北美、阿根廷和南非，人类鼠疫继续零星出现，患者的死亡率大约稳定在 60%。直到 20 世纪 40 年代出现了抗生素，只要及时确诊治疗就变得既容易又保险。而生活在美国和南非半干燥平原的牧场工人和其他居民，不同的生活习性使他们远离杆菌流行的啮齿—跳蚤群落，所以在新感染的地区，人类鼠疫的发作次数不多，且尚未引起社会注意，特别是地方当局面对辖区内流行如此可怕的疫病，第一反应往往是遮掩事实。

然而，1911 年 *，一场大规模的人类鼠疫暴发于满洲，又复发于 1921 年。新的国际行动被迅速组织起来以遏制疫情。随后的调查表明，人类鼠疫源自土拨鼠。土拨鼠体形硕大，其皮毛可在国际市场上获得高价，与新近感染的地鼠和北美其他啮齿动物一样，它们的洞穴也往往是鼠疫杆菌的幸福家园。

在土拨鼠出没的大草原上，游牧部落自有一套习俗以应对感染鼠疫的危险。这套习俗从流行病学上看相当合理，只是在解释上带有神秘色彩。根据这套习俗，土拨鼠只能射杀，设陷阱则是禁忌；活动懒散的要避免接触。如果看出哪个土拨鼠群落显出生病的迹象，人们就要拆掉帐篷远走他乡以躲避厄运。很可能就是靠了这些习俗，草原上的人们才降低了感染鼠疫的概率。

但到 1911 年，随着清王朝的土崩瓦解，长期禁止关内人移民中国东北地区的官方规定不再被遵守，毫无经验的大批关内移民追随

---

*   实际应为 1910 年。

土拨鼠的皮毛而去。* 由于对当地习俗一无所知，移民对土拨鼠一律设陷阱捕杀，结果鼠疫最先在他们中间暴发，并使哈尔滨市迅速成为鼠疫中心区，然后从这里出发，沿新建的铁路向外扩散。[7]

1894—1921 年的一连串事件，都发生在具有职业敏感的医学小组的眼皮底下，他们的工作是研究如何有效控制鼠疫，也的确成功地弄清了鼠疫的传染途径和传播路线。没有这些研究和随后的预防性措施，20 世纪的地球就可能任由鼠疫蹂躏，由此造成的死亡将令那些查士丁尼时代留下的记录相形见绌，甚至 14 世纪肆虐欧洲和旧大陆的黑死病，也无法与之相比。

审视已知的 19—20 世纪人类与鼠疫的对抗过程，有必要指出以下三点：

其一，19 世纪 70 年代出现的汽船航线网是将鼠疫扩散到全球的便利渠道。事实上，一旦鼠疫出现于广州和香港，其传播的速度就只受限于轮船把受感染的老鼠和跳蚤带到新港口的速度。传染链如果能从一个港口延伸到另一港口而不被切断，速度显然是关键。既然鼠疫杆菌会使幸存者产生免疫力，它在船上的老鼠、跳蚤和人类宿主中的存活就很难坚持数周以上。在航海时间太长、大洋太宽的过去，鼠疫杆菌无法在船上长期存活，更谈不上登陆美洲和南非的港口，在那里找到安身之处了。但是，当汽船更大、更快，或许还携带了更多的老鼠，便将传染链拉得更长，跨越大洋顿时就变得前所未有地容易了。

---

* 发生在中国东北的这场鼠疫实际发生于宣统二年冬，即 1910 年 10 月，当时清王朝尚未崩溃，对这场鼠疫的应对总体上是在清朝地方当局的调度下展开的。详情可参阅 Carl F. Nanthan：*Plague Prevention and Politics in Manchuria（1910—1931）*, Cambridge：Harvard University Press, 1967；费克光：《中国历史上的鼠疫》，刘翠溶、伊懋可主编《积渐所至：中国环境史论文集》，台北：台湾"中研院"经济研究所，1995 年；饭岛涉：『ペストと近代中国：衛生の「制度化」と社会変容』，研文出版，2000 年；曹树基、李玉尚：《鼠疫流行对近代中国社会的影响》，载复旦大学历史地理研究中心主编：《自然灾害与中国社会历史结构》，复旦大学出版社，2001 年。

其二，船上感染的老鼠及其跳蚤，不仅把鼠疫传染给港口上的人，还传染给它们在半干旱地区的野生远亲。在美国加利福尼亚地区、阿根廷和南非，野生状态的鼠疫潜在宿主种群已经存在了无数代。要产生新的疫源地，所需的只是杆菌赖以跨越地理障碍（此处指海洋），蔓延至已有适量穴居啮齿动物的新地区的途径。穴居的啮齿动物，尽管在种类和习性上存在很大地域性差别，但它们既易于感染又能维持传染链永不中断。

自从医务工作者开始观察到这类现象，重要疫病就未再发生地理上的意外转移；但这并不意味类似的突变没有发生过。相反，19—20 世纪的鼠疫史提供了这种变化的范例和模式，一旦阻碍鼠疫杆菌扩散的既有障碍被突破，它就会极其迅速地占据新的领地。实际上，无论变化看起来多么突然，鼠疫的最新胜利也依然是一种正常的生态现象。因为某个生态龛一旦空出，通常很快就会被某种人类或非人类的有机体占领，并据以繁衍生息。

其三，在中国云南和中国东北地区的当地人当中同样存在的古老习俗，似乎相当有效地阻止了鼠疫对人类的感染。尽管这些地区的啮齿动物洞穴中始终存在着鼠疫杆菌，但只有当新来者不再遵守当地的"迷信"做法时，鼠疫才成为人类的问题；而且对传染病一无所知的外来者对当地的侵扰，还经常伴随着军事—政治动荡，这类动荡在过去也经常引发疫病灾难。

从云南和东北的民间习俗在鼠疫防范的有效性上，我们可以看出，1894—1924 年成功发展起来的医学预防措施，不过是人类应对疫病危机的正常反应，只是更为迅速和科学有效而已。在过去，人们总是习惯于容许神话和习俗通过试错法，来确定一套可接受的人类行为方式，把疫病限制在可容忍的范围内，但科学的医学不再如此，而是就新的行为规则达成共识，并动用"国际检疫规则"这一全球性的政治框架，来强制推行新规则。就这一角度而言，20 世纪的医学和公共卫生管理的辉煌成就，看起来并不像我们想象的那样富有创意；尽管这个世纪应对鼠疫的医学措施的有效性，远远超过了以前限制疫病肆虐的那些方式。事实上，医生和公共卫生官员可以事先制止这些流行病，而这些流行病本来可能抑制甚至扭转人口大量增长的趋势。[8]

欧洲鼠疫的大流行

在仔细考察了这个现代个案后，让我们再回到 13 世纪，探讨自从蒙古人策马亚欧大陆之后，鼠疫杆菌在那里传播的可能后果。我们必须假定，在蒙古统一之前，鼠疫在穴居着啮齿动物群落的一个或多个地区已经是地方病了，这些地区的人们为了最大限度地减少感染机会，发展出整套禁忌性行为方式。正如上一章所述，这类疫源地，一个可能位于中印之间的交界地带以及喜马拉雅山麓的缅甸，另一个可能在中非的大湖地区。不过，中国东北地区和乌克兰之间的亚欧大草原，肯定还不是一个疫源地。

倘若我们把查士丁尼时代鼠疫首次以毁灭性姿态现身欧洲之后的历史，同 1346 年被欧洲称为"黑死病"的鼠疫暴发之后的历史相比较，上述这点就相当明显了。第一个事例中，鼠疫最后完全从基督教欧洲消失了，基督教文献最后一次提到该病是 767 年。[9]同样，至少在 14 世纪 40 年代之前的 150 年内，阿拉伯作家也没有提到鼠疫。[10]从而我们可以认为，存在于老鼠、跳蚤和人之间的鼠疫传染链，在地中海地区一连串从城市到城市的传播中断掉了，因为鼠疫杆菌始终没能得到稳定的生态龛，以便在那里长期居留。

相比之下，从 1346 年直到现在，欧洲和中东的鼠疫始终阴魂不散，[11] 甚至到 17 世纪，当西北欧不再遭受鼠疫侵袭的时候，东欧的疫情仍在继续。当 18 世纪驻外领事的报告允许我们相当准确地重构小亚细亚（Asia Minor）士麦那港（Smyrna，即今土耳其境内的伊兹密尔）的鼠疫史时，我们就可以看得很清楚，它由商队从内地带来［即来自安纳托利亚（Anatolian）高原或以外的大草原］，并从繁忙的士麦那港经海路传到别的港口。疫情持续的严重性，从以下事实可以得到证明：在 1713—1792 年，士麦那只有 20 年完全没有受到鼠疫滋扰，且在 9 次流行中，死亡人口高达该城总人口的 35%。[12]

欧洲在 1346 年之后一再遭受鼠疫的历史，与之前五个半世纪里明显缺少该病记载的鲜明对比表明，此间必定发生了某种剧烈的变化，增加了欧洲与鼠疫的接触机会。根据已知的鼠疫杆菌搭乘 19 世纪的汽船扩展领地的情况，14 世纪的鼠疫杆菌或许也不例外，它一落户欧洲大草原的啮齿动物群落，类似 20 世纪 20 年代医务工作者在中国东北地区和乌克兰发现的地方病传染过程就被启动了。

帮助鼠疫杆菌从位于喜马拉雅山麓的早期疫源地，扩散到亚欧北部宽广的草原地带的条件不难找到。正如 1855 年那场不同寻常的军事行动使鼠疫杆菌跨过萨尔温江，由此开始它的 19 世纪的环球旅行的情况一样，13 世纪可能亦是如此。当蒙古骑兵深入云南和缅甸（始于 1252—1253 年）进入啮齿动物至今都在为鼠疫杆菌充当宿主的地区时，类似的疫病或许已经在此前存在了许多世纪。蒙古入侵者完全有可能无视当地预防鼠疫传染的习俗，一如 20 世纪那些诱捕土拨鼠的中国人那样自我传染，并不经意地让该病突破了以前的地理界限。

蒙古骑兵的快速机动，犹如后来 19 世纪和 20 世纪所发生的那样，意味着鼠疫有机会在 13 世纪就扩展自己的活动疆域，受感染的老鼠和跳蚤，也可以偶尔搭乘装满谷物和其他掠夺物的鞍袋，就像后来跨越大洋那样。蒙古骑兵的快速机动，还意味着河流与类似的地理障碍对于疫病转播来说，不再是难以跨越的了。按照这类经历的发展逻辑可以推断，在 1252 年蒙古人第一次入侵云南—缅甸地区不久，便无意间把鼠疫杆菌带回自家草原，在那里的啮齿动物群落中落户，由此开启了像医学研究者在中国东北地区发现的那样的长期传染模式。

我们难以清楚地知道，这种地理上的传播是何以及何时发生的，正如难以清楚地描述，鼠疫是怎样传播到加利福尼亚或阿根廷的野生啮齿动物中去的。从发生在 19 世纪和 20 世纪的事件类推，我们可以假定，大草原啮齿动物的感染，始于 13 世纪中期，那是蒙古征服者第一次靠机动的骑兵在云南—缅甸和蒙古草原之间构筑起通道之后不久。对蒙古草原的感染，肯定不等于对整个亚欧大草原的感染，这需要时间。可以想象，在将近 100 年的岁月里，鼠疫杆菌在亚欧大草原上到处蔓延，从一个啮齿群落传到另一个啮齿群落，其传播过程与 1900 年后北美的经历何其相似。

因此，一种假设是，在 1253 年蒙古军队从远征云南—缅甸的行动中撤回不久，鼠疫杆菌就侵入到蒙古的野生啮齿动物群落，并逐渐转化成地方病。随后几年，随着受感染的老鼠、跳蚤和人无意识地把杆菌传播到新的啮齿群落，它就向西沿着大草原扩张，其间，有时也因人类活动而加速。在 1346 年前不久，啮齿动物的地方病传染圈开始达到其自然极限。[13]

不过，重构以上事件总体上似乎是不可能的。在中国的文献记录中，并未显示 1331 年之前有何异常，而在那一年，河北的一场瘟疫据说杀死了 9/10 的人口。直到 1353—1354 年，才有资料表明出现了更大范围的灾难，流行病肆虐于中国 8 个相距很远的地区，编年史家说，有多达"三分之二的人口"死去。[14] 即便考虑到蒙古人对中国的长期征伐（1213—1279 年），使得地方混乱和行政崩溃而中断历史记录，我们也很难相信会有任何真正大规模的病亡能够逃脱史籍编纂者的注意，而他们对于灾难的记录，则是为今人提供有关中国瘟疫史的唯一依据。

面对卷帙浩繁的中国文献，若有具备传染病学素养的研究者能够对其进行深入细致的审读，或许有一天我们可以看到问题解决的曙光。在这一研究完成之前，我们只能假定，在 1346 年致命袭击了欧洲的鼠疫，在中国的出现不会早于 1331 年*。如果这是真的，我们就不会轻易相信，鼠疫杆菌早在 13 世纪 50 年代就在大草原的洞穴里安顿下来。否则的话，中国与鼠疫的接触在 1331 年之前很久就开始了，而马可·波罗所记载的宏大城市和忽必烈（1257—1294 年在位）宫廷的炫目壮丽，也几乎不会出现。

相反在 1331 年，尤其是在 1353 年之后，中国进入了历史上的灾难期。鼠疫与汉人反抗蒙古统治的内战结伴而行，汉人终于在 1368 年推翻了外来统治，建立了明王朝。战争与瘟疫的结合无情地蹂躏了中国人口，最合理的人口估计是从 1200 年（蒙古入侵之前）的 1.23 亿减少到 1393 年（最终驱逐蒙古人之后的一代）的 6 500 万。[15] 即使是蒙古人的残暴也无法解释如此急剧的衰减，在中国的人口减半事件中，

---

* 目前学术界对鼠疫在我国出现的时间并无公认的意见，但作者的这一推论仍显唐突。首先，作者所依据的资料并无任何证据可以说明这场瘟疫属于鼠疫；其次，如果说鼠疫系由蒙古人的入侵带来，但时间显然要远远早于 1331 年；再次，事实上，此前的 12 世纪和 13 世纪，中国历史上曾出现一个瘟疫相对频仍的时期，特别是在金天兴元年（1232 年）5 月，曾于汴京（今开封）发生过蒙古军队围城 50 日，城中疫死近百万人的大疫。故现代有些研究者就认为这次及其此前的一些瘟疫当为鼠疫。（参阅范行准：《中国医学史略》，中医古籍出版社，1986 年，第 188 页；曹树基：《地理环境与宋元时代的传染病》，《历史地理》，第 12 辑，上海人民出版社，1995 年。）不过他们的判断也并未得到学界的公认。

疾病肯定扮演着相当重要的角色，而腺鼠疫就像在欧洲那样，初次暴发之后便颇为频繁地反复流行，无疑最有可能扮演了这一角色。

对中国文献的这种解释，与当时欧洲和近东最为博学的观察者关于鼠疫起源的结论非常一致。亲历鼠疫最初泛滥的阿勒颇（Aleppo）的穆斯林作家伊本·阿尔·瓦尔迪（Ibn al-Wardi）曾指出，该病起源于"黑暗之乡"，先在亚洲北部传播，然后侵入文明世界，首先是中国，而后是印度和伊斯兰世界。[16]阿勒颇本身就是一个商队城市，又是 14 世纪横跨亚洲草原贸易网中的一个枢纽，因此是一个获取信息的理想地点，从中不难得到准确的鼠疫传播信息。基督教文献对前黑死病时代的历史研究也得出这样的结论：鼠疫首先出现于中国（阿尔·瓦尔迪所说的该病游历的第二站），然后经亚洲扩展到克里米亚。[17]

由此来看最有可能的是，鼠疫杆菌于 1331 年现身于中国，或者源自云南—缅甸一带原始的疫源地，或者源自在中国东北地区—蒙古大草原的穴居啮齿动物中新出现的疫源地。之后，鼠疫沿亚洲的商路游历了 15 年，才于 1346 年传到克里米亚。在这里，鼠疫杆菌登船沿着从海港向内地辐射的路径，继续渗透到近东乃至整个欧洲。

延伸于中亚和东欧的诸多商队旅馆，肯定为鼠疫杆菌在人烟稀少地区的传播提供了现成的途径。商队的每个歇脚点肯定都少不了老鼠和跳蚤，因为这里总堆放着大量食物，以供应几十甚至几百号行人和牲畜的饮食。这些老鼠和跳蚤随时准备接受并传播鼠疫杆菌（只要它一出现），而不管先带它来的是老鼠、跳蚤，还是人类携带者，这种情形颇似西欧内陆集中于磨坊的老鼠。当鼠疫的地方性传播的致命后果出现在人类中时，我们可以肯定，凡是能逃的人都逃了，于是他们又把杆菌带到新的地方，继续更进一步的传播。[18]

　　根据这样的假设，鼠疫杆菌要传播到亚欧大草原的啮齿动物的地下"城市"，并能长期安顿下来，所花费的时间要远远少于在没有重大人为干预下，杆菌在美国啮齿动物群落间的传播。有一则孤证可以支持鼠疫在欧亚快速扩散的假说：在1338—1339年，在中亚邻近伊塞克湖（Issyk Kul）地方的一个涅斯托里（Neslorian）教派的商人社区中，发生了一场瘟疫。一位俄罗斯考古学家发掘出他们的骨骸，他依据对墓葬的统计分析，又参考相关古代文献得出结论：鼠疫是其死亡的罪魁祸首。[19]

　　因此，在1331—1346年发生的情景可能是，伴随着鼠疫在亚洲和东欧的商队旅馆间传播并转移到邻近的城市，一场杆菌进入草原啮齿动物地下"城市"的平行运动也在进行着。在地上"人—老鼠—跳蚤"的社会中，鼠疫杆菌虽说是令人厌恶的不速之客，不过因它在宿主中引发大量死亡和免疫反应，故无法长期居留。然而，在大草原的啮齿动物洞穴中，杆菌却找到了永久的家，其情形一如它后来在当代的北美、南非[20]以及南美的穴居啮齿动物群落中的生活那样。

　　不过，亚欧大草原上的疫病造成的破坏（不管疫病具体是什么）都不是欧洲灾难的唯一因素。黑死病的发作，必须满足两个条件：其一，黑鼠必须蔓延到欧洲大陆，因为只有它身上的跳蚤才易于把鼠疫传到人类身上；其二，航运网络必须把地中海与北欧连接起来，以便把感染的老鼠和跳蚤带到大陆的所有港口。黑鼠传到北欧，本身就可能是地中海与北部港口航运繁荣的结果，这一过程通常可追溯至1291年。当年有一位热那亚舰队司令，打败了一直阻碍自由航行的摩洛哥军队，为基督徒第一次打通了直布罗陀海峡。[21]13世纪船只设计上的改进，使全年航行第一次普遍化，欧洲航海者即便在冬季也能安全地跨越波涛汹涌的大西洋。此外，轮船为搭乘者提供了活动范围更广泛的安全载体，老鼠也就有条件大大突破查士丁尼时代形成的地中海界限。

到 14 世纪，西北欧许多地区的人口已达到饱和状态。约始于 900 年的疆域扩张，导致了在这片土地上庄园和领地被大量复制，直至在居住最密集的地区很少有林地留下来。由于林地是极为重要的燃料和建筑材料的来源地，其日益严重的短缺使人类定居面临严重的问题。在托斯卡纳（Tuscany），农民人口的增长与农业土地、农业资源之间的冲突似乎出现得更早，这样在黑死病之前的整个世纪，人口衰减就已经开始。[22] 尤为重要的是，到 14 世纪气候趋于恶化，以致粮食减产更为普遍，特别是在北方，那里的冬天变得更为漫长而寒冷。[23]

凡此种种，都在 14 世纪中期汇聚，为黑死病的毁灭性登场铺平了道路。该病于 1346 年暴发于一位蒙古王公的军队中，当时他们正在围攻克里米亚的贸易城市加法。瘟疫迫使他们撤退，但疫病则留在了加法，并从那里起程，沿海路一直传播到地中海，后来又进入北欧和西欧。（参阅下页地图）

欧洲最初遭受的疫病打击出现在 1346—1350 年，但各地的情况差别极大。有些小社区被彻底毁灭，也有像米兰等一些地区似乎完全未受影响。鼠疫致命的后果还被下述事实放大：它不仅通过跳蚤的叮咬传播，而且还通过人—人传播，即感染者由咳嗽或打喷嚏将携带病菌的飞沫散播到空中再被别人吸入的方式传播。[24] 以这种飞沫传染方式传播的肺鼠疫在 1921 年的中国东北地区，致命率高达百分之百。由于这是现代医务工作者唯一观察到的一次鼠疫暴发，令人不由地猜想：在 14 世纪的欧洲，肺鼠疫是否也造成相似的死亡率？

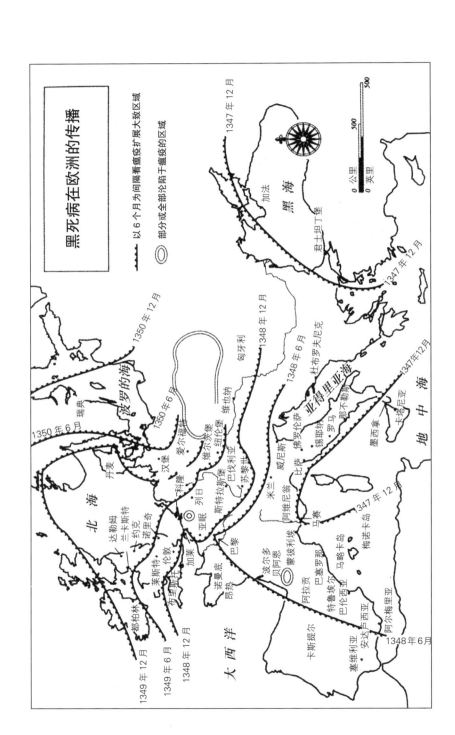

黑死病在欧洲的传播

—— 以6个月为间隔看瘟疫扩展大致区域

◎ 部分或全部沦陷于瘟疫的区域

不管肺鼠疫是否感染了 14 世纪的欧洲，那里的鼠疫死亡率还是很高的。在当代，因跳蚤叮咬而传播的鼠疫死亡率为 30％～90％。虽说 1943 年链霉素被发现，把感染降低到了无关紧要的程度，可这之前的医务界很清楚，即便采取现代的医护措施，感染者的平均死亡率仍为 60％～70％。[25]

尽管鼠疫杆菌的毒性如此之强，尽管一艘迷航的（errant）船只和船上的老鼠，也可能把鼠疫带到遥远的格陵兰岛[26]和同样遥远的欧洲边缘地带；不过，中世纪欧洲的社会交往，尚未密切到能使每个人都感染上疫病的程度。总之，对整个欧洲在 1346—1350 年的鼠疫死亡率，最合理的估计是约为总人口的 1/3。这个估计，是基于不列颠群岛的死亡率而做出的，在不列颠群岛，经过两代学者的努力，已经把鼠疫初次发作的人口损失范围压缩到 20％～45％。[27] 把英国的统计数字转用于整个欧洲，至多为猜测划定了大致的范围：在北意大利和法国的地中海沿岸，人口损失可能更高；[28] 在波希米亚（Bohemia）和波兰则低得多；而俄罗斯和巴尔干地区干脆就无法估计。[29]

不管真相如何，鼠疫显然因社区不同而有极大的变化，且变化的方式令当时的人们无从理解。可以肯定的是，人们的疫病经历对传统生活方式及未来期待的冲击相当严重；而且，鼠疫在其首次大暴发之后并未从欧洲消失，一直断断续续地以不同发病方式复发，有时严重异常，有时相对轻微。逃脱第一次打击的地方，往往在随后的鼠疫流行中经受严厉打击；当鼠疫返回发作过的地方，那些侥幸康复的人自然获得了免疫力，于是死亡大都集中于上次发作之后出生的人们。

在欧洲的大部分地区，即便鼠疫夺去了 1/4 人口的生命，但起初并没有对社会经济运作造成太大影响。1346 年之前，人口增长已经对资源形成了巨大的压力。这就意味着，社会上的空缺岗位大都不难找到替补者，只有需要相对较高技能的岗位（比如农场经理或拉丁文教师）才可能空缺。但到 14 世纪六七十年代，不断复发的鼠疫改变了这种状况。欧洲各地劳动力短缺的阴霾，也开始在农业乃至其他基础产业领域的上空弥漫，社会经济的金字塔随之以各不相同的方式调整着结构，迷茫和压抑的氛围变得像鼠疫流行那样不可逃避。简言之，欧洲进入了历史的新时代，面对空前多样的变化，适应性调整在不同地区展现了不同的方式，但无不有别于 1346 年之前。[30]

　　在对鼠疫研究最为深入的英国，人口不规则下降持续了一个多世纪，到 1440—1480 年达到低谷。[31] 至于欧洲大陆，虽无相对确定的论断，但直到 18 世纪，鼠疫损失仍是其人口统计的重要影响因素。[32] 假设欧洲大陆人口减少的持续时间像英国那样长，虽这一假设不排除诸多区域性例外，但在总体上应该是合理的[33]。以此看来，中世纪的欧洲人口用于消化鼠疫冲击的时间，是 100~133 年，即 5~6 代人。这非常接近于后来美洲印第安人和太平洋岛人民对变化了的疫病环境进行更剧烈调适所用的时间。正如 1950—1953 年澳大利亚野兔遭遇多发性黏液瘤的疫病经历所示，[34] 自然界的调整节奏确实存在，以控制和补偿遭遇疫病损伤所造成的人口衰减。

　　与这个生物进程平行的还有一个文化进程，人们（或许还有老鼠）在这个进程中学会如何降低被传染的危险。检疫观念在 1346 年就已经存在，这起源于《圣经》中驱逐麻风病人的论述。那些身体仍然健康的人，通过把鼠疫患者视作暂时性的麻风病人[35]（最终 40 天的隔离期成了标准），找到了公开表达自己厌恶和恐惧情绪的社会共识。直到 19 世纪末，因对跳蚤和老鼠在传播疾病中的作用一无所知，人们的隔离措施并非总能奏效。

尽管效果不彰，总归聊胜于无。在心理上，有所作为总比冷漠绝望让人易于接受，检疫规定首先在拉古萨（Ragusa，1465 年）、然后在威尼斯（1485 年）成为制度；此后这两个亚得里亚海贸易港的做法，在 16 世纪的地中海地区被广泛效仿。[36] 检疫规定要求，所有来自疫区的船只必须停靠在隔离区，且 40 天内不得同陆地往来。但是，这些要求并不总能被执行；尽管人类被禁止上岸，老鼠和跳蚤的上岸却禁止不了。不过，预防措施肯定在一定程度上遏止了鼠疫的传播，因为只要隔离成功，40 天足以让传染链在任何船只上中断。检疫制度因此被建立起来。

然而，检疫障碍没能阻挡鼠疫横行的脚步，它继续在中世纪晚期和近代早期的欧洲各地造成人口衰减。在地中海地区，经由黑海和小亚细亚的港口交通，很容易接近永久性的啮齿动物的疫病库，[37] 因而鼠疫暴发仍旧足够频繁，各主要港口的检疫制度也一直延续。直到 19 世纪，有关传染的新观念才让这一旧规章的执行得以松弛。[38] 1720—1721 年暴发于马赛及其周边地区的鼠疫，是西地中海最后一次噩梦般的记忆；[39] 而在 17 世纪之前，在一年内夺走一个城市 1/3 甚或一半人口的鼠疫仍很普通，[40] 比如，到 16 世纪下半叶变得完全可靠的威尼斯的统计数字表明，在 1575—1577 年和 1630—1631 年，1/3 或更多的城市人口死于鼠疫。[41]

在地中海以外，欧洲与鼠疫的接触就不那么频繁了，那些地方的公共管理也不甚专业。鼠疫的暴发次数虽不算多，有时却更具灾难性。特别引人注目的是 1596—1602 年发生在西班牙北部的一场鼠疫，有统计认为，仅在这场瘟疫中就有 50 万人死亡。而后 1648—

1652 年和 1677—1685 年的两次复发，更有超过 100 万的西班牙人疫死。因此，与经济和政治力量一样，鼠疫杆菌必须被视为导致西班牙衰落的重要因素。[42]

在北欧，面对鼠疫和有关鼠疫的流言蜚语，由于无论在宗教上还是医学上都缺乏精致的检疫制度和行政管理，从而为疫病恐惧和仇恨情绪创造了广阔的表达空间，尤其是穷人对富人的长期憎恨，经常借此趋于表面化。[43]区域性暴动和掠夺民宅等行为，时时考验着脆弱的社会结构。

1665 年的"伦敦大鼠疫"之后，[44]鼠疫杆菌退出西北欧，尽管它在整个 18 世纪和 19 世纪仍活跃于东部地中海和俄罗斯。在控制鼠疫暴发上（无论在 1665 年之前或之后），比起发生在欧洲人与动物宿主共存方式中的不经意变化，检疫制度和公共卫生措施所起的作用，显得不那么具有决定性。比如在西欧的大部分地区，因木材短缺而出现了砖石结构的房子，无形中拉开了动物宿主与房主的距离，老鼠没有了像稻草屋顶那样方便的居所，跳蚤也很难有机会从一只垂死的老鼠身上跳到下面的人身上。当稻草屋顶被砖瓦取代，有如 1666 年大火灾后的伦敦普遍实行的那样，这种疫病的传染机会也急剧减少，那种认为大火灾神秘地把鼠疫驱出城外的民间说法，可能确有其事实依据。

一种新的家鼠在 18 世纪欧洲大部分地区的扩散，也被认为扩大了老鼠与人的距离。因为入住的灰老鼠笨拙、谨慎，喜欢在地下穴居，而不像擅长攀爬的黑鼠那样，常常出没于屋顶和墙壁。然而，就此认为灰鼠不易感染鼠疫杆菌的说法还缺乏依据；故把鼠疫离开欧洲归功于灰鼠取代了黑鼠的观点，在流行病学上是不成立的，况且时间上也不相吻合，因为灰鼠只是在 18 世纪即将结束时才到达西欧。[45]

更重要也更模糊的变化，或许是发生在西北欧的人—人传染方式的变化。有这样一种可能性：一种被称作"伪结核杆菌"（Pasteurella pseudo-tuberculosis）的鼠疫杆菌变种，作为常见的人—人传染病，可能早就存在于欧洲那些寒冷而潮湿的地方，潮湿使那里空气传染的条件比气候干燥地区要好。"伪结核病"症状类似伤寒，很少致命，却激发了对鼠疫的部分免疫力。遗憾的是，因其症状很容易同呼吸道感染引发的其他热病相混淆，也就难以从人类疫病史中将其单独分离出来。此外，关于鼠疫和伪结核病之间关系的描述，也存在许多不确定的地方。有些细菌学家宣称，他们已经观察到鼠疫杆菌向伪结核杆菌的变异过程，有人则质疑他们的结果。

在这些情况得到更好的说明之前，匆忙做出结论说，从鼠疫杆菌向伪结核杆菌的变异确实在欧洲发生了，还过于草率。不过，我们依然承认，这正是可以预知的那种调整——当原本致命的一种病原体有时间同其宿主达成更稳定的关系时。尽管鼠疫杆菌的肺部感染可以不需要任何中间宿主，并在一天多的时间里使患者百分之百毙命，但只有经历这样的变异，这种病才可能作为人类传染病延续下去。[46]

无论上述过程有多少因素的参与，它对西欧的影响都毋庸置疑：噩梦般萦绕欧洲人心头达三个世纪之久的疫病，在 17 世纪下半叶悄然消失了。鼠疫在地理范围上的撤离，还引发了一大理论的产生。这个理论认为，鼠疫以世界大流行的方式三次出现于人类社会：一次在 6 世纪，一次在 14 世纪，最后一次应在 20 世纪（最终却没有出现）。这种观点由 20 世纪参与鼠疫控制的医学团队发展而来，显然不难理解，正是基于这种认识，他们的工作被赋予了特殊的意义。[47]

可事实是，鼠疫在靠近亚欧大草原疫源地的人口当中并没有消失，在它继续出现的那些地区，其杀伤力也没有像"世界大流行"理论所宣称的那样减少。似乎更有可能的是，在居住、航行和卫生习惯上的变化，以及其他影响老鼠、跳蚤和人类彼此接触方式的改变等因素，才是决定鼠疫进攻还是撤离的调节因素。仅以可资利用的有限证据，就构建出三次"世界大流行"理论框架的努力，如同试图将西欧的鼠疫经验伸展至整个欧亚大陆一样错误。[48]

欧洲其他疫病方式的变动

其他疫病方式的重大变化也出现于欧洲，或者作为 1346 年后鼠疫肆虐的结果，或者作为新疫病随着蒙古帝国的铁蹄在亚欧大陆向西蔓延。最突出的现象是麻风病发病率的减少，而这是黑死病时代之前中世纪欧洲的重要疾病。当然，那时的"麻风病"是一个集合名词，用来描述以显著而可怕的方式感染皮肤的多种传染病。今天该词所指的特定疾病，是挪威医务工作者阿穆尔·汉森（Armauer Hansen）于 1873 年第一次确认的细菌传染病。为把这种传染病区别于原被称为"麻风病"的其他疫病，有时也使用"汉森病"这一术语。

汉森病大约在 6 世纪已落脚于欧洲和地中海沿岸。[49] 此后，与被视为麻风病的其他传染病一道，一直到 14 世纪仍然十分活跃。麻风病院在数以千计的中世纪城镇周围建立起来，到 13 世纪，据估计在所有基督教国家中达 19 000 座之多。[50]

黑死病所导致的死亡肯定使许多麻风病院的病人减少，但认为该病随着所有患者的死去而消失的观点，显然是错误的。其实麻风病仍以相当的规模继续留在斯堪的纳维亚，在欧洲其他地方也存在，只是规模较小；但麻风病人的数目已与1346年以前无法相比，麻风病院只能转做他用——或者改为医院，或者像在威尼斯那样，成为收容疑似鼠疫杆菌携带者的检疫所。

不容置疑，导致欧洲麻风病人急剧减少的生态环境已无法复原。最近的医学研究表明，可能与维生素C在食物中的含量有关，因为维生素能够抑制麻风病菌侵蚀人类肌体的某个化学过程。[51] 但黑死病之后，欧洲饮食即使有变化，也似乎不足以解释麻风病发病率广泛但突然的降低。

另一个可能性更大的假说，是关于疾病竞争模式的变动。这个假说认为，欧洲麻风病可能因肺结核发病率的日渐增多而减少。其理由是：结核病菌引发的免疫反应在某些情况下，似乎与麻风病引发的免疫反应有所重叠，以致宿主接触了一种传染病原，提高了对另一种传染病的抵抗力。在这种竞争态势下，结核有明显的优势，结核杆菌夹在感染者咳嗽和喷嚏的飞沫中进入空气，在宿主间传递，比其对手更富流动性。麻风病究竟是怎样在宿主间传播的，即便在今天仍无法确知；现在十分清楚的是，这是一种慢性接触性传染病，只有长期接触才会被传染。

不难想象，如果肺结核在1346年后确实更为流行的话，就有可能打断麻风病的传染链。办法很简单，只需先入为主，在欧洲人的肌体中激起更高水平的抵抗力，就能让慢了一步的麻风杆菌难以立足。[52]

然而这种假说马上又引起了新的问题：结核病是否在鼠疫暴发之后的欧洲更为流行？如果答案是肯定的，那又是为什么？结核杆菌是世界上最古老也是分布最为广泛的病原体，结核感染早在初民时代就出现了，石器时代和埃及古王国时代的人类骨骸已被检验出有结核感染迹象。尽管肺结核的证据因其自身的原因还很稀少。[53]

在当代条件下，肺结核在城市环境下传播最快，那里互不相识的人们频繁往来，咳嗽和喷嚏即可以把结核杆菌从一个人传给另一个人。[54] 大约公元 1000 年后，城市就在西欧变得日益重要，但直到 14 世纪之后，城市人口在欧洲各地占总人口的比例仍不高。因此，中世纪城市的兴起，不足以解释麻风病的减少和肺结核的增多。

如果我们绕过这个问题而考虑另外一个变化，即于 1346 年后在清空（empty）欧洲麻风病院中可能起过作用的疫病变化，上述难题的合理解释也就浮出水面了。雅司疹（yaws，即莓疹）也被中世纪医生归为麻风病的一种，它源于某种热带莓疹螺旋体，而这种热带莓疹螺旋体与梅毒螺旋菌很难区分。通过与已感染的人直接接触进入皮肤以后，该病就以深而宽的疮口显示出来。雅司疹是否确实存在于中世纪的欧洲？如果存在，其流行程度又如何？凡此种种，都不得而知，因为它具有令人憎恶的症状而被列入麻风病的范畴。但我们有理由相信，欧洲人在哥伦布之前并非不熟悉热带莓疹螺旋体感染；一种专家观点认为，这种传染病就像结核病一样，属于人类最早认识的疾病，早在狩猎—采集者开始在地球上游历时就被带到世界各地。[55]

如果我们接受这种观念，即在 1346 年前雅司疹曾被欧洲人归入麻风病的话，则此后这种传染病显然衰退了。当梅毒在 15 世纪末暴发时，其毒性之烈与症状之触目，以及在患者体内几乎没有遇到任何抵抗的状况，在欧洲人看来都像是前所未有的新病。但产生雅司疹的热带莓疹螺旋体和产生梅毒的苍白螺旋体基本一样，其不同之处仅仅是宿主间转移的方式和在患者体内的传染途径。

在黑死病后的欧洲，这两种疾病可能都改变了传染途径，若果真如此，原因何在？显然，皮肤与皮肤接触的程度，首先取决于大部分人口尤其是穷人获得衣物和燃料的程度。在冬天缺少御寒衣物和取暖燃料的情况下，保持体温的最好办法就是人挨人地挤在一起，尤其在晚上。13 世纪在西欧许多缺少木材的地方，这可能是农民度过严冬的唯一方式。然而，14 世纪人口的大量死亡，使得在同一个地方谋生的人比 13 世纪少了大约 40%。显然，这意味着人们有可能得到更多的燃料和更多的衣物。另外，随着气候的恶化，14 世纪的冬季比 13 世纪更为寒冷，这时若无法拥有足以御寒的衣物，仅靠挤在一起，已不再能够保持体温了。

众所周知，在 14—17 世纪，西欧羊毛织品的生产举世瞩目。根据现存史料，面向黎凡特（Levantine）和亚洲市场出口的高质量羊毛织物，比当地农民生产的粗质羊毛织物更多。倘若养羊业的日益发展（特别在英国和西班牙），以及更加寒冷的冬天，都没能促使欧洲人生产更多衣物的话，那就令人奇怪了。作为鼠疫所导致的劳动力短缺的结果，增薪使工薪阶层有条件购买更好的衣物；即便增薪不是一个普遍或持续的现象，降低了的人口与提高了的羊毛产量在西欧并存，这一基本事实也毋庸置疑。因此，即便是穷人，也有可能更加严实地遮盖自己的躯体。这样，欧洲人就有可能打破汉森病和雅司疹赖以通过皮肤接触感染的旧模式。于是，欧洲麻风病院的腾空也就易于理解了。

然而，羊毛纺织品越来越多的供应也会促进虱子和臭虫的繁殖，由此就方便了像斑疹伤寒这类疾病的传播。该病于 1490 年首先出现时，对欧洲的军队造成极大的损害。[56]另一个副产品是关于"体面"新标准的形成，它要求人们在大部分时间尽可能地遮盖身体。众所周知，十六、十七世纪，无论在新教还是在天主教国家里，都要求教徒隐藏性欲以及其他生理机能。这也从反面证明，即便穷人也能得到足够的衣物来遮盖身体。这种观念转变的日渐广泛，事实上间接而有力地证明了我的假说的正确性，即衣物在 1346 年以后的欧洲开始变得充足起来。

欧洲气候的寒冷和日益充足的毛织品供应，使麻风杆菌和热带螺旋体不得不直面生存危机，后者碰巧找到了一条生存通道，即通过性器官的黏膜在宿主间传递感染。该病的症状也随之改变了，欧洲医生在 16 世纪早期赋予它一个新名字——梅毒。[57] 这不再是一种常见于儿童的流行广泛的传染病，其症状也不再仅限于莓疹而一般不出现严重疮口（除非抵抗力减弱了）。现在的梅毒，大多只在成年人中传染，患者发病初期的症状也更为触目。一如人们熟悉的儿童病，譬如麻疹，表现在年轻人身上的症状要比在儿童身上的更为严重。[58]

然而，麻风杆菌却未能找到新的感染途径，只是维持在斯堪的纳维亚一地流行。那里的天气更加寒冷，衣物供应却没有增加，只好容许病菌维持其旧的传播方式。西欧其他地方与肺结核接触的增加，是否也对麻风病减少起到作用，尚无定论。但如果在中世纪条件下，结核接触赋予麻风病部分免疫的话，这种情况也是可能的。

上述这些假说的性质不言而喻。在当时情况下，其他因素的改变，如饮食的改变、气温的变化、公共沐浴方式的变化，都可能比衣服的增多更重要。尽管如此，确定无疑的事实毕竟是：鼠疫的反复发作、欧洲的人口衰减、羊毛制品的增加，还有麻风病院的清空。

新疫病平衡模式的重新建立

不管这一结果是如何在各种因素之间的相互作用下产生的，曾经在 1346 年和 1420 年上演的那场对微寄生原有平衡的戏剧性冲击，到 15 世纪末已被成功消解。一个欧洲人口增长的新时代，再度款款而来。

在这一进程中，虽说在 1346—1500 年，欧洲政治和军事状况各不相同，难以简单概括；但可以肯定的是，巨寄生方式的改变也发挥了作用。或许存在着地方性暴力日趋减少的趋势，1453 年百年战争后的法国确实如此。如果这一现象更为普遍，则必须归结为税收的逐步集中，以及成建制的军队日益向越来越少的几个中心集中。遗憾的是，这个推测是否适用于欧洲各处，还远未明了。比如，波兰就走上了另外一条发展之路。即便在君主集权发展得最为顺利的法国、英国和西班牙，地方性的武装冲突仍然普遍，有时还具有局部破坏性，这种情况一直延续到 17 世纪中期以后。

租金占农民收入的比例各不相同，税金也一样，在界定欧洲的巨寄生关系上，生产率是政治、军事以外的第三个关键性的变量，因为农民和手工业者生产得越多，税金就可能上缴得越多，但即便这样他们仍能维持生存，甚至生活水平还有所提高。但是，各地的税金、租金以及生产率的地区性变化，似乎很难普遍适用于某个具体模式，起码我没有发现。只是在微寄生层面变化才比较明显，因此我们可以合理地认为，疫病才是 15 世纪末改变欧洲人口趋势的最活跃的因素。

诚然，持久的稳定并不存在。欧洲刚刚从鼠疫等疫病的重创中恢复元气，他们的探险者就于 1492—1512 年令人瞠目地开启了环球航海时代，又为人类带来了一系列新的疫病冲击，这一次的后果影响了整个地球。

不过，在进入这一主题之前，我们对于14世纪及随后欧洲遭遇鼠疫的心理、经济和文化的后果，似乎得冒昧做一评论；我们还要尽其所能地考察，蒙古人频繁穿越大草原的经历，究竟会给亚洲和非洲带来什么样的疾病后果。

在心理和文化层面上，面对紧张和随即而来的危机，欧洲人的反应鲜明而多样。当鼠疫暴发把濒临死亡的恐惧植入整个社会时，日常规范及习俗制约随之崩溃。这时各种仪式纷纷登场，以社会认可的方式来消除恐惧；不过在14世纪，地方性恐慌经常引发怪异行为。第一个应对鼠疫的仪式化努力，就采取了极端而丑陋的方式。在日耳曼及邻近地区，成群的自挞者（Flagellants）蔑视教会和国家权威，他们为平息上帝的愤怒，疯狂地相互鞭打以及攻击犹太人，当时犹太人因被社会认定是传播鼠疫的罪魁祸首而遭到普遍谴责。如果记载可信的话，他们的仪式对于参与者来说简直就是杀戮。[59]

或许正是自挞者和其他参与者激起的对日耳曼犹太社区的攻击，加快了欧洲犹太人口中心东移的步伐。波兰侥幸躲过了第一波鼠疫，尽管那里也发生了针对犹太人的民间骚乱，但皇室权贵还是欢迎德国犹太人，因为他们会给这个国家带来城市生活的技能。因此，东欧犹太人后来的发展，极大地受到14世纪民众对鼠疫的反应方式的影响，或许还在维斯图拉河（Vistula）和尼曼河（Nieman）流域，加快了由犹太人主导经营的以市场为导向的农业的兴起。

诸多过激事件见证了鼠疫对欧洲人心理的最初影响。随着时间的推移，第一波冲击留下的焦虑和恐惧渐渐减弱了，薄伽丘

（Boccaccio）、乔叟（Chaucer）和朗格兰（William Langland）等作家，都把瘟疫看作上帝对人类的惩罚，如同天气一样。瘟疫对文学的影响，也许更为持久而广泛，比如学者们猜测，倡议将本国语作为严肃写作工具的潮流和拉丁语在西欧上流社会的逐渐式微，都因通晓古拉丁语的牧师和教师的大量病亡而加速。[60] 频频遭遇瘟疫的突然造访，不时面对不可思议的生命消失，绘画风格也逐渐适应笼罩着阴郁的人生境况，比如托斯卡纳的画家，就一反乔托（Giao）的宁静风格，而偏好更严峻的宗教情景和僧侣般虔诚的肖像。"死亡之舞"成了艺术的主旋律，与灾难、恐怖有关的诸多主题进入欧洲的艺术宝库。[61] 体现 13 世纪特征的轻松与自信（那时欧洲的大教堂正在兴建），随着一个（疫病）纷扰时代的来临而悄然退去。同时，社会生活中各经济阶层间的高度紧张状态，以及面对暴亡的真切体验，对每一个人来说都显得比以往更加难以逃避。

黑死病的经济影响是巨大的，其区域差异却比前辈学者所认为的更大。在高度发展的地区，如意大利北部和佛兰德斯，随着 13 世纪繁荣时代逝去，社会各等级间的冲突逐渐激化——通过大幅扰乱工资和价格模式，而鼠疫加剧了这些冲突。大约在 90 年前，索罗尔德·罗杰斯（Thorold Rogers）认为黑死病改善了下层民众的处境，因为它通过摧毁农奴制而增进了民众的自由。[62] 他的具体理由是，由鼠疫死亡而导致的劳动力短缺，使被雇用者有资格与雇主讨价还价，由此提高了他们实际的工资。而今，这种观点不再被认同，因为区域性差别极其复杂。劳动者死了，雇主也死了；即便在那些市场经济活跃的城市，人手短缺、一时间工资提高的现象也只是昙花一现。[63]

显然，鼠疫引发的初始动荡，将随时间的推移而趋于沉寂。尽管如此，在 14 世纪后期和 15 世纪欧洲文化与社会的变迁中，之所以仍能感受到这种动荡，当然与可怕的鼠疫的不断复发有关。

在鼠疫肆虐之时，一个好端端的人竟然在 24 小时内悲惨死去，在这种经历面前，阿奎那（Aquinas，死于 1274 年）时代所推崇的对理性神学的信仰很快崩溃了，任何对于神秘自然世界的人为解释都变得难以置信。与鼠疫的严酷现实相适应的，只可能是那些能给反复无常的灾难留有余地的世界观；也只可能是享乐主义和各种颇具宿命色彩的异教哲学的复兴，尽管这类文化反映的仅限于少数人。更为深入人心的是神秘主义的泛滥，其追求旨在以纯粹个人的方式，达到与神不期而遇的境界。东正教的分裂、拉丁基督徒内部的更为多样化的运动，比如莱茵河沿岸地区的神秘主义、共同生活兄弟会（the Brethren of the Common Life），以及像英国罗拉德派（Lollards）那样的异教团体的出现，无不表达了对上帝的唯信仰论理解的个人化需要，而这些都是阿奎那神学及其之前通行的虔诚形式无法提供的。[64] 直到 17 世纪中期，鼠疫的复发又不断激活了这种心理需求。因此，对于基督教的东正教、天主教和新教等所有分支来说，即便面对太多的个人情绪也总会感到不自在，宗教当局也必然会腾出更多的空间，留给个人神秘主义和其他与神交往的形式。

再者，史无前例的鼠疫大流行，使固有的宗教仪式和管理措施的无能与无奈显现殆尽，也使整个社会弥漫着焦虑不安的阴云。14世纪时，病亡教士和僧侣的继任者，通常没有受过良好培训，他们面对的信徒即便不是公开对抗，也喜欢诘问。在鼠疫肆虐中，一些人被病魔杀掉而另一些人却毫发无损的境遇，使上帝的正义变得遥不可及；面对无章可循的传染和突如奇来的暴亡，上帝以往通过圣礼（即使有神圣的修士来主持）来分赐恩典的做法，也不足以抚平大众心理上的伤痛。在基督教的欧洲，反教权主义并不新鲜；但在1346 年以后，却变得更加公开而广泛，并构成了马丁·路德后来成功的诸要素之一。

罗马教会的圣典仪式一直相当保守，需要几个世纪才能适应鼠疫制造出来的层出不穷的危机。因此，只是在反宗教改革时期，用以应对鼠疫频频复发的仪式和象征，才具有心理层面上的意义。向圣塞巴斯蒂安（St. Sebastian）祈祷，变成了天主教预防鼠疫仪式的核心，那位早在基督纪元之初就赋予自己阿波罗神美德的痛苦圣人，也随之在宗教艺术中占有了一席之地，射死他的箭正代表了不可预见的鼠疫之箭。第二个重要人物是圣洛克（St. Roch），他有着多重人格，是公共慈善的赞助人和护理病患的楷模——这类行为在疫情猖獗的欧洲地中海城市里，缓解了鼠疫造成的冲击。[65]

在应对传染病的特殊仪式方面，欧洲新教徒没有太大的建树，《圣经》中几乎没有提到如何应对疫病大流行，因为鼠疫很少影响北部（尽管一旦暴发往往严重异常），新教徒缺乏发展应对仪式的足够动力。

与僵化萦绕的教会相比，城市政府对恶性疾病的反应相当迅速，尤其在意大利。官员们知道如何处理政务，比如，在鼠疫暴发时保证食物供应、建立检疫所、招募医生，甚至组织丧葬，并为公众制定相关行为规范等。城市当局能以或多或少有效的方式做出反应，体现了他们总体的活力，而正是这种活力使 1350—1550 年间成为欧洲城邦的黄金时代，尤其是德国和意大利诸城邦，他们与上级政府的竞争性内耗接近最小化。[66]

意大利和德国的城市政府及商人，不仅成功地管理着他们自身的事务，而且还推动市场经济在整个欧洲的跨地域发展。很快，这些城市还发展出了更加世俗的、到 1500 年吸引了整个欧洲注意力的思维取向和生活方式。毋庸置疑，从中世纪到文艺复兴的价值变迁，绝不可能仅仅取决于瘟疫；然而，瘟疫流行以及城市当局应对瘟疫的成功方式，肯定对欧洲意识形态的划时代转变发挥过重大作用。

鼠疫对欧洲以外地区的影响

当我们把目光移出欧洲，探寻鼠疫模式改变对旧大陆其他地方的意义时，我们面前呈现的几乎是一片空白。学术界对欧洲黑死病的深入研究已有百年之久，而在世界的其他地方，勉强可以比肩的研究都不存在。我们无法想象鼠疫竟然会对中国、印度和中东毫无影响；我们更无法想象，当鼠疫疫源地在中国东北地区—乌克兰之间的啮齿动物群落中形成之后，直面这一史无前例的压力，生活在大草原上人们竟然未曾受到威胁。

大量证据表明，整个穆斯林世界正如欧洲一样，鼠疫始终是那里不断出现的恐怖力量。埃及和叙利亚的鼠疫经历，一如周边联系密切的地中海沿岸的其他国家。有大约 1/3 的埃及人口死于 1347—1349 年的第一次鼠疫暴发，[67] 此后鼠疫仍频频光顾尼罗河流域，最近一次则是在 20 世纪 40 年代。

这绝非偶然，埃及与东欧大草原有着特殊的联系。从 1382 年直到 1798 年，尼罗河流域被骑兵集团，即所谓的马穆鲁克（Mamelukes）所统治，这些骑兵全从高加索地区征召而来，并同黑海港口保持着经常性的联系，唯有如此，才能保障军中兵员的及时补充。

埃及的疫病流行可能颇为惨烈。依据阿拉伯作家提及的鼠疫灾难的简单统计表明，与地中海和穆斯林世界的其他地区相比，15世纪埃及鼠疫的发作频率急剧递升，其直接导致的人口减少和贫困化，[68] 又因为马穆鲁克的治理不善乃至压迫而加剧。不过，与人为暴力相比，瘟疫终归是更为狠毒的杀手，埃及财富和人口的减少，绝非马穆鲁克单独的暴政所能，更多的危险可能来自埃及与西部大草原的特殊联系，以及联系中形成的微寄生变化。可以肯定的说，只要马穆鲁克的统治在延续，埃及在欧洲人心目中的恶名就很难改变，尽管这个名声在基督徒中是随着宗教的仇外心理变恶的。欧洲人习惯把每一次影响地中海广大地区的瘟疫，都溯源到亚历山大里亚或开罗。但是，以下历史也是事实：拿破仑于 1798 年推翻了马穆鲁克统治，由此割断了埃及与黑海沿岸的长期联系，鼠疫也随之大为减少，甚至在 1844 年后消失了几十年。[69]

在伊斯兰世界的其他地方，鼠疫的发作往往会持续好几年，随季节变化从一个城市转移到另一个城市，或从一个地区蔓延到另一个地区，可传染的链条却一直没有中断，直到人类宿主耗尽，鼠疫才会暂时消失。就像在欧洲一样，鼠疫的光顾经常以 20 年～50 年的间隔（即成长起新的一代以取代以前感染的那些人）不时影响特定地区。[70]

穆斯林对鼠疫的反应是（或后来是）消极的。早在穆罕默德时代，疫病已为阿拉伯半岛所熟悉，在被伊斯兰博学之士视为生活指南的传统中，先知关于如何应对瘟疫的亲口训诫备受重视。关键句子可以翻译如下：

"当你知道某地有疫病，就不要去那；但如果它就发生于你所在的地区，也不要离开。"

还有："死于疫病的人是烈士。"

更有："真主折磨他想折磨的人，这是惩罚，但他对其中的信徒也会施与一定的仁慈。"[71]

毫无疑问，这种传统抑制人们组织起来对付瘟疫，尽管这里译成"疫病"（epidemic disease）的概念，可能指穆罕默德时代其他瘟疫——特别是天花。天花的暴发，大约发生在穆斯林第一次征服拜占廷和萨珊波斯（Sassanian）之前或当中。[72]

到16世纪，当基督徒对付鼠疫的检疫制度和其他预防措施已经趋于定型时，穆斯林反对逃避安拉意志的观念却强化了。下列逸闻恰好说明了这一点：罗马帝国驻君士坦丁堡的使者，曾因他的官邸里发生过鼠疫，请求苏丹允许他搬离现在的住所，奥斯曼帝国的苏丹回答道："鼠疫难道不也发生在我的宫殿里，而我却无意离开吗？"[73] 穆斯林用玩笑式的轻蔑看待基督徒的卫生举措，而在鼠疫发作时，他们却付出了比基督徒邻居更为惨重的代价。

在巴尔干地区和几乎整个印度，穆斯林成了统治阶级。他们喜欢在城市生活，这个偏好恰恰又形成了人口发展的一大障碍，毕竟疫病传染在城市环境中机会更多，因病丧命的穆斯林也不在少数。于是，只能靠臣属人口的不断皈依，才能弥补鼠疫等传染病所造成的穆斯林人口损失。当巴尔干（尽管不是在印度）的皈依人数在18世纪几乎降为零时，支撑穆斯林统治的人口基础，在信仰不同的农村地区也迅速削弱。如果没有人口因素的潜在影响，由巴尔干基督徒发起的民族解放运动，便不会在19世纪取得成功。

至于中国，在14世纪以后，这个大国拥有两处易受鼠疫侵扰的边界：一处在西北，与大草原的疫源地接壤；另一处在西南，与喜马拉雅山的疫源地毗邻。然而直到19世纪[*]，现有史料并不能区分鼠疫与其他烈性传染病，而那时与喜马拉雅山疫源地相联系的云南疫情最终于 1894 年扩散至沿海，其世界性影响已如前述。在 1855 年之前，烈性传染病的流行在中国相当普遍；其中很多应当是鼠疫，但现有史料不足以支持我们做出更确切的判断。尽管如此，1200—1393 年中国人口的减半，用鼠疫解释比用蒙古人的残暴解释更为合理，即使中国的传统史书宁愿强调后者。[74]

中国不可能是唯一遭受鼠疫重创的亚洲地区。有理由认为，在整个喜马拉雅山北部，重大的人口损失出现于 14 世纪，那时大草原才刚刚接触鼠疫，当地人还来不及适应这种致命的疫病流行。然而，相关资料寥寥无几，只有现代学者偶尔搜集的一些零散片段。比如，一位阿拉伯作家曾记述说，当鼠疫于 1346 年到达克里米亚，尚未开始其地中海诸国肆虐之旅的时候，位于西部大草原上的乌兹别克村庄就已被疫病彻底清空了。[75]

如果我们联想到东部大草原，以 1368 年撤出中国为标志的蒙古人势力的衰落，显然与猜想中的鼠疫蔓延大草原不无关系。有人甚至质疑：与瘟疫尤其是鼠疫的接触日益密切，会不会就是颠覆蒙古人军事力量的真正因素呢？如果答案是肯定的，则不难相信，这些游牧在黑龙江河口到多瑙河河口之间的大草原上的人们，正是因为遭遇了烈性传染病才遭受了人口上的重大损失。我们便不难明了，蒙古人失去了故乡充足的后备人口，他们无论在中国、波斯还是在俄罗斯的军事霸权都难以维系；我们也可以清楚，对于纵横于整个

---

[*]　一般认为，能够明确认定为鼠疫的最早的文献记载为云南赵州文人师道南所作之《鼠死行》，该诗生动惨烈地描述了当地鼠疫暴发时人鼠两亡的凄凉境况，首次明确指出了瘟疫与鼠死相伴这一鼠疫最重要的表征。该书作于乾隆五十七年，即 1792 年。因此，当为 18 世纪末而非 19 世纪。

亚欧大陆的蒙古统治者来说，正是大草原的疫病经历，加速了他们被自己的农业臣属人口推翻和（或）同化的进程。

这样的人口灾难（如果的确如此），也可以诠释大草原上中心城市的衰落，这些商业城市早在 14 世纪初就已经相当繁荣。对于伏尔加河沿岸城市的毁灭，世人往往归咎于跛子帖木儿（Timur，1369—1405 年在位）的残暴无情。帖木儿也的确把大批的手工业者迁往自己的首都撒马尔罕，并且在印度、小亚细亚和亚欧大草原的西部到处烧杀抢掠。然而，统治者的残暴往往并不稀奇，倘若拥有人丁兴旺的农村基地，可以随时从中吸收新居民的话，被毁掉的城市也就有条件迅速恢复。事实上，经历了帖木儿烧杀抢掠之后，小亚细亚和印度的城市就是这样恢复的，但西部大草原上的城市却迅速衰落了。

那些城市的繁荣，大都基于商队在西部大草原上构建起来的交通网络，而这种网络固有的脆弱性恰好可以解释这种差别：毕竟长途贸易要想实现目标，就必须跨越空间广阔的环境系统；而系统内巨寄生的关系失调，以及任何环节上的功能失灵，都会迅速终结昂贵的商队活动。这就解释了西亚草原在帖木儿的蹂躏下为何会恢复得如此之慢，以致难以觉察。导致衰落的关键和发挥重大作用的影响，很可能来自微寄生方式的变化。1346 年后大草原上的政治失序，或许正是源于统治阶层面对鼠疫流行的短视反应。遭受鼠疫骚扰之前，商人和手工业者曾以交纳重税的形式支持了中亚和东欧国家的建立；遭受鼠疫重创之后，人口急剧减少的草原臣民已无力满足统治者的要求了。

可以确定的是，那些从事商品收购、转运和买卖的人对鼠疫尤其敏感。特别是在瘟疫刚刚出现、尚未制定有效应对规范的几十年里，蒙古征服者造就的整个亚欧草原的商队网络，极有可能毁于严重的疫病死亡。假如我们对事件重构的叙述确有道理，那么，没有蒙古人将自己游牧生活积累的军事潜力的成功发挥，亚欧大草原的臣民和商人就不会陷入万劫不复的疫病灾难。如此说来，实在具有讽刺意味。[76]

关于亚欧大草原上人口灾难的假说，还可从那些经常被忽略却很明显的社会生态变化（14 世纪以后已无可否认的变化）中得到佐证。在那之前的 300 多年，大草原的游牧民族利用他们超凡的机动性和军事力量，不断向南扩张到农业文明地区。他们南下时的角色经常变换，有时作为征服者，有时作为雇佣军，有时甚至还作为奴隶。不可否认的是，从大草原向亚欧农业世界的迁徙绵延不绝，有时甚至永久性地改变了语言和种族的界限，印欧语系和土耳其语的分布就见证了这一过程的规模和持续性。而且，1300 年之前的几百年间，向南迁徙的运动规模已经非常之大，正如塞尔柱（Seljuk）和奥斯曼的扩张，以及最后由蒙古人的风暴将其推向高潮所表明的那样。

然而，1346 年之后这类人口迁徙消失了。到 16 世纪时，西部大草原上的人口流动方向显然发生了逆转。最晚到 1550 年，几千年来游牧民族从大草原南下农耕地带的风景不再；反而，文明地区的农业拓荒者却北上大草原，开始向茫茫草海的无人荒地进发。

对于欧洲草原在中世纪晚期和现代早期被抛荒的历史，我们必须将其视为需要解释的问题，尽管历史学家通常满足于把发生在 1500 年的事实视为"正常"。很快，俄罗斯拓荒者就证明了，乌克兰的大草原是优良的农场，对于游牧民族来说，也是蒙古以西最理想的牧场。那么，为什么这片土地在近代早期几乎无人眷顾？掠夺尤其是奴隶掠夺，一旦在 15 世纪后期成为有组织的活动，后果肯定是人口的减少。奥斯曼奴隶市场的需求一向是个无底洞，为了从中牟利，那些不惜袭击俄罗斯村庄的克里米亚的鞑靼骑兵，往往在旷野上跨越数英里才能猎获到奴隶。但是这种奴隶掠夺并不能解释大草原自身的清空，问题在于这里原来的牧人和他们的牲畜哪里去了呢？

退入克里米亚以及那个特殊环境下的局部城市化，或许代表了人们选择背井离乡的深思熟虑，这个选择能让他们贴近奥斯曼文明以及更多文明所蕴含的安宁，也凸显出克里米亚半岛作为生存堡垒对幸存者的诱惑。可是，狭窄的克里米亚不可能容纳乌克兰富饶草原的所有移民，除非曾经有大规模的灾难削减了他们的人口。[77]

来自大草原东部推论性的证据表明，到 17 世纪或更早些的时候，蒙古和中国东北地区已经学会如何有效地防范鼠疫。不然满族在 17 世纪 40 年代对汉民族的征服（正相当于以前对大草原的入侵）就不可能发生，而征服的成功又要求兵员众多且军纪严明的满族"旗兵"来支撑新的王朝。

与此同时，一种富有活力的宗教和政治运动于 17 世纪出现在蒙古人和西藏人当中，即所谓"黄教"（藏传佛教）的兴起。黄教对于游牧社会的重新组织非常成功，其后果也令世人非常畏惧，新兴的清王朝不得不从 17 世纪 50 年代起，就开始小心翼翼地对待他们。最后，清王朝终于依靠中原地区的雄厚资源征服了西藏和蒙古利亚，并把它们纳入帝国统治之下。这一进程付出的努力极大，直到 1757 年，天花瓦解了大草原上由卡尔梅克（Kalmuks）组织和领导的最后一个战斗联盟，清朝军队才取得最后的胜利。

这一征服记录意味着，到 17 世纪中期，东部大草原仍保持或重新获得了自己的人口强势，以维系他们面对安土重迁的农业社会时的传统角色。何以如此，确切原因自然无从知晓。但正如我们已经看到的，当医学观察者在中国东北地区和蒙古认识了鼠疫杆菌的生存环境，研究了它与人类、土拨鼠和其他穴居啮齿动物的关系之后，当地社会逐渐形成了有针对性的卫生习俗，有效防范了人类的疫病感染。假如这些预防性习俗可以追溯到 17 世纪（甚至更早），那么东部大草原的政治、宗教和军事的广泛复兴就不难理解了。

相形之下，西部大草原的游牧社会因其处于穆斯林的影响之下，可能已经把鼠疫视为不可医治的天灾；况且，那里还居住着比东部大草原种类更多的啮齿动物，这使预防性习俗的发展更加困难重重。无论如何，鼠疫在整个现代（包括 20 世纪）依旧频繁出没于东欧。这个时期的远东只暴发过一次鼠疫，正如我们看到的，起因在于不知情的关内移民进入疫源地，且无视游牧人的习俗。他们若能严格遵守当地的预防性习俗，本可以保护自己免受疫病感染。

在 13—15 世纪疯狂削减大草原人口的疾病灾难发生后不久，另外两类冲击又接踵而来。先是欧洲航海者环绕非洲的航行（1499 年），接着，又系统地开启了欧洲与其他文明世界的海上商路。此后，大草原上的商队不再是中国与欧洲商品交流最为廉价的渠道，市场对陆地商品交流的长期刺激随之消失，大草原上经济复兴的基础也因此衰微，加上 17 世纪枪炮技术的快速发展，在装备精良、训练有素的步兵面前，草原骑兵的传统箭术亦不堪一击，很快不可避免地招致邻近农业帝国对亚欧大草原的瓜分。俄罗斯和中国则是这一进程的主要受益者。[78]

因此，鼠疫在亚欧大陆分布改变的后果主要是大草原社会的衰微。然而，我们却几乎无法找到支持这一论点的文字证据。倘若有语言功底深厚的学者，又对这些问题感兴趣，由他们来梳理中国、伊斯兰还有印度的古代文献，或许能够按照欧洲疾病史研究已有标准，为重构这些社会的人口和疾病史提供文献基础。遗憾的是，这一必要却很费力的研究尚未启动，使得中国以外亚洲诸社会在 18 世纪以前人口史的一般性论断，无不缺乏令人信服的依据。即便是中国，要评价疫病在 1200—1400 年使人口减半的影响，也需要对相关史料做进一步探究。

距离大草原上新的疫源地越遥远，人类对疫病流行方式变化的反应就会越微弱。比如在印度次大陆，甚至更为遥远的撒哈拉以南的非洲，如果那些地方真的都是穴居啮齿动物流行慢性鼠疫的初始疫源地，那么，由遥远的北方蒙古人驱动的疫病变化就与其关系甚微。早在鼠疫初次登船，并开始在印度洋和邻近海域扩张的时候，这些地区为控制鼠疫在人类中流行，就有了相当完善的民间习俗。于是，与沿埃及陆桥或其他通道从北方传入的鼠疫杆菌的可能接触，对印度和非洲有过疫病经历的人们几乎不会产生影响。因此，尽管印度史料的缺失使各种推测显得毫无意义，但毫不奇怪的是，14 世纪的印度似乎没有出现人口危机的蛛丝马迹。也就是说，在 1200—1700 年，鼠疫的确存在于印度和东非，至于其影响的程度如何，则无人敢说。

于是我们看到，应对 13 世纪由蒙古人引发的传染方式变动的总体反应，仿佛重现了发生于公元初年的那一幕幕场景。这就是说，欧洲和中国（不如欧洲那样清楚）的鼠疫大流行和随后的军事政治动荡，所导致的远东和远西的人口急剧减少，既出现在公元初期，又出现在 14 世纪。而两地之间的广大地区，不管是疫病史还是人口史，要想搞清楚都困难重重甚至是没有可能。在公元初期，可能是几种疾病同时肆虐，人口恢复的时间也更长，特别是在欧洲。在 14

世纪却恰恰相反，欧洲人口的多数损失只可能归咎于一种疫病，而且其人口恢复无论在欧洲还是在中国都更加迅速，以至于到 15 世纪下半叶，人口增长已在旧大陆的每个角落都重现生机。甚至在接近大草原鼠疫疫源地的莫斯科公国和奥斯曼帝国，人口的增长也确定无疑地出现于 16 世纪，甚至更早。[79]

　　在新一轮的人口增长极限到来之前，欧洲人发现了新大陆，又对地球平衡启动了新一轮的瘟疫冲击乃至生态冲击。这一事件带来了什么样的戏剧性疫病后果，我们将在下一章加以探讨。

第五章

跨越大洋的交流：1500—1700 年

我们在前几章中，很少谈及新大陆及其疫病经历。这种片面性源于文字记录之缺失，也源于医学上对美洲印第安人遗骨研究结论之稀缺。然而，从西班牙人启动了新旧大陆之间的疫病交流之后发生的事情来看，我们似乎可以肯定，从流行病学的观点来看，哥伦布之前的美洲印第安人的患病经历并不重要。除了像有些人仍然认为的那样，梅毒起源于美洲印第安人之外，新大陆的原住民并没有新的传染病，可以向入侵的欧洲人和非洲人输出；与之相反，有着 4000 年文明史的欧洲人和非洲人，却带着他们自古以来陆续遭遇的诸多传染病踏上了新大陆，并给美洲印第安人带去了万劫不复的人口灾难。

新大陆遭遇新疾病

新旧大陆之间疫病交流不对等的原因不难找到。与旧大陆的物种多样性和生态复杂性相比，新大陆只是一个巨大的岛屿。一般说来，借由在更大陆地形成的更为广泛的生态多样性反应，欧亚和非洲大陆成就了更为发达的生命形态。因而，欧洲人从旧大陆引入的动植物经常取代了土著的美洲物种，并以爆炸性的至少是最初极不稳定的方式打乱了原有的生态平衡。比如，我们很少注意到，当代北美常见的肯塔基蓝草（Kentucky blue grass）、西洋蒲公英（dandelions）和雏菊（daisies），均来自旧大陆。还有，从农舍脱逃的猪、牛和马在新大陆发展成野生兽群，时而破坏植被，并进而导致严重的土表侵蚀。[1] 尽管在 1500 年以后，美洲的粮食作物对旧大陆的人口产生了深远影响，但美洲的生物很少能够在野生状态下同旧大陆的生命形态开展成功的竞争，虽然也确有一些成功的例子，比如，在 19 世纪 80 年代几乎毁掉欧洲葡萄园的植物虱子——葡蚜（phylloxera）。

　　因此，美洲疾病的原始状态，只是其生物脆弱性的一个方面；但不巧的是，这个方面却极为特殊，足以对人类生命造成严重威胁。有关哥伦布之前美洲疾病的准确资料很难获得，不过在前哥伦布时代的遗骸上发现的骨头病变表明，当时存在某种传染病，这些病有时被别有用心的医生们解释为梅毒，以证明其起源于美洲。事实上，这种解释难以服人，因为不管传染源是什么，不同微生物感染的骨骼病变可以非常相似，感染的肌体反应也可以非常相似。[2] 在前哥伦布时代的墓葬中，证明肠内寄生物和原虫存在的确凿证据也曾被发现，可即便如此，这些寄生物的种类也远不及旧大陆丰富。[3]

　　在阿兹特克帝国的古抄本中已找到有关疫病死亡的证据，但这些证据似乎与饥馑和作物歉收有关，不可能源自旧大陆的那类人—人传染病。而且，这些疫病的发作间隔很长，只有三次在现存史料中可以辨明。[4] 在西班牙人征服新大陆后，当时的老人们甚至否认他们年轻时患过什么病。[5] 由此看来，事实似乎是美洲印第安人很少生病，即便是在就一些居住地的规模和密集度来说，已经远远超越了足以长期维持传染性病原体形成简单的人—人传染链的关键性门槛的墨西哥和秘鲁。正如其他方面一样，美洲印第安人的文明似乎更接近于古代苏美尔和埃及的文明，没能像 16 世纪西班牙和北非那样，因时常被传染病侵扰而造就出强健的社会。

在欧洲人抵达新大陆之前的几个世纪，或许在公元 1000 年以后，墨西哥和秘鲁的宜居地区已经拥有相当稠密的人口，足以长期维持人—人传染链的存在。然而，这类传染病似乎并没有出现，原因可能在于美洲印第安人已经驯化的牲畜自身并未携带动物传染病，以俟在人口足够稠密时把寄生物传给人类。而这种传播却发生于旧大陆，在那里，分布在亚欧大草原和森林地带的大群野生牛马数目足够庞大，其在野生状态下的相互接触异常紧密，能够使传染病从一种动物传递到另一种动物，而不需任何中间宿主。相形之下，野生的美洲驼和羊驼以分散的小群落漫游在高高的安第斯高原，它们种群太少又相互隔绝，无法在野生状态下维持这种传染。我们对另一种有特色的美洲驯化动物——豚鼠（Guinea pig）的野生先祖的生活方式尚无法合理重构。至于人类最早的驯化动物——狗，尽管它们今天同人类共享多种传染病，但在野生状态下，它们也生活在相对隔绝的小群落里。所以，除了豚鼠尚且可疑之外，美洲的驯化动物如同美洲的先民狩猎群体一样，不能支持文明疾病所特有的传染链。当墨西哥和秘鲁的美洲印第安人一旦建立了对外联系，便大规模地成了欧洲、非洲普通儿童病的牺牲者，也就不足为奇了。[6]

由此引发的大规模灾难，大都反映了一个事实：当欧洲人踏上新大陆时，无论墨西哥还是印加帝国的腹地，人口都非常稠密。这个现实有赖于美洲最重要的两种粮食作物——玉蜀黍和马铃薯，每英亩产量的卡路里超过除水稻以外的其他任何旧大陆作物。避开生产稻米的东亚不说，这个优越条件足以允许美洲每平方英里的人口密度高于旧大陆的其他地方。

而且，美洲印第安人传统食用玉蜀黍的方法，又避免了以谷物为主粮的饮食方式中的一些营养缺失。他们将种仁置于石灰水中浸泡，以分解玉蜀黍的某些分子，从而在消化时合成玉蜀黍自身缺少而人体必需的维生素。不经过这种处理，食用玉蜀黍就会导致烟酸（niacin）不足，这种不足所造成的症状，称为糙皮病（pellagra，蜀黍红斑），它在从事玉蜀黍耕作的欧洲和亚洲人口中经常造成严重的四肢无力。但美洲印第安人将浸泡过玉蜀黍制成"玉米粥"，以及在人口过分拥挤而不宜狩猎的地区，靠以蚕豆补充营养的方法避免了糙皮病的困扰。[7]

我们应该看到，在西班牙人踏上新大陆并彻底颠覆那里的一切之前，墨西哥和秘鲁生态平衡的紧张迹象已现端倪。土地侵蚀早已是墨西哥严重的问题：在秘鲁沿海的某些灌溉区，就在皮萨罗（Pizzaro）到来的前夕，土壤的盐碱化已开始导致人口的衰减。[8]一切都指向同一个结论：在西班牙人到来时，无论在墨西哥还是在秘鲁，美洲印第安人口正对可耕地资源构成越来越大的压力。而且，缺少足够的驯养动物也意味着，美洲农业生产总量与人口的直接消费之间的回旋余地小于旧大陆的一般情况。当遭遇作物歉收或其他类型的食物危机时，亚欧的家禽和家畜可以被杀掉和食用，成为另一种食物来源。而在出现人口过剩的地方，人们又总可以在一段时期内把牧场转化为农田来直接供养自己。在美洲则不存在这类缓冲，这里驯养的动物在人类的食物结构中所扮演的只是边缘性的角色。

凡此种种因素的结合，使得美洲印第安人对西班牙人和之后漂洋过海的非洲人带来的病原体相当敏感。由此引发的巨大规模的人口灾难直到近来才弄清楚，"二战"以前的学术界普遍低估美洲印第安人的人口数量，认为哥伦布登陆伊斯帕尼奥拉岛（Hispaniola）时的人口总数约在 800 万~1400 万人。[9] 然而，基于最近对贡赋册本和使节报告的统计资料的分析评估，已经把早期的数字提高了 10 倍甚至更多，认为征服前夕的美洲印第安人的人口大约有 1 亿，其中 2500 万~3000 万为墨西哥人，属于安第斯文明的人口大致与前者相同，而接壤的中美洲地区，显然也居住着相对稠密的人口。[10]

面对如此之高的人口水平，美洲人口衰减是灾难性的。到 1568 年，在科尔特斯启动了新旧大陆之间的广泛交流之后不到 50 年，墨西哥中部的人口已减少到 300 万，约为科尔特斯登陆时的 1/10。[11] 此后，衰减又以相对缓慢的速度持续了 50 年，到 1620 年人口降到约 160 万。而在随后的岁月里，如此之低的人口水平始终未见恢复，直到 18 世纪。

对原有印第安社会的剧烈的破坏，同样也出现于美洲的其他地区，甚至持续到 20 世纪。每当那些原本偏远而隔绝的部落与外部世界发生联系，并遭遇一系列毁灭性的和令人道德沦丧的疫病侵袭时，灾难便不可避免。近代的一则事例表明了这样的进程是多么无情而又不可抗拒。1903 年，一个叫作"卡亚普"（Cayapo）的南美部落接受了一名传教士，这位牧师宣称会千方百计地保护他的教民免遭文明的罪恶和危害。当他到来时，部落人口有 6000~8000 人之多，但到 1918 年只有 500 人还活着，而到 1927 年锐减到 27 人。则到了 1950 年，仅有 2~3 人可追溯到卡亚普血统。尽管印第安人为保护自己免受外来疾病和其他危险的困扰，用心良苦地制定了完善的计划，但该部落还是彻底消失了。[12]

这类凭空而降且不可挽回的灾难比比皆是。比如，在 1942—

1943 年，阿尔坎（Alcan）公路的开通使阿拉斯加一个偏僻的印第安群落，仅在一年时间内就接触到麻疹、德国麻疹、痢疾、百日咳、腮腺炎、扁桃腺炎、脑膜炎以及黄疸性肝炎等一系列传染病。所幸的是，患者被及时空运到现代医院接受治疗，130 人中只有 7 人死亡。而在一个世纪之前，即 1837 年，当传染病暴发时，高原上的曼丹（Mandan）部落被他们的苏族（Sioux）敌人包围在两个防御营地里，结果他们的人数在一周左右的时间里从 2 000 人下降到只有三四十人；这些幸存者马上被敌人俘虏，曼丹部落便消失了。[13]

生活在这个全球性人口增长的时代的人们，很难想象这种没顶之灾的恐怖情景。即使不像曼丹人和卡亚普人那样彻底消失，而像墨西哥和秘鲁所发生的那样，于 120 年内（即 5~6 代）人口减损 90%，也会带来严重的心理和文化后果：对既有制度和观念的信仰很难经得起如此强烈的冲击，技术和知识亦随之消失；而西班牙人把自己的语言和文化带到新大陆，使其成为标准，甚至包括在几百万印第安人一直按自己的标准和习俗生活的地区。

与疫病如影随形的是劳动力短缺和经济衰退。面对灾难，如果还要继续维持社会等级制度，必然要更新强制劳役的形式，并将人口从疾病死亡集中的城市驱散至农村。罗马帝国晚期的制度和 17 世纪墨西哥的制度，在这方面有着不可思议的相似性。我们不难想见，当地主和收税人面对赖以支撑的人口的急剧减少，自然会以相似的方式做出反应；而这些发生于罗马帝国晚期和 17 世纪的西班牙帝国的情形，似乎可以诠释西班牙为何沿用了罗马法。

我们也不应奇怪，罗马帝国晚期的强迫劳役制和墨西哥的债务奴役制在实质上何其相像，哪怕其法理渊源并不相同。17 世纪墨西哥兴起的农场（hacienda）与罗马帝国晚期兴起的农场（villa）也相

似。两个社会都经历过旧城中心被大规模清空。所不同的是，罗马
面对的严重问题是边境防御，而作为新大陆的西班牙帝国受到的威
胁只来自海上，其陆地边境只需维持一般武装，可省掉许多军备开
销。还有，罗马经历的传染病也不像美洲印第安人集中暴露于旧大
陆整个疫病库那样致命。当然，罗马当局赖以为基础的人口，也没
有像新大陆中西班牙为维持帝国结构所需的劳动力那样急剧减少。

天花与欧洲人的胜利

　　道德沦丧和生存意志的完全崩溃，在摧毁美洲印第安社会的过
程中，无疑扮演了重要角色。有关印第安新生儿因得不到应有的照
顾而白白送命，以及印第安人公开自杀的无数记载，都见证了美洲
印第安人难以名状的迷茫和绝望。欧洲人的军事行动和对大型工程
中强征来的原住民劳工的残酷折磨，也加速了原有社会组织的销声
匿迹。然而，无论征服者的暴力和漠视如何残忍，都不是导致美洲
印第安人急剧减少的根本因素。毕竟，削减潜在的纳税人和印第安
劳动力，并不符合西班牙人和其他欧洲人的自身利益。

　　印第安人第一次接触传染病是在 1518 年，当时天花被带至伊
斯帕尼奥拉岛并开始攻击印第安人，其产生的伤害相当大以致拉
斯·卡萨斯（Bartoleme deLas Casas）相信只有 1000 人幸存。之后
天花从伊斯帕尼奥拉岛启程，又随着 1520 年援助科尔特斯的远征军
到了墨西哥。结果，在征服的关键时刻（那时蒙特祖玛已被杀，阿
兹特克人正准备对西班牙人发动进攻），天花开始肆虐特诺奇蒂特
兰（Tenochtitlan）。组织进攻的首领与其众多的追随者，在迫使西
班牙人退出该城后的几小时之内死去。结果，阿兹特克人非但没能

像预期的那样对落荒而逃的西班牙军队乘胜追击，反而因天花的肆虐而无法采取有效行动，以致陷入了令人目瞪口呆的无能为力之中。科尔特斯因此能够集合军队，并从阿兹特克的属民当中聚拢同盟者后平安返回，发动最后的围攻，并最终摧毁了这个首都。

显然，如果没有天花，西班牙就不会在墨西哥取得胜利。皮萨罗对秘鲁的攻略也是如此。因为墨西哥的天花并没有滞留在阿兹特克的领土上，于 1520 年扩散到了危地马拉之后，又继续向南挺进，于 1525 年或 1526 年侵入印加帝国，其影响之强烈一如在阿兹特克。在位的印加国王在离开首都远征北方的途中死于天花，他指定的继承人也随后死去，没有留下法定继承人。内战接踵而来，正当印加帝国大厦将倾之时，皮萨罗和他的那帮无赖随从进入库斯科（Cuzco），并大肆掠夺财宝，而这帮强盗始终没有遇到真正的军事抵抗。

在此有两点值得强调。其一，西班牙人和印第安人出于对瘟疫的恐惧，全都相信瘟疫一定是神灵的惩罚。把瘟疫看作上帝愤怒的征兆，这既是西班牙人所继承遗产的一部分，又在《旧约》和基督教传统中受到尊崇，西班牙传教士也竭力对那些迷茫的皈依者灌输同样的灾难解释。而美洲印第安人则由于缺少遭遇一连串致命传染病的相似经历，也认同了征服者的这一认识。他们自己的宗教信念承认，超人的力量无不显现在发怒的神的身上。于是，他们把这场史无先例的灾难自然归结为超自然的原因。

其二，面对无情蹂躏印第安人的可怕疫病，西班牙人却几乎置之度外——他们在儿时就遭遇过天花，大都获得了终身免疫力。既然双方都认同对瘟疫原因的超自然解释，结论自然是神灵凭借疫病表达对侵略者的偏爱。阿兹特克人的诸神和基督徒的上帝似乎达成共识，一起庇佑白人侵略者和他们的所作所为。上帝对白人——不管他们有无道德或是否虔诚———一味偏爱；而对印第安人却是毫不宽恕的严厉。其中留下的迷茫和悲哀，后来时常困扰着在西属美洲负责重建皈依者道德和宗教生活的基督教传教士们。

站在美洲印第安人的角度，迷茫中唯一能做的可能就是对西班牙征服者的屈从了，不管他们的人数如何之少，也不管他们的行为如何之残暴和卑劣。结果是西班牙人胜利了，原住民的权威崩溃、诸神让位。我们从随后的文献记载中可以看到，令基督教传教士踌躇满志的群体皈依的时机也随之成熟了。俯首听命于教士、总督、地主、矿主、税务官以及任何大嗓门的白人，则是另一个不可避免的后果。当神意和自然的律令都明确地反对原住民的传统和信仰时，抵制的理由又在哪里呢？若非如此，恐怕就很难解释清楚，为什么西班牙能以区区几百人的力量轻易征服并成功控制这片生活着成百万人口的广袤土地。

在天花登陆夺去大约占总人口 1/3 的生命之后，传染病的肆虐仍未趋于稳定。麻疹紧接着又步天花的后尘而来，在 1530—1531 年在墨西哥和秘鲁蔓延，疫病一路遭遇的都是密集得足以维系传染链不致中断的新人群，频繁的死亡便不难预料。15 年后的 1546 年，另一种性质不清的传染病又接踵而至，有人猜测它是斑疹伤寒。[14]斑疹伤寒在欧洲人中也许是新病；至少当它于 1490 年暴发于在西班牙战斗的军队中时，随队描述它的医生就这样认为，而正是这一描述使得对斑疹伤寒的精确分析第一次成为可能。[15]

印第安人加入并影响旧大陆疫病圈

假如 1546 年的瘟疫的确是斑疹伤寒，那么美洲印第安人的加入也开始影响旧大陆人群的疫病圈。这一推断，在下一波美洲疫病灾难（肆虐于 1558—1559 年的流行性感冒）中被证实。流行性感冒于 1556 年暴发于欧洲，断断续续延续到 1560 年，在大西洋两岸都产生了严重的后果。有人估计，死于这场流感的英国人不少于总人口的 20%；[16] 相似的损失也出现在欧洲的其他地方。16 世纪 50 年代的流感是否像后来在 1918—1919 年暴发的流感那样是真正的全球性瘟疫，尚且不能确定。不过日本史料确曾提到 1556 年暴发的"咳嗽风暴"，"非常多的人因此死去"。[17]

美洲印第安人加入 16 世纪亚欧大陆的流行疫病圈，并没有使他们免受来自大洋彼岸的其他传染病的侵袭。旧大陆上传染性较轻的疫病，到了缺乏后天免疫力的新大陆就变成了致命的杀手。因此，白喉、腮腺炎以及头两号杀手——天花和麻疹，在整个 16、17 世纪定期发作。每当曾经与世隔绝的美洲印第安人开始频繁接触外界的时候，循环反复的传染病就在他们的土地上获得了新的活力，四处攻击无助的原住民。诸如，下加利福尼亚半岛在 17 世纪末期开始出现了严重的人口衰减，当时首次留下记载的传染病便暴发于此。80 年后，这里的人口减少了 90% 以上，"枉负"了西班牙传教士竭力保护和照顾其印第安教民的一片良苦用心。[18]

显然，在欧洲文献不曾提及的地方，很难搞清楚疾病和人口减少的过程。[19] 无疑，即便在新大陆人口稀少的南北两头，传染病的驾临也并非一定要经过与欧洲人的直接接触。正因法国人曾在位于今天新斯科舍（Nova Scotia）的"皇家港口"（加拿大境内）建立了一个据点，我们才碰巧得知，在 1616—1617 年，曾有一场不知名的大瘟疫掠过马萨诸塞湾地区。英国人和印第安人都相信，这是上帝为三年以后新教徒的到来扫清道路。而后始于 1633 年的天花使殖民者确信（如果他们需要确信的话），在与印第安人的冲突中，神的确站在他们这边。[20]

在加拿大和巴拉圭的耶稣会传教士留下的记载中，同样的经历比比皆是。南北美那些相对隔绝的小族群，即便人口不足以在当地较为长久地一次性维续传染链，他们对欧洲传染病也像墨西哥和秘鲁那些人口稠密的族群一样敏感。一位德国传教士在 1699 年表述的看法值得在此复述："印第安人死得那么容易，以致只是看到或闻到（smell）一个西班牙人就会使他们魂飞魄散。"[21] 如果他说的是"呼吸到"（breath）而不是"闻到"，他就说中了。

美洲印第安人不得不面对的还不仅仅是一长串致命的欧洲疫病。在新大陆的热带地区，气候条件适宜有些非洲传染病的繁衍，这些传染病曾使得非洲对陌生人而言就意味着危险。疟疾和黄热病是在新大陆安营扎寨的两个最重要的非洲疾病，它们之所以在日后显得至关重要，在于它们是人类在新大陆热带和亚热带地区的定居和生存方式的决定性因素。

致命的热病经常袭击新大陆早期的欧洲定居地。比如，哥伦布位于伊斯帕尼奥拉岛的指挥部，就不得不在 1496 年迁到更有益健康的地方。这些史实及其他早期探险者和殖民远征队的患病经历，都被用来证明在欧洲船队横穿大洋之前，新大陆的疟疾和（或）黄热病就已然存在。那些指望依靠沿途打劫来维持给养的远征队，因供应短缺而导致的营养不良，也解释了大部分的患病经历；[22] 当然，也有不少相反的证据几乎可以证实，疟疾和黄热病都不存在于哥伦布之前的美洲大陆。

就疟疾而言，最有说服力的证据，出自有关对容忍疟疾感染的人类基因特征的分布状况的研究。这一研究表明，印第安人完全没有这类基因特征。同样，传染到新大陆野生猴子身上的疟原虫看起来与旧大陆的一样，事实上都来源于人类的血液。在非洲，不同的疟原虫感染不同种类的宿主，并有选择不同的蚊子作为替代宿主的偏好。而在美洲，则没有发现这种"专业化"倾向，这意味着疟疾是美洲舞台上的新演员，前哥伦布时代的美洲人类和猴类都不曾携带疟原虫。[23]

这点也可以从西班牙入侵者早期留下的文献中得到印证。比如，一支西班牙远征队于 1542 年顺亚马孙河而下，因印第安人的进攻死去 3 人，因饥饿死去 7 人，报告没有提到热病。一个世纪以后，另一支队伍溯亚马孙河而上，到达安第斯山对岸的基多（Quito）。有关这次航行的详尽报告在描述沿河原住民人口时称，他们富有活力、健康而且人口众多，却没有提到途中的热病。今天谁也不会把亚马孙盆地的美洲印第安人说成"人口众多"，那些已与外界接触的部落既不"健康"，也非"富有活力"。除非带有足够的抗疟疾药，任何欧洲人也不能指望在今天或 19 世纪类似的航行中保持健康。推论似乎无可争辩：疟疾肯定是在 1650 年之后的某一时刻才光顾亚马孙。[24]

不过，疟疾在新大陆过往频繁地区稳定存在下来的时间不会这么晚，尽管还没有发现疟原虫初次登陆新大陆的准确时间和地点。几乎可以肯定，这种传染病被引进多次，因为欧洲人和非洲人都长期遭受疟疾的困扰。疟疾在美洲环境中扎根和扩散之前，必须得有适当的蚊种与疟原虫相适应，这意味着必须在某些地区首先出现旧大陆类型的蚊子。制约蚊种分布的因素还不是很清楚，但关于欧洲的研究表明，各自独立的因素间的细微差异即可影响一种蚊子与另一种蚊子的此消彼长。[25] 合适的疟蚊可能已经存在于新大陆，其被疟原虫传染的容易程度，类似于 20 世纪南北美的穴居啮齿动物被鼠疫杆菌的传染。只有这样，疟疾才可能在新大陆上迅速发展为疾病的主角之一。事实上，疟疾几乎毁掉了热带低地的美洲印第安人，乃至于几乎清空了原本人口稠密的地区。[26]

黄热病首次成功地从西非传到加勒比是在 1648 年。当时，黄热病在尤卡坦（Yucatan）和哈瓦那暴发，这种传染病之所以这时才在美洲立足，可能基于以下事实：黄热病在新大陆成为传染病的前提，是一种叫作"埃及斑蚊"（Aedes aegypti）的蚊子必须在新大陆的环境中找到和占有一个生态龛。据说，这种蚊子非常适应人类家居生活，喜欢滋生于静滞的小水域中，且不是底部有淤泥和沙子的自然水体，最好是人工制造的容器，例如水桶、贮水池、葫芦瓢，以备下卵繁衍。[27]

直到这种"埃及斑蚊"登上船只（显然在水桶里）、穿过大洋并在温度常年处于华氏 72 度 * 以上的地方上岸定居，黄热病才能在新大陆中传播开来。一旦时机成熟，黄热病还会成为人与猴子共患的传染病。与疟疾相比，它所造成的频繁而出其不意的致命后果更让白人感到恐惧。对于黄热病，欧洲人和美洲印第安人一样敏感。不过，比起黄热病这个令人恐惧的非洲远亲——英国水手戏称其为"黄家伙"，疟疾的流布范围要广泛得多，也导致了更大量的死亡。

埃及斑蚊对水桶的特殊偏好意味着，携带黄热病的蚊子能够在船上一次性待上数周或数月，即便在漫长的旅程当中也可以不断地攻击船员。其他传染病如果在船上暴发，大多很快就可能耗尽自己。要么像流行性感冒，每个人都得病，然后同时恢复；要么像天花，只有一些缺乏后天免疫力的人病倒。黄热病却不同，欧洲人在成年

---

*　约摄氏 22 度。

时一旦染上，通常都会死掉，很少有水手对这种疾病有免疫力。结果，一次持续数月的航程可以被黄热病持续的致命攻击链所缠绕，没人能预知谁是下一个"倒霉蛋"，又该轮到谁去死。难怪，加勒比和其他热带海洋的水手如此惧怕"黄家伙"，原因就在于那里正是埃及斑蚊大行其道的地方。

在新大陆，非洲热带传染病可以轻易落户的地方，就像他们之前完全暴露于欧洲传染病一样，给美洲印第安人之前存在的人口带来完全毁灭性的打击。但在热带传染病不能深入的地方，像墨西哥的内陆高原和秘鲁的高原，虽然前哥伦布时代人口的毁灭足够猛烈，但并不那么彻底。[28]

在加勒比海沿岸及大部分岛屿等存在种植园需要输入大量劳力的地方，非洲奴隶取代了被灭绝的美洲印第安人。尽管其他陌生传染病，特别是胃肠型疫病，也造成了奴隶的高死亡率，但由于非洲人大多已经习惯了在疟疾和黄热病的环境下生存，因此由这些疾病造成的人口损失相对较小。此外，男性人口的绝对占优和不利的育婴环境，以及被渡海而来的非洲奴隶不断打破的区域性疾病平衡，都决定着加勒比地区的黑人人口在 19 世纪之前增长有限。而后当黑奴买卖中断，两个半世纪以来一直在大西洋两岸传播疾病、臭气熏天的运奴船不再出没于海上时，黑人数量在加勒比群岛的广大地区开始飙升，白人则相应减少，有时甚至完全消失。奴隶制的终结，以及单一种植甘蔗的土壤地力的耗尽，这些经济和社会的变迁，虽有利于促成这一结果，但黑人在抵制疟疾传染上的优势也不可低估。[29]

总体来看，美洲印第安人所遭受的灭顶之灾，其规模之大是我们今天很难想象的，因为今天是一个传染病几乎已无足轻重的时代。在美洲印第安人的人口曲线中，尽管不排除地域差异，前哥伦布时代与最低点的比例还是约为 20:1 甚或为 25:1。[30] 在冷冰冰的统计数字背后潜藏的是巨大而漫长的人间痛苦：以往的社会架构分崩离析，旧有的价值体系不复存在，古老的生活方式失去意义。一些表达当时情形的心声被记录了下来：

> 死尸的恶臭弥漫。当我们的父辈和祖辈倒下后，人们大半逃往田野。狗和秃鹫在吞嚼尸体。死亡是多么可怕。你们的祖父死了，随之一同离去的还有国王的儿子、兄弟及其亲戚。于是，我们成了孤儿，啊，我的孩子们！我们从小就成了孤儿。我们所有的人都是如此。我们生下来就是为了等死！[31]

美洲印第安人肯定是新疾病的主要受害者，但其他人口也不得不适应环球航行所改变了的疾病传播方式和内陆贸易方式。大多细节已无法复原，但总的模式尚可相当清晰地看出。

首先，像美洲印第安人这样以往与世隔绝的人口，当与欧洲人或其他航海者接触时，通常会经历一系列严重的死亡，这类死亡曾经改写了美洲历史。至于哪种文明病危害最大，则视情况的不同而不同，部分取决于气候，部分取决于某种疫病何时到来等偶然因素。可是，与世隔绝的人口对外来疫病的敏感，总归是流行病学上事关生死的事实。区域性的灭顶之灾，因此便成了公元 1500 年后一再重演的悲剧。

不过，在文明的人口中却出现了相反的结果。更为经常的跨海接触趋向于使传染病均质化，潜在致命的偶发疫病，逐渐让位于地方性的传染病。当船只开始出没于地球的各大洋，并把所有的海岸线联结为一个国际交流网络时，疫病分布的均质化过程就意味着疾病将被传播到更多更新的地区，并以越来越快的速度在这些地方制造具有地区毁灭性的流行病。伦敦和里斯本曾作为欧洲疫病的发源地而臭名昭著——的确名副其实。不过，到了大约 1700 年时，帆船已最大限度地把新疫病扩散到新地区。从此以后，传染病对人口的影响开始降低，在没有其他因素参与的地方，最终为拥有传染病经历的现代人口的持续增长铺平了道路。

一面是原来隔绝社会所经历的惨烈的人口损失，一面是具有患病经历的民族所展现出的全球性人口增长潜能，这样的对比使世界的力量平衡明显有利于欧亚的文明社会。随着传染病的长期破坏，随着幸存者融入日益扩大的文明社会圈的进程在全球各地的加快，人类的文化多样性和生物多样性也相应减少了。

细节只是偶尔可以复原。尽管传染病也给非洲一些地区的隔绝人口带来了灾难——比如在南非的霍屯督人（Hottentots）当中——但没有人能说出灾难源自哪种疫病，伤亡又究竟出现在何时。在非洲的西部和中部，比以往规模更大的奴隶贸易不仅致使人口混合，还驱动人口从一个疾病环境走向另一个新的环境，从而致使传染病的扩张越过了原有的自然界线，只是我们无法确知，这些变化随后是否对人类生活产生了重要影响。尽管入侵者无疑给内陆村落带来无数的伤害，但显然人口灾难却没有大规模地出现。

在撒哈拉以南的非洲快速循环的传染病，无论产生了怎样不可小觑的人口后果 [32]，所有因病导致的死亡率提高，都被玉蜀黍和木薯在非洲农民中的迅速扩展而带来营养改善所掩盖，甚至不止如此。这些由美洲进口的农作物的卡路里产量，突破了以往单位可耕地所能供养的人口上限；尽管得不到相关统计数字，但撒哈拉以南非洲的广大地区，很可能同旧大陆其他地区一道走进了 17 世纪下半叶以来的人口增长历程。[33]

欧洲大陆的新疫病

一如既往，我们了解较多的还是欧洲的疫病事件。在海洋探险时代——1450 年至 1550 年，有三种新疾病作为战争的副产品引起了欧洲人的广泛关注。一种是所谓的"英国汗热症"（English sweats），只是昙花一现，另外两种梅毒和斑疹伤寒则一直延续至今。

梅毒和斑疹伤寒都是在长期的意大利战争（1494—1559 年）中现身欧洲的。梅毒是在 1494 年法军进攻那不勒斯时，以流行病的方式暴发于查理八世统率的军队中。法军撤出后，国王查理解散了军队，士兵们于是把疾病广泛传播到了邻近国家。梅毒不只在欧洲被视为新病，当它随达·伽马的水手出现于 1498 年的印度，并在 1505 年——第一批葡萄牙人到达广州 15 年之前，在中国和日本现身时，也都被看作新病。[34] 梅毒的症状通常相当可怕，以至于每当它出现时总会引起极大的关注。

当代史料充分证明，梅毒至少就其经性交而感染的传播方式及其症状的前所未见来说，它在旧大陆是一种新疾病。但是，正如我们在前一章所看到的，这或许不能归因于与美洲的接触，只要有某种引发雅司疹的螺旋体，在皮肤对皮肤的感染越来越无效的情况下，转而通过性器官的黏膜在宿主间传播，这种情形即是梅毒。

然而医学界的观点并不一致。有些专家依然相信梅毒是美洲的舶来品，由此也佐证了当时人们的说法——这是一种欧洲人尚未形成免疫力的新疾病。梅毒第一次在欧洲暴发的时间和确切地点恰好又符合这一假说：梅毒的确是由哥伦布的水手从美洲带回欧洲的。这个理论在 1539 年一经公开，即在欧洲学术界赢得了普遍的赞同。很久以后，直到导致雅司疹和梅毒的螺旋体被证明在实验室里根本无法区分时，一派医学史专家才彻底摒弃了上述理论。要确认导致古人骨头病变的生物体，无论何种形式的证据，都还有待发展出精确而可靠的方法来验证。但如果这将是生物化学技术永远无法企及的话，便不可能取得充分证据，在这两种有关梅毒起源的对立理论中做出选择。[35]

不管梅毒对患者而言是如何可怕和令人压抑，它对人口的影响似乎并不特别显著。梅毒经常光顾欧洲皇室，法国瓦卢瓦王朝（Valois，1559—1589 年）和奥斯曼土耳其（1566 年后）的政治沦落，似乎就与两国统治家族中的梅毒流行有关。许多贵族同样也未能幸免。不过，皇室和贵族家庭没有健康的下一代，所加速的只是社会流动性，并在上流社会腾出更多的位置。梅毒对于社会中低层的破坏似乎不大。事实上在梅毒处于兴盛期的整个 16 世纪，欧洲总人口仍在持续增长。直到那个世纪末，梅毒的影响力才开始衰退。随着宿主与寄生体之间正常调适的出现，急性的感染形式正在消失。一是，较温和的螺旋体正在取代那些急切杀死宿主的那种螺旋体；二是，欧洲人口的抵抗力也在逐渐提高。即便面对资料缺乏的现实，我们仍愿意相信，在快速调适中没有发生有重大人口伤亡的情形，可能也出现在旧大陆的其他地方。

斑疹伤寒也是如此。作为一种很容易辨识的独特疾病，斑疹伤寒首次出现在欧洲是在 1490 年，是由那些一直在塞浦路斯作战的士兵带回西班牙的。接着，在西班牙与法国争夺意大利半岛统治权的战争中又传到了意大利，并于 1526 年以新的强度迫使围攻那不勒斯的法国军队仓皇撤离。此后，斑疹伤寒继续周期性地暴发，并造成严重后果：摧残军队，清空监狱、救济院及其他"爬满虱子的机构"——用文学语言描述的话。这种情况一直持续到"一战"，当时有 200 万或 300 万人死于斑疹伤寒。[36]

就能够表明人口增长趋势的零散史料来源来看，斑疹伤寒偶尔在军事和政治上显露出的重要性，对于欧洲或其他地方的人民而言，是其在人口的影响上所无法比拟的。斑疹伤寒毕竟是因拥挤和贫困而产生的疾病，统计概率使我们确信，仅就那些死于斑疹伤寒的穷人来说，如果传染疫病的虱子还没有把他们送往地狱，别的疾病也会很快把他们带走。特别是在城市贫民窟，或是其他营养不良的人们悲惨地拥挤在一起的所有地方，结核病、痢疾和肺炎等其他疾病都在争夺牺牲品。因此，若不是斑疹伤寒置人于死地的速度超乎寻常，或许就不会对人口造成特别大的影响，至少不像人们所感觉的那样有如此之多的人死于斑疹伤寒。

"英国汗热症"是第三种新的（或看起来是新的）传染病，有两点值得注意：第一，它偏爱攻击上层阶级，正如近代脊髓灰质炎那样，表现出与斑疹伤寒相反的社会后果；第二，它在 1551 年以后神秘地消失了，一如在 1485 年神秘地出现。正如"英国汗热症"的名字所指，这种传染病首先暴发于英国，时值亨利七世在博斯沃思（Bosworth）战场赢得王冠之后不久；然后扩展到大陆，并且因在上层阶级中产生高死亡率而引起恐慌。"汗热症"的临床症状类似猩红热，但这种认识在医学史家中还没有被普遍接受。它被视为新病的事实，并不说明它不曾作为某种温和的儿童病存在于其他地方，比如法国，亨利正是从那里招募了为他赢得王冠的部分士兵。[37] 虽说"汗热症"的情况比梅毒和斑疹伤寒更清晰，但并没有影响那么多的人，以致造成明显而全面性的人口后果。

1529 年那次可怕的"汗热症"的暴发，直接导致了路德和茨温利（Zwingli）在马尔堡（Marburg）的会谈破裂，他们没有达成关于圣餐仪式的共识。[38] 我们无法预料，更长的会谈是否会保证这两位宗教改革死硬派人物达成共识。但正是他们提前从传染病危险中的逃离，标志了路德教派和瑞士教派（不久成为加尔文教派）的改革路线自此分道扬镳，从而深刻地影响了欧洲之后的历史乃至现实。

这些事件牵扯到不同人类行为的决定因素之间的相互作用：一类是理性的有意识的行为；另一类与传染病有关，且独立于人类意图之外。在试图处理这类"意外"时，历史学家总感觉不自在，部分原因是疾病史没有受到前辈学者的足够重视。事实上，1529 年马尔堡出现的传染病和人们对传染病的恐惧，在今天看来，也仿佛是不可预见且不可理解的神意，这似乎与我们祖先对传染病的理解别无二致。只因我们是启蒙时代的子裔，而那个时代的特征就是竭力摒弃不可解释的东西，如果可能甚至可以无视它的存在。于是，20 世纪的历史学家通常宁愿忽略这类难以解释的事件。唯其如此，才不致毁掉他们能让人类经历自圆其说的解释体系。

尽管本书旨在矫正这类疏漏，并把传染病在人类历史中的角色重新给以更为合理的安排，可是，像上述偶然事件，无论后果的影响多么广泛，仍显得太过琐碎而难以赋予重大意义。我们无法断定，欧洲的这两大派新教徒运动是否可能以别的什么形式出现，换言之，当路德与茨温利为躲避"汗热症"于 1529 年匆匆告别时，这个历史事件是否的确引发了决定性的重大转折。

吊诡的是，当缺少可信服的材料、只能靠臆想去填补空白时，历史学家更愿意去谈论统计结果和更长时段的人口现象。借此，他们就可以心安理得地宣称，在欧洲或者在欧洲那些可以做出合理估计的地区，从 15 世纪中期（当时人口开始从鼠疫损失中恢复）直到大约 1600 年，人口一直在快速地增长。[39] 然而，正是在这几十年间出现的环球航行，让欧洲水手们有机会将新的疫病从世界各个港口带回老家。研究表明，虽然交通方式的革命带来了新的疫病威胁，但对欧洲人来说并非那么恐怖。个中原因可能在于：作为旧大陆内古老的传染病循环的结果，繁衍生息在旧大陆气候下并流行于欧洲城乡的大多数传染病，都曾渗透到欧洲大陆。

人类疫病的均质化

与在其他文明地区一样，在欧洲，被熟悉的传染病所感染，的确变得更常见了，至少在主要港口和其他交通中心是这样。值得注意的是，岁数较大的成年人经历过数次感染后，获得了越来越强的免疫力；复发频率越来越快的传染病势必变成儿童病。由此出现了明显的悖论：一个社会的疫病越多，其传染病的破坏越小，即使相当高的儿童死亡率也相对易于承受。新生一个孩子来取代因病死去的那个孩子，比起猝不及防地经受传染病袭击和面对大批成年人不可避免的死亡，所付出的代价显然微不足道。

我们不难看出，欧洲各地与世界其他地区的交流越紧密，遭遇毁灭性疫病打击的可能性就越小。在交通运输日益紧密的时代里，交流足以保证所有人类疫病在全球文明人口中循环往复。只有病原体的基因突变，或者非人类宿主的寄生物向人类宿主的转移，才有可能暴发毁灭性的疫病，这就是发生在 1500—1700 年的事情。从1346 年到 17 世纪中期，曾经在欧洲城市中表现得暴烈非凡的毁灭性传染病，或者逐渐缓和成为儿童病，或者像鼠疫和疟疾那样，明显缩小了感染流行的地理范围。[40]

欧洲（特别是在 17 世纪结束时，鼠疫和疟疾差不多消失的西北欧）如此系统性地缓解了微寄生对人口的压力，自然也系统性地开启了人口增长的可能之门。然而，这仅仅是一扇可能之门，因为任何区域性人口增长都会随即带来诸多新问题，特别是食物供应、水源供应之类的问题，还有在那些旧的排污系统不再满足需求的城市里，各种传染病影响的被强化。1600 年后，这些因素开始真正影响欧洲人口，直到 18 世纪或更晚，人们才找到解决问题的有效途径。

尽管如此，流行病传染模式的变化仍然是人类生态史中的重要里程碑，值得更多的关注。在世界史的时间标尺上，我们应该把发生于 1300—1700 年的流行病的"驯化"看作基本突破，其直接起因源于那个时代的两大交通革命：一个是由蒙古人发起的陆路革命，一个是由欧洲人发起的海路革命。

文明社会的人—人传染病，是随着城市的兴起和 50 万左右的人口间相互交流的发展而出现的，最初只发生世界上农业效率甚高的地方，特别是交通便利易于集中资源的城市和帝国中心。此后数千年间，这些文明传染病又扮演了不光彩的双重角色：一方面，原本隔绝的族群的人口在与来自文明中心的带病者接触中被其削减，从而加快了将小的原始族群不断扩张的文明社会政治共同体中的"消化过程"；另一方面，这些同样的病又在文明社会内部享受不完全的文明社会生活，并时常因此侵入特定的城市或农村，其致命程度不亚于对隔绝人口的无情削减。

特别是发生跨文明的疫病关系时，这种可能性在人口上的影响对文明社会仍然相当重要，正如公元早期疫病招致的大量死亡所证明的。1300 年以后，旧大陆主要文明间的联系越来越紧密，疫病感染也随之活跃，可带来的却往往是不甚致命的灾难。在 16、17 世纪，当美洲印第安人的疫病死亡率处于巅峰时，文明传染病的全球均质化也达到了一个新的高度。也就是说，在地球上因长期与传染的多样化接触而所有人（除了婴儿）都获得免疫方式的那些地方，很难再突然暴发一个季节就杀死一个社会过半人口的古老形式的瘟疫。

于是，人类与寄生的微生物间出现了新型的寄生关系。这种关系更为稳定，对人类宿主来说，更少面对生命威胁；对寄生者来说也相对安全，因为易被它们感染的儿童在人数上相对稳定，比起烈性传染病时而提供盛宴、时而又断炊的情形，它们的生存状况也更为良好。随着传染病悄然进入一个又一个港口，然后沿商路走向内陆，又缓慢渗入农村的广袤土地，一个崭新的生态时代就拉开了帷幕。在这里，我们将文明人口的大规模增长以及疫病对隔绝族群破坏性的加剧，称为"现代"新疫病体系首要且最显著的后果，应该是恰当的。而即将来临的生存与食物供应有限的冲突，以及其他制约人类适应环境的不利因素，则是这种现代微寄生体系的另一面。

传染病由流行病向地方病的转变当然尚未完成。我们将在下一章讨论天花、霍乱以及人类在最近几个世纪所经历的其他重要流行病。即便如此，到 1700 年（最晚到 1750 年）[41]，在欧洲乃至整个世界，现代疫病流行模式的力量也已经彰显无遗。

新疫病模式对历史进程的影响

不过，在转向关于亚非疾病和人口史的可用资料之前，我们还应该清楚欧洲疾病经历的另一面。正在改变的疫病暴发的基本特征，在近代早期被恶劣的天气所掩盖，这种天气状况在北欧导致了经常性的作物歉收和饥馑。[42] 与此同时，地中海国家由于越来越严重的食物和燃料短缺而经历了普遍危机，[43] 比如 1494—1559 年的意大利和 1618—1648 年的德国，他们同时还遭受了战争的摧残。这些战争空前惨烈，因为政府当局在为雇佣军提供给养和装备上存在困难，军队常常不分敌友地四处打劫。[44]

此外，北欧的城市发展大都增加了现有卫生设施的压力，这样一来，伦敦和阿姆斯特丹等繁华都市的死亡率就出现了缓慢攀升的可能。[45] 总体上，应该说，公共卫生方面的努力，遏止了重大灾难的发生。这些努力主要出现在鼠疫暴发时，主要地点在北方，是受公共卫生和保健设施比欧洲其他地区更为发达的意大利城市所启发的结果。[46] 于是，源于疫病模式的变动而产生的系统性人口增长的趋势，被起着相反作用的其他因素遮盖了两个世纪。可基本事实告诉我们：置身于恶劣气候和战争摧残之中，面对着局部损失和暂时的危机，欧洲人口的确仍在艰难地增长。

欧洲扩张在世界近代史中的地位何其关键，以致我们几乎将之视为理所当然，而未能意识到它具有相当特殊的生态环境的支持，这种环境为各种高风险、高伤亡的冒险，提供了大量可输出的（也是可牺牲的）人力。事实是，欧洲找到能充分地利用人口增长所产生的新能量的有利位置，而这种人口增长是变化了的疫病模式赋予旧大陆所有文明民族的。当疫病清空了美洲印第安人、[47] 太平洋岛民和澳大利亚人 [48]、西伯利亚部落民 [49] 以及霍屯督人 [50] 的土地之后，在这些大片土地上，欧洲人由于控制了环球航海和其他交通工具，掌握了更多为那些被疾病毁灭大半人口的土著所无法掌握的技术手段，而居于唯一有能力殖民的地位。在欧洲扩张的整个过程中，细菌的作用与技术同等重要，土著人口的减少以及欧洲人口能够占领如此广大而多样的土地，无不得益于特殊的现代疫病模式。

在支撑欧洲扩张的一系列因素中，现代疫病模式的关键性意义，还可以从旧大陆其他文明社会的历史中得到印证。在那些地方，远洋航行变得司空见惯，往返船只和船员的接触日益频繁，这些也都对当地的人口和疫病产生了深远的影响。

当时已知传到印度、中国、日本和中东地区的唯一新病是梅毒，它对这些地方的人口影响似乎与欧洲别无二致。也就是说，随着传染病流行不再那么猛烈，且缓和到慢性地方病的程度，起初的惊恐和传言也就逐渐消失了。[51]

熟悉的传染病虽然继续在亚洲和欧洲出现，但我们有理由相信，地方性传染病的发病率正在提高。根据约瑟夫·查博士的研究，中国史书记载了在传染病发病率上的急剧上升，如下表所示：[52]

1300—1399 年	18 次提及疫病
1400—1499 年	19 次
1500—1599 年	41 次
1600—1699 年	37 次（政治动荡时代）
1700—1799 年	38 次
1800—1899 年	40 次

遗憾的是，我们不能由此得出结论，说疫病的增加如表中所示的那样突然，因为早期记录比起晚近时期更为残缺不全。不过，16世纪记载的疫病次数的显著倍增，仍是疫病袭击中国的频率增加的真实反映。当时，中国政局稳定，战争与叛乱无助于解释疫病记录。故而，欧洲人环球航海提供的对外接触似乎是更为合理的原因。倘

若如此，我们可以有把握地认为，正是这些传染病的影响，为 1500 年后的人口增长方式奠定了基础，并成为中国历史的明显特征。中国总人口的最恰当的估计如下：[53]

1400 年	6 500 万
1600 年	1.5 亿
1700 年	1.5 亿
1794 年	3.13 亿

上述估计说明，1600—1700 年间出现的人口增长的明显停滞，与同一时期西欧人口增长的趋缓相呼应。更寒冷的冬天和生长季节的缩短，在一定程度上印证了 17 世纪中国人口增长停滞的缘由。一份依据长江湖泊冬季封冻频率绘制的温度曲线图表明，有史以来最冷的天气出现在 17 世纪中期。[54] 当时，正值明清政权更迭的政治动荡高峰，寒冷气候与政治动荡的协同作用，使得中国人口增长在 17 世纪不得不中断。但要解释在 17 世纪前后系统性的人口增长，则必须了解上述全球均质化过程中变化着的疫病模式所带来的深远影响。

可见，中国近代的人口和疾病经历似乎与欧洲平行，而日本的人口曲线则正好相反。在出现第一份精确的人口统计结果的 1726 年之前，日本人口曾经历了 4 个世纪的快速增长，之后则基本维持稳定，直到 19 世纪中期。统计数字如下：[55]

1185—1333 年	975 万
1572—1591 年	1 800 万
1726 年	2 650 万
1852 年	2 720 万

学界普遍认为溺婴习俗应对人口停滞负责。同时疫病也许不无责任，因为根据富士川游的统计，有记载的传染病数量在 1700 年后也出现了明显增长。[56]

根据目前的学术水平，我们尚难以对印度或中东的人口史做出有价值的估计。奥斯曼（Ottoman）的人口史可能与地中海其他地区的发展相似；有些大胆的人口学家提出，在莫卧儿王朝于 1526—1605 年征服了大半个印度半岛之后，印度人口曾随着 17 世纪下半叶国内和平的稳固建立而呈增加趋势。[57]

传染病在印度乃至整个亚洲范围内是通过什么途径传播的？我们不得而知。但是，既然印度港口属于欧洲航船在世界大洋构建的贸易网络，业已加剧的疫病流通肯定也存在于印度。因此，尽管缺乏基本的资料，我们仍可做出这样的推理：现代的疫病模式也确立于亚洲的文明人口中，也许不像欧洲那样统一和快速，但方式应该相似甚至完全一样。

在作为环球航行的成果而传遍文明世界的事物当中，疾病绝不是唯一具有生物学意义的项目，此外还有粮食作物的跨洋引种。每当人们发现哪种新植物具有价值（最初只具有观赏价值），它就会在小心呵护中被引种。

如今，最重要的新作物都来自美洲。玉蜀黍、马铃薯、西红柿、辣胡椒、落花生和木薯等，都是在哥伦布发现美洲之后才出现在欧亚和非洲的。在旧大陆的许多地方，这些作物能生产出远比原有作物更多的单位卡路里。在新作物普遍种植的地方，人口密度的上限相应提高了，中国、非洲和欧洲全都深受影响。[58]

美洲粮食作物的重要性不仅在于单位卡路里产量的提高。比如，辣胡椒和西红柿能提供丰富的维生素，在现代地中海和印度人饮食结构中占有突出位置。尽管新植物的首批引进可以追溯到16世纪，我们还是不清楚，花了多长时间才将这些新植物普遍用于补充以往维生素短缺的饮食。由于穷人和富人同样广泛地享用这些食物，我们可以确信，印度和地中海的人们得到了更丰富的营养以提高健康水平。[59] 原产于中国的柑橘类水果也在欧洲得到了推广，尽管它们的果汁在治疗船员坏血病上的特效尚且不为人知；但是，我们仍然不清楚，这些柑橘是何时何地在欧洲人的饮食结构中取得重要地位的。

显然，如果不能生产更多的粮食，始于17世纪末期的文明社会的人口增长就不会走得太远。对于旧大陆人类生活的改善，美洲粮食作物较高的产量和营养水平，无疑具有重大意义。

疫病模式的改变和美洲粮食作物的扩展所带来的产量提高，可能是在近代早期引发文明社会人口增长的两个最活跃的因素。它们的影响遍及全球，以大致相似的方式提高了人类生存的上限。不过，还有其他巨寄生方面的重要变化。由于新式武器——大炮的全球性传播，使得小政府有能力维持广大地区的政治和平。大炮的传播一如致病微生物和植物，沿着全球的海路行进。在大炮出现的地方，压倒性武力便开始向少数人手中集中。大炮非常昂贵，其制造需要大量金属，而驾驭大炮也需要特殊技能。不过，在这一技术刚刚出现的时候，一门大炮可在几小时内轰开最为坚固的堡垒。

本来固若金汤的堡垒在大炮面前变得不再坚不可摧，大炮的力量极大削弱了地方诸侯的军事力量。无论是谁，只要拥有这样一些新式武器，或掌握了其生产技艺，就可以比以往更压倒性地有效推行自己的意志。自然，这也巩固了为数不多的"火药帝国"（gunponder empires），中国的晚明和清朝、莫卧儿、德川幕府、萨法维（Safavid）、奥斯曼、莫斯科、西班牙，以及葡萄牙帝国都可列为"火药帝国"。"火药帝国"

操控在垄断了决定性武力的集团手中，而决定性武力由各帝国政府所雇用的炮手来操作。这些帝国的领土扩张，以及对大炮能够摧毁任何竞争者的坚固城防的信心，无不意味着亚洲和欧洲的许多地方，从这些帝国逐渐稳固的 17 世纪晚期起，开始享受太平盛世。战争和掠夺相应减少，行政控制的范围愈来愈广，并逐渐渗入偏远且大多人烟稀少的边境。[60]

自公元前 2000 年末期起，青铜时代的曙光使武器（和工具）比以往大为廉价，并由此提高了人类自相残杀的能力，巨寄生方式上的如此全面的变化在人类历史上还没有出现过。而 2500 年后大炮的发明，却使武器装备转而趋于昂贵，并将有组织的暴力引向更为狭窄的渠道，使死于战火的人更加有限，尽管在战争中，装备精良的军队具有制造更大伤亡的能力。

支撑新装备的税收是沉重的。大炮赋予的新权力加上政府的官僚机构，巩固了统治者对强大军事力量的控制。征税在亚洲和欧洲的一些地区可能变得更加固定了。但对于农民和手工业者而言，经常性的税收即便难以承受，也不会比武装匪徒的掠夺更具破坏性，特别是从公元前 1200 年佩带铁制刀剑和盾牌的野蛮人攻打中东文明的堡垒以来，这种掠夺一直绵延不绝。因此，大炮与帝国官僚的共存，有助于 17 世纪晚期至今的文明社会人口增长，必须被视作影响全球历史进程的第三个重要因素。

直到 20 世纪，这三个因素仍在影响着人类的生存状况。在某种意义上，自 1492 年后航船在大海上自由出没以来，地球的生物圈一直在回应大洋开放所带来的一系列冲击。然而，一俟跨海运动引发的最初和最剧烈的生态适应性调整告一段落，别的因素，主要是科学和技术方面的因素，又在地球生态平衡中引发了更进一步且几乎同样剧烈的变化与调整。而这将是我们在下一章所要探讨的主题。

第六章

近代医学实践的影响：1700 年—

　　截至目前，在试图理解疫病模式的变化及其对人类历史进程的重要影响的同时，我们很少有机会谈到医学实践。毫无疑问，减少与疾病接触的习俗与人类社会和语言一样古老；而基于其他理由的各种习俗也常有重要流行病学上的积极意义。如我们在第四章中看到的，基于将土拨鼠视作先祖化身的观念，中国东北地区的牧民对待这种时常携带鼠疫杆菌的动物格外小心，从而减少了与疫鼠接触的机会。[1] 从南印度被带往马来西亚种植园的泰米尔族劳工中，有一种与众不同的民间习俗有助于保护他们的健康。这种习俗要求他们只喝当天打进屋的水，而不能隔日储存。这自然使蚊子失去了室内滋生地。结果，那里的华人和原住民马来人，虽然和泰米尔族人工作生活在同样的环境中，却因没有遵循泰米尔族人的习俗，所以感染登革热和疟疾的概率就特别高。[2]

　　在很多情况下，这类习俗的信念和行为准则，肯定有助于把人类社会隔离于疫病的传染链之外。但是，也有一些习俗，尤其当人们普遍认为那是神的启示时，也会有不幸的副作用。[3]

传统医学与现代西医的出现

一般来讲，宗教朝圣在引发疫病中扮演的角色可与战争比肩。疾病来自上帝的信念可以轻易地转换为，若采取措施有意识地预防疾病，无异于干预神的意志，这无论在战争或在朝圣时，都是不虔诚的表现。朝圣的内涵包括在追求神圣境界过程中接受危险，对虔诚者而言，死在朝圣途中是上帝的安排，以此可让朝圣者从此岸的苦难中超度到与神同在的彼岸。于是，疾病和朝圣在心理和疫病上相互强化。战争亦如此，阵亡的风险（无论敌我）正是战争的精义所在。

这样，与保护人类免遭疫病的习惯和信仰相配的是另外一些引发和招致疫病的习惯和信仰。直到晚近，医学理论和治疗方法也存在类似的矛盾。有些治疗是有利的，有些治疗则毫无意义，还有些治疗——诸如放血治疗热病——则肯定对大部分病人有害。像民间习俗一样，医学理论也是粗糙的经验主义，而且极端武断。一些名著的教条被奉为圭臬：盖伦和阿维辛纳（Avicenna）在欧洲和伊斯兰世界就扮演着这样的角色，一如印度的卡拉喀（Caraka）；而在中国，则同时有几个名医共享神圣的地位。临床诊断每每套用既有理论术语，牵强附会地加以解释，治疗方法也因而歧义互见。

总的来说，即使是最专业的医学治疗带来的生理裨益，都未必一定超过普通治疗方法造成的伤害。医学专业的基础植根于心理学，在病情危急的情形下，能请来自信而身价不菲的专家诊治，换成谁都会感觉不错。医生实际上分担了为他人做决定的职责。在这点上，医生的角色严格说来与牧师相似，后者对灵魂的呵护缓解了信徒的紧张感，一如医生对患者身体的呵护。

不过还是有所不同。医生处理的是现实世界中的事务，他们的技术和知识容易从经验中积累完善。事实上，医务工作者的行为方式与普通乡民的大致相同，都十分珍视那些幸运的治疗方法碰巧取得的预期效果。这种对新疗法的相对开放，在 19 世纪医学取得明显突破之前，或许是医学专业最为重要的品质。甚至伟大的盖伦也得接受修正，尽管 17 世纪之前他的黏液理论在欧洲医学界并未遭遇广泛质疑。但在亚洲，医学思想和临床实践的表述一旦被奉为经典，就不大容许创新了。[4]

在欧洲，以医学院和医疗机构为中心的专业机构，可能决定了对新疾病的更为系统性的反应。医院给医生们提供了反复观察病情及其变化过程的机会，曾经有效的治疗方案可以在下一个病人身上再试。而同行则可以在一旁随时观察疗效，并时刻准备将钦佩和尊敬赠予那些医术更好的人；医术超群的名声也意味着成功创新者收入的激增。凡此种种，无不激发有抱负的医生进行经验主义冒险，去尝试新的治疗方法，并耐心等待观察结果。此外，重视观察临床症状的希波克拉底古典医学传统，又使这种行为在行业上备受推崇。这样，欧洲医生能够依靠改变既有理论和以往实践的基本要素，来对 1200—1700 年的新疾病做出反应，也就不足为奇了。相反，亚洲的医家却不在医院环境下看病，只是通过恪守古代权威的做法（即使注入新内容也这样声称）来面对近几个世纪的疾病经验。

准确地说，即使是欧洲也差不多花了一个世纪的时间，才在医学上获得对鼠疫相对清晰的认识。到 15 世纪末，意大利医生在城邦政府的框架内，创立出一系列公共卫生措施，旨在对鼠疫实施检疫，以及在鼠疫流行时处理由此带来的大量死亡。通过 16 世纪的发展，这些措施更趋完善，也组织得更为有序。预防性检疫越来越有效地切断了鼠疫的传染链，接触传染理论也被提出以证明检疫的合理性。一种观点认为，羊毛和毛织品可以携带鼠疫，这种观点后来得到了证实，因为饥饿的跳蚤在其老鼠宿主死后往往藏在成捆的羊毛里，等到有人解开包装时就能较为容易地叮咬他的胳膊，享用渴望的盛宴。从类似民间实践中得出的观念，起码在文明社会取得了书面讨论的价值。[5]

面对美洲疫病造成的后果，欧洲医生的反应像其前辈对鼠疫的反应一样。学术上关于梅毒的争论，也一如该病初现时令人瞠目的症状引起的社会反应一样激烈。其他新鲜事物也在社会上激起不同程度的关注，却大都难以与古代知识相容。这对崇古的打击是根本性的，传统的医学教育和临床实践再也不能完全恢复元气。随着人们对于美洲越来越多的详细资料的获得，"现代知识至少在某些方面超过古代"这一论断的成立已势不可挡。开放的观念敞开了医学创新的大门，并激励帕拉塞尔苏斯（Paracelsus，1493—1541 年）放弃继续崇拜盖伦的权威。而梅毒一类的新疾病要求疗效"更强"的新药物，这似乎也成了求助于帕拉塞尔苏斯的化学药品和神秘的医学哲学的常见理由之一。[6] 这样一来，随着医学基本理论被逐个质疑，唯一合乎逻辑的做法，就是将旧的盖伦理论和新的帕拉塞尔苏斯理论所指导的不同治疗效果进行对比，从中选择更有效的方法。结果，欧洲医学实践的发展水平，迅速超过了其他所有的文明传统。

尽管如此，18 世纪以前，医学对人口的影响还是显得微不足道，因为很少有人付得起昂贵的医疗费用。与指望医生出诊起死回生的病案相伴随的是，即便最专业的治疗也对疾病无能为力，甚至还妨碍患者康复。正是由于这个原因，本书的前几章似乎没有必要提及医学实践及其历史。只是随着 18 世纪的到来，情况才开始有所改变；而且直到 1850 年之后，医学技术与医疗机构才开始对人类存活和人口增长产生大规模的影响。

近代世界人口的成长

自 17 世纪下半叶在世界各大洲和各文明之间出现的新的生态平衡，在近代医学发展之前就已经相当明显。特别是人口基数的增大，使人口增长在中国和欧洲出现了史无前例的规模。约在 1650 年之后，那些长期与欧洲、非洲疾病接触地区的美洲印第安人人口开始触底反弹，到 18 世纪中叶，旧大陆迁往美洲的移民人口的自然增长率也开始快速攀升。隔绝人口的死亡仍在继续（比如在澳大利亚原住民当中）；但这种现象影响的人数较少，[7] 因为在 16 世纪以后，已没有真正成规模的人类社会依然还被排斥在欧洲人航海织就的全球疫病网络之外。

当然，即使在有深入研究的地区，对 17 世纪的人口估计也不能令人满意。人口学者现在一般选择以约 1750 年以后的情况来做归纳，而不再像前一代专家那样，把他们的估计向前追溯到 1650 年。[8] 但没人怀疑，在 1650—1750 年间的某个时段（最近的观点倾向于靠后而不是靠前），在欧洲的有些（尽管不是全部）地区发生了"生命革命"，表现出欧洲大陆空前的人口增长。同样的情形也发生在中国。在这里，1683 年后清王朝带来了新的和平，由此开启了一个世纪的人口增长，中国人口翻了一倍还多，从 1700 年的约 1.5 亿增长到 1794 年的约 3.13 亿。[9]

相比之下，欧洲人口似乎微不足道，到 1800 年时仅为约 1.52 亿。[10] 并且，中国爆发性的人口增长波及全国，而欧洲的人口增长只在边缘地区才比较明显，即东部的大草原以及西部的大不列颠和美洲。欧洲大陆的核心地区继续经受战争和作物歉收的周期性破坏，那种类似于中国的大规模人口增长趋势，直到 18 世纪晚期以前也未能出现。

人口增长与我们后来称之为"工业革命"的工业生产增长之间的

关系，在史学界尤其在英国史学界，一直是一个众说纷纭的问题。[11]
英国在18世纪中见证了工业和人口上非凡的变化，且就新的工业需
要新的劳动力，而新的劳动力需要新的生活来源而言，两者之间的
相互支持格外明显。在这些方面，对英国教区档案的细致研究很有
启发意义。但为了理解增长的整体性进程，我们必须把欧洲本土和
海外殖民地看作相互作用的整体。这样对1650—1750年的欧洲人
口进行探讨，就需要把欧洲东部边境的农业先驱性发展和人口增长，
与发生在大洋彼岸的殖民地（首先是北美）平行的先驱性发展相提
并论。陆地扩张和跨海移民的差异，与同时发生在两个边境的农业
开拓的本质上的一致性相比，则显得相对不甚重要。中心地区（主
要在英国）商业性工业活动兴盛，同样要求有广阔的视野，因为正
是欧洲成为扩大了的新旧世界的中心，伦敦乃至英格兰中部地区才
发展出新的工商业模式——最重要的是广泛使用机械动力机器，我
们将之统称为工业革命。然而，即便我们接受了这种外延扩展的定
义，把殖民运动的两翼计入欧洲的增长，也只是为1800年的欧洲人
口总数增加了大约800万～1000万。[12]欧洲人口增长比同期中国的
增长规模仍要小得多，大约只有后者的1/5。

在文明世界的其他地方，出于这样或那样的原因，直到1800年
人口的变化都不大。在印度，大规模的内乱和战争从奥朗则布皇帝
（Emperor Aurangzeb，1658—1707年）统治后期一直打打停停地持
续到1818年。的确，在整个伊斯兰世界看不到人口增长迹象，随着
奥斯曼和萨法维统治时期的道德水平和效率的降低（像印度的莫卧
儿那样），政治的无序状态也加深了。

因此，18世纪的中国对地球生态平衡变化的反应似乎并非典型。
在其他地方，类似潜能被许多抵消性的环境因素遮盖了。只有在中

国，太平盛世才被持久地维持，对税收和租金的传统限制继续被严格遵守，这种情况下，损坏性或破坏性的巨寄生关系也就很少了。与此同时，随着疫病逐渐演变为相对无害的地方性儿童病，越来越频繁的疫病流行却对人口的损害越来越小。这就出现了通向重大"生命革命"之路常见的所有特征：成年人死亡率的降低使更多家庭维持完整，于是在人数上有了更多的新一代，他们在相同条件下又会养育更多的后代，依此类推……

　　滚雪球般的人口增长，自然使中国农民不得不肩负起提高单位面积产量的重任，因为政治禁锢与生态障碍不允许他们跨越疆界进行大规模的地理扩张。15 世纪 30 年代帝国政府禁止海外冒险，而后的统治者也坚持这一禁令*，由此堵塞了中国人大规模定居美洲太平洋沿岸或菲律宾、马来西亚这些近邻地区的可能性。从 17 世纪上半叶清王朝建立开始，汉人也被禁止移居满洲和蒙古，因为新的统治者希望保护自己祖先的栖息地，以及维持那里游牧生活方式不变。只有在南部边境，中国定居地的扩张才继续上演着；然而在这里，当地由越南和缅甸王国组织的政治抵抗，加上季风雨林（monsoon-forest）环境的疫病危险，将中国拓荒者的影响降低到相当有限的程度。

　　尽管如此，在已经属于中国的广阔的周边地区，18 世纪还是可以取得足够的粮食来支撑原来两倍以上的人口。解决的途径是，日益增加土地的劳动力投入，加上大规模引种新作物。这些新作物主要来自美洲，可以在不适合稻田的陡坡及旱地上耕种，特别是甜薯、玉蜀黍和落花生。

---

*　　实际上，禁海令在郑和下西洋以后断时续地推行着，其变化往往与当时特定的政治局势相关。但禁海令并未一直坚持，而且中国向南洋的移民也一直没有停止。

换言之，海洋开放所带来的现代疫病模式、作物分布和军事技术的新可能，都在中国找到了得以充分实现的机会。事实上，面对新的生态平衡，世界各地的农民也有同样反应，可这种反应却一直等到 19 世纪和 20 世纪，当政治安定和农业增产的可能性同时出现的时候才发生，而中国则早了一个多世纪。中国在这方面的早熟，很大程度上归因于古代中国的文化传统。在这片土地上，自古就习惯于把帝国中央集权看作唯一正当的政权形式，政治统一的实现显得尤为容易；此外格外重视家庭传承的儒家传统，肯定有助于中国人口更早和更剧烈的增长。然而这一切，并不说明疫病的角色的改变在促成人口增长上没有重大意义。

人口快速增长的潜力，也存在于世界上所有经历过疫病的其他文明社会，但直到 19 世纪，在提高食物供应和（或）弱化破坏性巨寄生方式上的困难，阻碍了人口增长的可能。只有在殖民地那原本人口稀疏的土地上，文明的农业技术才创造出类似中国大部分地区出现的环境条件，使人口在 1800 年之前得以非凡的速度增长。

像这样的地区，主要的两个是东欧的乌克兰和美洲的大西洋沿岸。在乌克兰乃至整个俄罗斯，来自穴居啮齿动物的鼠疫大流行，在整个 18 世纪都是影响人口的重要因素。比如在 1771 年，据官方统计，莫斯科的鼠疫仅仅在一个季节里就夺走 56 672 人的生命，这个数字并不比著名的 1664—1666 年的伦敦大瘟疫少多少。[13] 尽管如此，随着更多土地的垦种，穴居啮齿动物的栖息地逐渐减少，它们向人类传播疫病的机会也逐渐减少。耕作虽不能消除鼠疫，却在不经意间显著降低了鼠疫的危险。18 世纪，俄罗斯人口出现了巨大的增长，1724 年估计为 1 250 万，到 1796 年则约为 2 100 万。[14] 这就表明，开垦鼠疫疫源地获得的食物供应增长，完全可以平衡因此带来的疫病所造成的损失。

美洲定居者并不担心鼠疫。然而，因他们与欧洲文明和疾病流行的主要中心处于半隔离状态，他们确实面对着特殊的问题。比如，对美洲印第安人具有杀伤力的天花，也经常剑指白人移居者，只因他们童年时就远离稳定的传染中心直到成年才遭遇该病。正如我们接下来将看到的，就是这个原因，促使许多美洲人愿意接受具有一定风险的人工接种。这项技术 18 世纪时为欧洲医生所掌握，但在欧洲这个只有儿童才可能死于天花感染、疾病经验更为丰富的文明社会中，人们却不愿意冒这样的风险。一直到 19 世纪，接种才在欧洲赢得广泛接受，当时这项技术又取得了进一步改进，从而把感染的生命风险降低到可以忽略的程度。

爱尔兰在 18 世纪的疆域扩张，提供了一个饶有趣味的例子。虽说发生在疆域扩张之际，但领土上的成就并不引人注目，极具戏剧性的事情出现在人口方面。经过若干年的残酷内战后，这个国家终于在 1652 年真正地平息下来。此后，英格兰、苏格兰和爱尔兰三个不同的族群，以不同的农业方法和经济目标来面对几乎清空了的岛屿。在大部分地区，爱尔兰人尽管在政治上处于明显劣势，但在人口上还是占了上风，他们的成功在于较早引进了马铃薯作为主要作物。以前，爱尔兰人只在有限规模上从事农业，不像英格兰人那样依赖犁甚至昂贵的组犁来耕种，这使马铃薯的引进相当顺利。廉价而充足的马铃薯使爱尔兰人的生活成本相对更低，从而能在劳动力竞争中以更低的价格全面胜过英格兰移民。耕作和生活水平几乎与爱尔兰人相当的苏格兰人，也在北爱尔兰生存了下来，他们在推广谷物种植失败后，也把马铃薯当作主要作物，因为 18 世纪早期普遍的谷物歉收，从反面证明了这种以前曾被抛弃的根块多么有价值。

爱尔兰爆炸性的人口增长，直到 18 世纪终场时才进入高潮。具有讽刺意味的是，对统治该岛的英裔爱尔兰地主而言，英国粮食价格的提高使农业从来没有像当时那样有利可图。这无疑需要劳动力，而爱尔兰本地人的劳力是现成的，作为报酬，劳动者可以得到 1 英亩左右的土地，用来耕种维持全家生存的马铃薯，尽管处境很是悲惨，但他们的营养状况应当不错。[15]

发生于 18 世纪的爱尔兰和中国的农业人口如此急剧的增长，或许预示了其他地区的未来。同样，随着大不列颠工业革命的推进，人口和疾病史也在该岛取得了特殊的重要地位。在谷物和其他粮食作物跨海输入的 19 世纪 70 年代以前，英国城市人口的增长要求加强国内的食物生产，而改进了的农业机械、化肥、作物轮种、选种以及食物储藏方法都使这个愿望的实现成为可能。其中，最重要的改进是放弃以休耕作为除草方法的做法。在休耕期种植芜菁这种要求精耕细作的作物，使去除杂草和生产有价值作物的同时进行成为可能。农业产量由此增长了近乎 1/3。

从 17 世纪晚期开始，当这种"新式农耕法"从原产地向北海（the North Sea）两岸扩张时，产生了另一个意想不到的结果。因为芜菁和紫苜蓿（另一种可替代休耕的重要作物）在传统农业难以企及的规模上为牲畜提供了饲料；而大量牲畜的存在，既通过扩大肉奶生产改善了人类的饮食，又为携带疟疾的疟蚊提供了更好的食物来源。蚊子原本酷爱吸食牲畜的血，可疟原虫却并不把牲畜视为合适的宿主，结果在牲畜数量剧增的欧洲地区，疟疾传播的链条被打断了。疟疾逐渐退缩到地中海国家，那里因夏季干旱而无法种植饲料作物。结果，在北欧作为重要慢性病存在达几个世纪的疟疾，在新的耕作方式通行的地方渐渐停止了肆虐。[16]

新式农耕法的扩张还带来其他生态后果。更多的牲畜意味着可以为人类饮食提供更多的肉和奶，以及更多的蛋白质。这很可能提高了人类产生对付各种传染病的抗体的能力，因为这些抗体本身就是一种蛋白质，只能从其他蛋白质提供的有机物质（即氨基酸）中产生。因此，人们抵抗传染病的普遍水平，在相当大的的范围得到了快速提升。

另外还有一种可能，18 世纪英国迅速兴起的"圈地运动"（即对荒地和空旷地的围圈）的一个副产品，就是牧民不再像过去那样过度囤积牧草，而有机会用栅栏将牛羊圈隔在私人牧场上放养，这无疑给畜群健康水平的提高创造了条件。其一，以前过度囤积牧草，是村民最大限度地利用自己在公共牧场的权利的唯一方式，而现在牲畜得到了更好的饮食供应，不再依靠囤积牧草了。其二，以前没有栅栏把不同社区的牧场隔开，牲畜在公共牧场上随意游荡，偶尔还碰上邻村的牲畜，因此一种传染病可以很容易地影响周围几英里范围内的每种动物；而当牧民用栅栏把即使是同一村庄内的畜群也分开后，这类传染也就不太可能发生了。这些变化对人类的健康也十分重要，因为好多动物的传染病，比如牛结核和布氏杆菌病，在散养状态下很容易感染人类。[17]

疫病的减少深远地改写了 1650—1750 年间的英国疾病史。在没有出现"圈地运动"的法国，新的农业方式到 18 世纪尚未开始，农民的身体状况仍然很糟糕。流行病和慢性传染病蹂躏着整个地区，疟疾和结核依然严重；流行性感冒、痢疾、肺炎和所谓"军队汗热症"等其他致命传染病，在 1775 年（正是这一年出现了可资利用的官方详细记录）后继续使相当多的法国农民死于非命。[18] 既然英国的人口增长在 18 世纪远远超过法国，而两国的主导产业都是农业，显然英国农村的健康状况也要远远好于法国。遗憾的是，英国缺少可与

1775 年后法国的官方记载相似的文献，因而无法进行直接比较。

像英国 1650 年后农村健康状况好转这类情形，其中一个主要成果就是农业生产效率的显著提高。健康的人们工作得更好，也更勤勉；不言而喻，由于农民不再遭受高发于生长季节的一类使人无力的热病的困扰，农业生产的损失也降低了。随着健康水平的提高，较少的农民就可以养活更多的城市人，否则，英国 18 世纪晚期引人注目的城市化也就不可能出现了。

天花接种的出现与传播

不过，影响英国 18 世纪发病率的另一个重要变化，却不是偶然性的生态变化所致，而是有意识地施行天花接种的结果。1721 年天花接种被引入英国，次年皇室儿童接种成功。这种方法是把取自天花脓包的东西，注入在接受者皮肤上开的小伤口，以人为引发感染。个别人会因这样的手术发展成严重的天花，甚至丢掉性命。而一般来说，接种后的症状往往比较轻微，只会留下一些小痘痘，而获得的免疫力则与自然患病无异。

这一技术简单可行，一旦疗效被广泛认可，则群众性接种并非难事。因此到 18 世纪 40 年代期间，这种做法即在英格兰开始推广，并且随着技术进步，有可能逐步把严重感染的风险降低到微不足道的程度。从 18 世纪 70 年代开始，接种在农村和小城市逐渐普及开来。

有意思的是，天花接种并没有在伦敦等其他大城市展开。对于新事物率先在农村和小城市中推广，却避开大型中心城市的这类特殊情形，如果从两种环境下不同发病方式来考虑，就不难理解了。天花在大城市里已然是儿童病，而在农村依然是流行病，可以传染年轻人或成年人，而他们的死亡比婴儿的死亡会受到更多的关注。于是，接种兴趣集中于小城市和村庄，接种所解决的仍然是这类社区的疫病流行。然而在伦敦，那里的穷人为太多的孩子所累，没有类似的动力来采取人为措施以预防天花。[19]

因此，在整个 18 世纪因天花导致的死亡，仍然是"伦敦死亡记录"中非常触目惊心的部分。在大城市，直到 19 世纪 40 年代引进了更安全的牛痘接种方法，并克服了起初对这种方法的抵触后，天花的肆虐才开始式微。[20] 然而，在英国的农村和小城市，用天花病毒自身接种的方法在 70 年～100 年前就已经普及了。其结果不难想象，上述的良好健康状况得到了进一步强化，与此同时也为英国农村迎来了人口的快速增长。

在欧洲大陆，公众对天花接种的抵制持续得更长。反对者批评这种方法既是对上帝意志的干预，又是在健康人口当中肆意传播危险的传染病。在英国，后一说法被皇家学会在 1721—1740 年间进行的统计调查（在方法论上有开创性）有效地驳斥了；但在法国，直到 1774 年路易十五死于天花时，对接种有组织的抗拒才最终瓦解。但在欧洲大陆，针对天花的成熟的人工免疫仍要到 19 世纪才变成普遍的行为。[21]

有意思的是，天花接种在美洲的英国殖民地，早在 18 世纪就已经很重要了。在美洲，疾病杀死成年人的可怕场景经常在印第安人当中重演；像在英国的一样，殖民地农村和小城市的社会结构，非常容易受到间歇性疫病的影响。[22] 殖民地人口在 18 世纪的大发展，很大程度上可以归结于接种所带来的天花死亡率的降低。但传染病（天花仍旧是最可怕的）对印第安人口的伤害并未减缓，这有助于白人的拓疆运动。天花在印第安人当中的肆虐可能被蓄意的细菌战推波助澜。比如，1763 年阿姆赫斯特（Jeffrey Amherst）勋爵命令把感染了天花的毛毡分发给敌对的部落，命令确实被执行，但是否达到目的则没有记载。[23]

在西属美洲，官方采取预防印第安人遭受天花打击的措施，是在爱德华·琴纳（Edward Jenner，1749—1823 年）发明了牛痘接种法，并在西班牙本土得以确认后才推广开来。琴纳是一位精明的英国乡村医生，曾于 1798 年把他的研究结果出版面世。他注意到，挤乳妇好像从不患天花，由此猜测她们可能是从乳牛身上感染了牛痘。用牛痘接种的试验也表明，对天花的免疫力的确形成了，而对人类而言，来自牛痘的危险则是可以忽略的。于是，以前妨碍天花接种的反对声音消失了：新的疫苗接种方法的价值迅速地被欧洲所有地区所认可。

到了 1803 年，琴纳的书出版仅五年后，就有一个医疗队从西班牙来到墨西哥，为当地医生传授这一新技术。等到这个医疗队前往菲律宾（1807 年），到这个西班牙帝国的遥远前哨继续这一事业时，疫苗接种的方法已在新大陆的医学界确立了其地位。此后，等到也给印第安社区提供了类似的医疗服务时，对于天花这一曾长期蹂躏西属印第安社会的杀手的恐惧肯定也随之减弱了。[24]

在基督教欧洲的其他地区，对天花的医学控制与法国的情形更接近，直到 1800 年后才初见成效。叶卡捷琳娜大帝在 1768 年请来一位英国医生，为自己和宫廷王公实施人工免疫，从此把接种引入了俄罗斯。但在当时，只有宫廷才有资格享受这位英国人的医术。1775 年，在路易十五死于天花后，普鲁士的腓特烈二世把接种技术引入其王国，并要求将该技术传授给各地的医生，而不是只停留在宫廷中。然而，只有当军队在上级命令下统一接受人工免疫时，接种术才开始向欧洲大陆的下层渗透。1776 年，乔治·华盛顿命令为所有的士兵接种；1805 年，拿破仑命令他的所有部下接受改进了的接种术。[25] 因此在欧洲，防范天花的有效措施是拿破仑战争的副产品；19 世纪出现的不同于欧洲以往历史的人口增长，在很大程度上是对长期困扰人类文明的疫病实施有效控制的结果。

　　而在土耳其，至少在那里的某些地区，天花接种的施行早于欧洲其他所有地方。事实上，英国的天花接种术来自土耳其——是 1721 年被驻奥斯曼宫廷的卸任大使夫人玛丽·蒙塔古（Mary Wortley Montagu），连同灯笼裤和土耳其毡帽等东方物品一道带回伦敦的，[26] 随后由两名曾在著名的帕多瓦（Padua）医学院学习西方医学的君士坦丁堡的希腊籍医生，充当了土耳其与欧洲之间的技术中介人。他们写了一两本小册子，把有关的土耳其民间做法传到欧洲知识界，这些小册子在英国和其他地区被广泛传抄。根据他们的说法，君士坦丁堡人普遍相信，接种早已为希腊的摩里亚（Morea）和色萨利（Thessaly）地区的农妇们所熟知。

　　的确，在整个阿拉伯半岛、北非、波斯和印度，天花接种似乎已经为民间所了解和实践。[27] 把感染天花的棉花棒插入鼻孔这一更加完善的中国接种法，于 1700 年传到伦敦。[28] 中国文献记载，这种方法在 11 世纪早期由来自印度边境的游方道士引入中国 *，而后据说变得特别流行。[29] 我们因此可以推断，有意识地为孩子接种天花，在亚洲的许多地区作为民间行为可能已存在了几个世纪，然后才进入欧

---

* 　关于人痘术的发明，清代广泛流传的说法是，11 世纪时，峨眉山人曾为北宋太平宰相王旦之子接种，不过经过范行准的细密考证，基本可以确定种痘始于明隆庆年间，即 16 世纪中叶。（参阅范行准《中国预防医学思想史》，第 113~116 页）不过在医史学界仍有不少著作相信种痘在 11 世纪就已出现，比如马伯英说："看来 11 世纪前后四川及河南一带已有种人痘法实行，比较可信。"不过其所根据的只是范已经注意到的两则清代的文献，殊难以说服力。（《中国医学文化史》，上海人民出版社，1994 年，第 810~811 页）

洲医学界的视野，并在 18 世纪进入他们官方认证的技术目录。[30]

既然这种方法在民间如此古老而广泛，为什么欧洲医学界和知识界直到 18 世纪才接受呢？而且，为什么医学实践上的突出进步出现于英国而不是别的地方？

其中有一个因素肯定是偶然的，就是玛丽·蒙塔古对接种的兴趣。而她的兴趣又基于一个残酷的事实：在她刚刚踏入社交界，成为养尊处优的时尚贵妇之后，她美丽的脸蛋却被天花刻下难看的疤痕。对于她从土耳其带回的新玩意儿，伦敦的强烈反应则取决于以下事实，即在 18 世纪头几十年中，发生在欧洲统治家族中的天花造成的死亡，两次严重影响了英国的政治生活。1700 年女王安妮（Anne）的儿子也是唯一健在的直系继承人死于天花，由此英国王位继承的问题被重新提上议事日程。紧接着，英格兰和苏格兰的统一和由汉诺威家族（Hanoverian）继承王位的问题刚刚解决，1711 年发生在哈布斯堡（Hapsburg）皇室的又一次天花死亡，灾难性地打乱了西班牙王位继承战中各国为联合对付法国所制订的计划。这两个接踵而至的事件，急剧改变了英国政治史的进程，使不列颠列岛的统治阶级对天花的危险高度警觉。这些不仅是皇家医学会为防范成年人因此暴亡而展开全面调查的社会背景，也为玛丽·蒙塔古的首倡之举赢得宫廷和伦敦医学界肯定的反应创造了条件。[31]

在 18 世纪，个人和政治的偶然事件、科学和专业的组织力量，以及知识阶层中全面扩大的交流网等诸多因素汇聚在一起，加之欧洲医生的努力，使得天花死亡率急剧下降。由此，医学界第一次有组织地以具有统计学意义的方式推动了人口增长。即便在 1700 年之前的几个世纪，天花接种虽可能已在中国和亚洲其他地方对人口增长产生了重要影响，却只是民间习俗而已，类似于各地人们业已创造出的、以各种纯真而有想象力的神话来证明的无数其他习俗和卫生法则。*

事实上，在欧洲的博学之士第一次调查这件事情时，近东的习俗已经把简单的天花接种抹上一层神灵仪式的色彩。整个的仪式看起来似由商业习俗转化而来，接受接种的人被看作"购买"了该病，为进行这桩买卖，必须送施行手术的人以象征性礼物。接种在拇指和食指之间，这样产生的痘痕就相当显眼，自此接受者就被确认为特定社会的新成员。由此推演，我们可以相信，接种在民间层面上的展开很可能是由商队推动的，对他们而言，不受天花的感染有明显的好处。无论这一做法最早出现在何地，我们都容易设想到先是商队的商人听说后加以尝试，然后把它作为民间习俗传播到商队横贯的亚欧和非洲地区。[32]

正如我们在第五章里看到的，鼠疫在现代亚洲和东欧人口中的传播走的正好是同样的路径。事实上，在鼠疫传染和天花预防措施几乎同时沿着一条线路走来的时候，两者在人口统计上可能会产生互相平衡的作用。然而，当接种的技术到达西欧时，那里的鼠疫已经消失，结果就有了促进人口空前增长的可能性。

只有在欧洲，医疗行业才具备足够的组织能力，迅速将有关新方法的信息传播给普通从业者，然后，只要当地产生了对这类预防的需要，他们就能大规模地施行接种手术。因此，一旦这种技术引

---

* 至少在中国，晚明人痘接种术的发明应该可以被视为中国医学发展的一个重要组成部分，事实上，清代出现的不少有关接种的书籍是以专业的医籍的面目出现的，更多的论述则夹杂在各种医书之中。到清代，逐渐形成了"痘师"这样一种职业，他们即使不能完全等同于医生，至少也与医学密切相关。至于在 19 世纪之前人痘接种术对中国人口增长的影响，则仍是一个有待证明的假设。根据译者最近对江南地区的种痘的研究，接种的出现与普及虽对清代江南人口的增长自然起到了一定的作用，但贡献率，特别是人痘的贡献率应该比较低。（参阅余新忠：《清代江南的种痘事业》，《清史研究》，2003 年第 2 期）

起了医生的注意，天花接种就始终是欧洲职业医学实践的一部分。这从反面说明，发现、测试和改进接种方法的系统性努力一开始就出现了。其明显的结果是，在不到一个世纪的时间里，欧洲发现并接受了疫苗接种。

更了不起的是，凭借畅通的欧洲医学交流网络，疫苗接种技术以极快的速度传遍世界。比如，到 1803 年，一个肯塔基边境的医生已为列克星敦小镇（Lexington）的大约 500 人接了种；[33]1805 年俄罗斯医生开始为中国边境上的夏特卡（Khiatka）地区的当地人接种，同年，一位澳门的葡萄牙商人从菲律宾带来疫苗以应对华南大规模暴发天花的危机。[34] 更令人吃惊的是 1812 年布哈拉（Bukhara）和撒马尔罕（这两地当时还不属于俄罗斯）的鞑靼商人到处散发介绍琴纳接种方法的小册子，小册子以阿拉伯语和土耳其语在喀山印刷，这可能属于俄罗斯政府在其亚洲地区传播这项技术的系统努力的一部分。[35]

新疫病模式与欧洲历史

关于疾病史和更广义的欧洲发展史之间的关系，笔者在此有两点值得指出。

其一，18 世纪，英国相对于法国的崛起，有赖于英国的人口增长比法国开始得更早又延续得更长。政治制度、煤铁矿山、社会结构、价值观念和个人创造等，都对国家的崛起发生过作用；但根据目前对鼠疫、疟疾和其他传染病从英国农村消失的了解，以及英国在控制天花上的努力，可见两个国家不同的疫病经历与彼此不同的人口史之间有着密切的关系。于是，新的疫病模式获得了作为 18 世

纪欧洲乃至世界历史的决定性因素之一的地位，因为大英帝国的兴
起和 1763 年后法国从海外的暂时撤退，肯定称得上是美洲、非洲、
亚洲以及欧洲历史的关键转折点。

其二，尽管在 18 世纪时，科学医学的重大突破尚未到来，但以
下的说法似乎并不荒唐：传染病重要性的降低（有医学进步的成分，
但主要由于人们完全意识不到的生态调整），构建了"启蒙运动"
的哲学和社会认识的普及化的基本背景。意外死亡在每个人的人生
经历中仍是真实并且具有可能的世界中，那种认为宇宙是一部规律
运动的，并且可以了解甚至可以预见的巨大机器的想法，似乎不足
以令人信服地解释世人眼前的现实。毕竟传染病的造访没有规律也
不可预见，却从不会被患者视为无关紧要。因此，在 17 世纪天文学
和数学的成果为世俗化的世界观奠定基础之前，还得首先让传染病
放松它对人类身体乃至灵魂的控制。鼠疫和疟疾的退出和人们对天
花的控制，为 18 世纪精英圈里颇为时髦的自然神论的传播，提供了
至关重要的社会背景。

在这样的世界里，致命的传染病突然袭击一个成年人的情况很
少见，故而不再那么需要信仰神意以求解释这类死亡。而且，正像
在其他方面的进化情形一样，新出现的机械主义世界观支持对更有
效的医疗方法的探索，并使医学界在经验性地尝试新的医疗方法上
日益趋向系统化。由此，真正的进步出现了：那种认为人类的智力
和技巧不仅在机械方面而且也在健康方面改善生活的想法，变得越
来越合理了。

可见，欧洲不断变化的疫病经历，似乎同其文化与政治史各阶
段之间存在明显的互动关系。在 1494—1648 年，旧文化传统经受
了格外巨大的压力，那时人们不得不同时适应越洋航行带来的人员、

物资、思想和疾病流行所造成的最初影响。宗教改革掀起的政治意识形态的风暴和宗教战争，无不凸显了这些压力的存在。只是当最初的冲击减弱，包括疫病衰退及其被更可预见的、更少破坏性的传染方式所取代时，所谓"老时期"（the Old Regime）的宽松政治和文化生活方式才有可能确立。显然，在导致这些变化的诸多因素中，发病率的变化只是其中一个且不是最为明显的因素。然而，这个因素通常被历史学家完全忽略，所以我们要在此强调疫病不断变化的遭遇史。

在所有生态关系中，每当一个或一群有机体发生意义重大的突变，都会在生态系统中迅速产生新的应力。这些应力通常先是减弱，然后再通过调整控制最初的动荡，1856—1960 年发生在澳大利亚野兔身上的情况就是如此；1750—1850 年间，随着工业革命的突飞猛进，西北欧出现的情形也是如此。众所周知，新的工业城市的生活条件长期来看是有害健康的，另外交通条件的进步使日益有效的食物分配方式足可防范地方性的饥馑出现。还有，食物保存也同样重要。譬如，在法国政府提出的丰厚奖赏下，罐头于 1809 年被发明了出来，随后在拿破仑军队中开始大规模地投入使用。[36]

拿破仑战争是欧洲人截止到当时所经历的最激烈的战争。然而，战场上损失的兵员数，远不及因传染病损失的人数，尤其是当拿破仑的军队和对手在欧洲进行攻防时死于如影随形的斑疹伤寒。[37] 不管怎样，到 1800 年，整个欧洲都已开始的人口快速增长很快弥补了这些损失。而 19 世纪 40 年代，食物供应的限制在大陆的许多地方都成为关键性因素，1845 年后"饥饿的四十年代"对成百万人来说是灾难性的，当时，源于秘鲁的一种寄生菌成功地在欧洲高产的马铃薯田里稳定下来。[38] 结果使成百万的爱尔兰人、比利时人和德国人赖以为生的马铃薯普遍歉收，饥馑伴随着斑疹伤寒和其他疾病，造成上百万人的死亡。爱尔兰农村人口的非凡增长突然并永久地结束了，而在接下来的几十年内，移民离散到世界各地的犹太裔爱尔兰人，深刻影响着北美、澳大利亚以及英帝国的其他部分。

除了像 1845—1849 年袭击欧洲马铃薯田这样猛烈而短暂的危机以外，因机械力量应用于海陆交通而导致的流动加快而引入的一长串的疾病在 19 世纪普遍感染了欧洲和世界的人口。与此同时，人类更多地向更大的城市中心的迁移也进一步加强了与以往常见传染病的接触。结果便形成了某种竞赛，一方是医学技术在欧洲的发展和公共管理体系的完善，另一方是生活条件的变化所引起的传染病及其慢性病的强化。

直到将近 19 世纪末，竞赛在世界的各大城市中仍然势均力敌。在配套卫生措施落后的新城市，如纽约和美国的大部分城市，死亡率实际上是急剧提高了。[39] 但从 19 世纪 80 年代开始，那些成功地将一个接一个的传染病"病菌"进行分离和研究的医学研究者，取得了一系列戏剧性的胜利。深入研究往往使医学家设计出有效的遏止传染病的方法，如合成新药或进行免疫注射；再如引进新的卫生习惯，改变人类与昆虫、啮齿动物或上述疫病的其他可替代宿主的接触方式；还有以别的方式设法打破疫病传染的既成模式。此外，国际组织还提供了城市和国家对付传染病的措施。这样，到 20 世纪头几十年，预防医学不仅在欧洲人，也开始在亚洲人、非洲人的疫病经验中刻上了深深的印记。

成功是巨大的，以至于到 20 世纪下半期，专家们倡议要把威胁人类的传染病从地球上清除出去，并认为这是一个可行的目标。[40]正如过去所显现的那样，在改变人类疫病经验上如此巨大的根本性成功，同时也会留下潜在的报复：取代 19 世纪医务改革者不得不应对的新工业城市的区域性人口影响，很可能是洲级规模上的人口危机。因此，技术和疾病之间的竞赛绝不会出现一边倒的结局，而且就生态关系的性质而言，也从不会如此。

霍乱流布世界

霍乱的全球传播，最初，而且从许多方面来说最重要的表现是工业化带来的疫病模式改变。长期以来这种疾病一直是孟加拉的地方病，不时以流行病的方式从这里传播到印度和邻近地区。霍乱是烈性传染病，由一种可在水中生存数周的病原体——霍乱弧菌所致。如果霍乱弧菌被吞下又没有被酸性胃液杀死，它就可以在碱性的肠道内迅速繁殖，往往在初病的几小时内产生剧烈反应——腹泻、呕吐、发烧乃至死亡。霍乱致命的速度令人惊恐，流行时没人能在暴死的恐惧面前超然度外。此外，霍乱的症状也特别恐怖：猛烈的脱水使患者在数小时内便干枯得面目全非，微血管破裂使肤色黑青。患者死亡时的情形格外触目：身体衰亡的加剧和加快，就像一部慢摄快放的影片在提醒旁观者，死亡是多么的狰狞、恐怖和完全不可控制。

从统计学上看，霍乱的影响时常很严重：1831 年当霍乱第一次袭击开罗时，该城大约有 13% 的人因此命丧黄泉。[41] 这并非常态，欧洲城市中的疫病损失尽管从没有那么大，却不能降低这个杀手到来时带来的独特心理影响。霍乱似乎能够穿透任何隔离，绕过任何人为障碍：它随意而又主要在欧洲城市的下层（不排他）选择自己的牺牲品。简而言之，在欧洲近代的经历中，霍乱既是异常可怕的又是独一无二的疫病。相应的社会反应也往往是极度恐慌而且影响深远。

1817 年，当一场霍乱大流行横扫加尔各答腹地时，该病第一次引起欧洲的注意。此后，霍乱传播到印度的其他地方，不久又冲出次大陆与相邻地区的分界线，而这条以前从未越过的分界线也是它以往作为地方病的活动边界。或许，霍乱在印度半岛传播的旧方式，正在与英国殖民者强加的贸易和军事运动的新方式发生交叉，结果是霍乱越出了它以往的地界，闯入陌生的地区，而那里的人们对霍乱的出现缺乏基本的免疫力和应对经验。

从遥远的古代起，印度教的节庆就吸引着大量的朝圣者涌向恒河下游，而霍乱正是这里的地方疫病。于是，朝圣者有机会感染上霍乱及其他疾病；那些当时没有倒下的患者则可能把疫病带回各自的老家，在他们的故乡演变成一场场杀机四伏的霍乱流行，有时甚至对人口产生毁灭性冲击。[42]霍乱与印度圣日（holgdays）的朝圣之旅至今如影随形。[43]我们有把握认定，在 1817 年之前的印度本土，虽然严格的习俗曾经相当成功地把霍乱传播限定在印度朝圣者中间，但它还是不时登船沿海路悄然出境，足迹远达中国。唯其如此，当霍乱在 19 世纪初叶侵入中国时，中国人才没有把它视为新病*，尽管很长时间内人们没有在中国沿海地区见到它邪恶的身影。[44]

然而在 1817 年，当一场暴烈的霍乱反复流行时，英国的船只和军队也在加尔各答出现，他们从那里进进出出，又把传染病带到了

---

* 尽管在中国的文献中，霍乱是一个古老的名词，早在《黄帝内经》中即有记载；而且也可能所谓的真霍乱（即 Cholera）在 19 世纪之前真的在中国某些地区个别出现过。但并不能就此说，这场世界性的霍乱之灾在嘉庆晚年首次波及中国时，它没有被视为一种新的疫病。事实上，这本身就是一个存在争议的问题，在这场瘟疫发生后，有相当多的医家和文献认为这是一种新出现的疾病。而现代研究一般认为，嘉庆二十五年（1820 年）之前，中国所谓的霍乱是指多发于夏秋二季的急性胃肠炎或细菌性食物中毒。现代医学所指的由霍乱弧菌引起的烈性传染病，系嘉庆二十五年或稍早从印度经海路传入。（参阅余新忠：《嘉道之际江南大疫的前前后后——基于近世社会变迁的考察》，《清史研究》，2001 年第 2 期）

陌生的地方。

　　霍乱沿着两条线路出境。一条是陆路，活动范围相对有限。在
1816—1818年间，正在印度北部边境打了好几仗的英国军队，把霍
乱从他们设在加尔各答的指挥部带走，送给了他们的尼泊尔和阿富
汗敌人。更猛烈的是海路传播，船只在1820—1822年间把霍乱传到
锡兰、印度尼西亚、东南亚大陆、中国和日本。位于阿拉伯半岛南
部的马斯喀特（Muscat）遭遇了这一疾病，就是由当时一批旨在查
禁奴隶贸易的英国远征队于1821年在此登陆造成的；霍乱又从马斯
喀特随着奴隶贩子的行踪向南沿非洲东海岸渗透。霍乱还进入波斯
湾，渗入美索不达米亚和伊朗，向北继续进入叙利亚、安纳托利亚
和里海沿岸，在这里它突然停了下来，可能是由于1823—1824年那
异乎寻常的严冬，而不是俄罗斯、土耳其或波斯的人为因素。霍乱
在中国和日本逗留的时间较长，我们甚至不知道，在1826年第二波
流行高潮袭来之前，它是否从中国真正消失过。*[45]

　　实际上，这一事件只是19世纪30年代霍乱大流行的前兆，那
次大流行才使霍乱真正成为全球性的疫病。1826年，一场新的霍乱
出现于孟加拉，又迅速沿原来的线路折向南俄罗斯。随着俄罗斯对
波斯的战争（1826—1828年）、对土耳其的战争（1828—1829年），
以及1830—1831年镇压波兰起义等一连串军事行动，又把霍乱于

---

*　中国的这次霍乱，最早于嘉庆末年（1820年）出现在东部沿海地区，翌年迅速向内地传播，
　　疫情达到高潮。之后渐趋平缓，大约在道光四年（1824年）逐渐告一段落。不过霍乱弧菌从
　　此便留在了中国，并于此后的19世纪和20世纪前半叶不时爆发流行。（参阅余新忠：《嘉道
　　之际江南大疫的前前后后——基于近世社会变迁的考察》，《清史研究》，2001年第2期；李
　　玉尚：《霍乱流行在中国（1817—1821）》，《历史地理》第17辑，上海人民出版社，2001年
　　版；程恺礼：《霍乱在中国（1820—1930）：传染病国际化的一面》，见刘翠溶、尹懋可主编：
　　《积渐所至：中国环境史论文集》，台湾"中研院"经济研究所，1995年；李永宸、赖文：《霍
　　乱在岭南的流行及其与旱灾的关系（1820—1911年）》，《中国中医基础医学杂志》，2000年
　　第3期。）

1831 年带到巴尔干，从这里再由船只传到英国。来年霍乱侵入爱尔兰，爱尔兰移民又把它带到加拿大，并南下美国（1832 年）和墨西哥（1833 年）。

后来出现的疫情，要比第一波对欧洲腹地袭击的影响更为长远。1831 年，霍乱在穆斯林朝圣时的麦加出现了。[46] 早为印度所熟悉的疫病传播方式不可避免地重演，但这一次所波及的地理范围却要广阔得多，因为穆罕默德的信徒们回家时，或向西至摩洛哥，或向东达棉兰老岛（Mindanao），或在两者之间。此后，直到 1912 年霍乱在麦加和麦地那的最后一次暴发之前，[47] 这种可怕的瘟疫一直与穆斯林朝圣活动结伴而行，在 1831—1912 年间出现不少于 40 次，也就是说，平均每隔一年就发生一次。[48]

当霍乱就这样将穆斯林的朝圣加入到以前印度教徒朝圣的传播路线时，印度之外的人们也就长期暴露在了霍乱的威胁面前。还有，18 世纪中期之后更先进的汽船和铁路运输所取得的成就之一，便是加快了霍乱从所有重要的世界中心向全球传播的步伐。印度境外，尽管准确数字不得而知，但死于霍乱的人数在 19 世纪肯定达到了数百万；印度境内，霍乱曾是并仍然是重要的疫病，造成的死亡比鼠疫多得多。[49] 只是印度对霍乱太过熟悉，并不会激起太大的社会恐慌。

然而，印度之外的情形就另当别论了。伊斯兰社会长期任由鼠疫折磨，认为欧洲的检疫制度是可笑的，但对于埃及和受影响的其他伊斯兰国家来说，霍乱带来的死亡如此出其不意又是如此可怕，所产生的社会震动几乎与欧洲并无差异。他们的医学或宗教传统都无法应付。霍乱引发的普遍恐慌有助于人们对伊斯兰世界传统领袖和权威者产生质疑，并为其接受欧洲医学铺平道路。[50]

在欧洲肯定存在这样一些地方，那里曾被鼠疫光顾的经历，一直留存在人们记忆中并始终如此鲜活，以至于公众和机构对突发事件的反应都较为适当，尽管方式有些原始。地中海欧洲的许多地方就是如此，在这些地方，宗教祈祷与医学检疫并行不悖，后者自16世纪以来一直是立法的重要内容。在马赛，对1721年鼠疫的周年纪念，使人们对那场灾难的记忆一直栩栩如生，霍乱因此又成了再度强化基督教虔诚信念的理由。[51]

然而在北欧，当出现疫病危机的时候，其传统的行为准则尚未确定下来。社会各阶层之间长期形成的紧张关系，从圣彼得堡到巴黎，在各种不同的地方，通常都能得到鲜明甚至仪式化的表达；[52]只是将这类社会紧张的表达转化为具体的行动规划谈何容易。因此，人们只得随机应变，或争论、逃跑，或祈求、威胁和祷告。换言之，存在多种行为准则。面对社会生活中大家都无法回避的疫病威胁，每个人可以选择自己认为有效的方式来应对。此后的19世纪里一再重复暴发的霍乱恐慌，直接推动了保障城市卫生和公共健康的立法实践。[53]

首先，霍乱为对立派别关于传染病理论的长期争论，增添了新的紧迫感。从希波克拉底以来，一些欧洲医生就坚持认为，疫病暴发是由来自死尸或其他腐烂物的瘴气（miasma）所造成的。这些理论相信，当虚弱的人碰上瘴气时，罹患疾病就不可避免。在疟疾和以昆虫为媒介的其他疫病始终猖獗的地方，瘴气理论有着坚实的和令人满意的经验基础，起码看似如此。

与瘴气理论相对立的有关接触传染的病菌理论，早在1546年已被弗拉卡斯托罗（Girolamo Fracastoro）明确提出。可直到19世纪早期，尽管这个理论为地中海制定防止鼠疫规范的检疫规章提供了理论根据，但在学术界却一直处于弱势。1802 年，瘟疫降临到被派往圣多明各镇压杜桑·卢维都尔（Toussaint L'Ouverture）起义的法国军队身上。短短几个月，黄热病和其他热带病彻底毁掉了这支 3.3 万人的精锐之师，这一事件（作为原因之一）严重挫伤了拿破仑的狂妄野心，迫使他同意于 1803 年把路易斯安那卖给美国。这场瘟疫在销蚀欧洲海外力量上的戏剧性表现，为法国医学界的热带病研究提供了不可多得的动力。当黄热病于 1822 年暴发于巴塞罗那时，他们抓住机会进行了关键性的实验，以判别接触感染学派和瘴气学派的正误。由尼古拉斯·切尔文（Nicholas Chervin）领导的法国专家组，对黄热病的流行方式进行了系统而审慎的研究，他们认为，巴塞罗那的感染人群没有接触病原体的可能性。这样一来，接触感染理论似乎被证明是完全错误的。

在接下来的 50 年间，医学改革派开始拆除地中海港口的永久隔离设施，认为它们只是迷信时代的遗存。由于那时缺少经验基础，没有人能想象得出昆虫有可能是疾病的携带者，病菌理论似乎注定要成为历史的垃圾。[54]尤其是英国的自由主义者，把检疫制度看成是对自由贸易原则的粗暴侵犯，并致力于清除这些所谓专制和罗马天主教愚昧的残余。

然而在 1854 年，一位叫约翰·斯诺（John Snow）的伦敦医生证明，暴发于伦敦某中央街区的霍乱，是如何可以追溯到某处被污染的饮用水源。遗憾的是，斯诺的证据大多是不连贯的细节；[55]又值欧洲最严谨的知名医学专家刚刚明确否定了接触感染理论，斯诺的说法并没有在社会上引起多少注意。然而到 19 世纪 80 年代，随着显微镜对病原菌的发现，才戏剧性地扭转了这一边倒的学术舆论导向。

第一批被发现的病原菌是炭疽病杆菌和结核病杆菌，分别由巴斯德于 1877—1879 年间和科赫于 1882 年发现。由于这两种传染病都未曾以明显的流行病方式传播过，发现它们并没有颠覆原来诠释流行病的瘴气理论。但当 1883 年科赫宣称已经发现了导致霍乱的新弧菌时，情况就大为不同了，假如科赫是正确的，瘴气理论就是错误的，至少在解释霍乱上是如此。[56]

既然博学的医生们已经接受瘴气理论对流行病的解释，科赫对霍乱病因的解释自然在专家当中遭到了坚决抵制。[57] 迟至 1892 年，甚至有一位著名的德国医生为证实病菌理论的谬误，喝下一大杯充满霍乱弧菌的水，并高兴地告诉他的同行对手，自己没有不良反应。[58] 他是幸运的，但他的行为无疑夸大了影响霍乱传播的不确定因素。在这位医生的例子中，可能是高度紧张导致他分泌了过多的胃酸，从而杀死了他吞下的霍乱弧菌。[59]

早在科赫的显微镜向医学界证明现代瘟疫之源以前，霍乱在美国和欧洲城市产生的震动，就为那些寻求改善城市卫生、住房、医疗设施和水源供应的改革者提供了巨大的动力。做什么和如何做的范式就在身边。18 世纪欧洲政府还发现，士兵和水手的生命太过重要，不能无谓地消耗，特别是当简单而又不昂贵的措施就可以阻止瘟疫肆虐的时候。

诸多保健措施当中，最著名也是最有意义的，是饮用柑橘汁来预防坏血病。当越洋航海的水手长时间只食用缺乏维生素的食物时，就会为这种病所缠绕。早在 1611 年，柠檬和柑橘的食疗作用就被报纸推荐过，此后又被令人尊敬的名医援引，在大量医学文献中被提及。当时，因柑橘汁通常不易取得，学术界也推荐过其他治疗方法。直到 18 世纪末，这种方法的特殊疗效才被明确认可。

事实上，甚至在英国海军医生詹姆斯·林达（James Lind）发表了他精心控制的实验结果（1753 年），以证明新鲜柠檬和柑橘汁在治疗坏血病上的有效性之后，海军总部也没有做出反应。其原因部分是经济上的——柑橘汁昂贵而稀少，又无法储存太久；部分是因为海军机关相信别的治疗方法也许更有效，比如库克（James Cook）船长曾在太平洋上给船员吃的微酸的甘蓝菜。而且，当 1795 年海军总部真的决定采用柑橘汁来预防坏血病，并为水手规定了每天的食量的时候，其结果却不尽如人意。生长于西印度的各种柑科莱姆果（lime）缺少必要的维生素，但却比地中海的柠檬价格便宜，于是英国海军饮用的是几乎毫无营养价值的莱姆果汁，并因此得到了"莱姆兵"的绰号。因此迟至 1875 年，尽管有规定要喝定量的莱姆果汁，但坏血病的阴影仍笼罩着英国舰艇。[60]

尽管令人困惑而且无效，但在 18 世纪的后半期，詹姆斯·林达和其他英国海军的医务人员，还是在卫生管理上做了其他一些颇具意义的改进：林达力主在船上设置海水蒸馏器以确保纯净饮用水的供应；此外，把新入伍的人加以隔离，直到他们洗完澡，并换上统一新制服，这也是一种控制斑疹伤寒发作的简单做法。还有，使用奎宁对付疟疾、不准在晚上登上有疟疾流行的海岸等规定，也在林达的指导下被引进了。

然而，陆军在卫生管理上的相应改进，比如关注水源供应、个人清洁、污秽处理系统等，却遇到了较大的困难。因为陆军士兵从不会像船上的水手那样，完全隔离于外部传染源之外。但是，18 世纪的军队作为欧洲君主的最爱，既在统治者眼中很重要，又很容易自上而下地进行控制，他们的健康不可能不受益于越来越多的卫生条例，而卫生条例从保护士兵到面向普通大众只有一步之遥。这一转变，在欧洲大陆被有条不紊的德皇的臣仆们做到了，如果实践尚不够彻底的话，至少在原则上实现了。最有影响的是约翰·彼得·弗兰克（Johann Peter Frank），他于1779—1819年间出版的关于医疗制度的六卷本著作，在统治阶层中引起了广泛而良好的反应，特别是在那些已经认识到国力的根本在于臣民数量和体力的统治者和政府官员中间。

欧洲政治史和职业常备军的相互关系，很值得历史学家给予更多的关注。显然，欧洲大陆君主独裁政治的兴起，取决于对君主马首是瞻的训练有素的军队；而无论在冬天还是夏天，无论在战场还是军营，军队的健康又都依赖于将疫病损失控制到最低限度的卫生保健制度的发展。整齐划一的形象和仪式般的清洁规则，无疑是欧洲军队保证健康的途径。显然，18世纪就是将这种做法变成条例的时代，其影响历史性地改变了基于经验治军的现状。似乎没人探讨过，约翰·彼得·弗兰克医生那高深的医学理论与不起眼下级军官创造的军队条例之间的相互关系，不管那些条例占用了士兵多少时间，却保证了他们的健康并使他们的战斗能力得到了严格训练。

就像在军事管理领域的诸多表现一样，法国人也一直是卫生规范的确立者。18世纪早期，法国皇家政府就建立了军队医院和医护学校。18世纪70年代，一个现代的特殊医护部队建立了，其关键的创新是医生可以全职服务于新建的军队医疗机构，像一般军官那样晋升军衔。而不再像从前，只是在出现危急情况或迫在眉睫的战争时，才临时应召入伍。

法国军队的医疗机构专业化带来的好处，充分展现在大革命和拿破仑战争之中。从巴黎贫民窟和偏远的乡村征召来的年轻人，一起源源不断地充实着法兰西共和国的军队乃至各个阶层。然而，尽管新兵的疾病经历和随身携带的抗体各种各样，但医疗团队有能力阻止大规模的疫病暴发，并利用新的发明，比如公布于 1789 年的琴纳的疫苗接种术，来提高其负责照顾的士兵的健康水平。否则，作为拿破仑时代特征的大规模陆战就不可能发生。同样，英国海军能够长年累月地封锁法国港口，其对柠檬汁的依赖几乎等同于枪炮。[61]

从军事医学所取得的成就来看，19 世纪三四十年代的卫生改革面临的问题，与其说是技术的，不如说是组织的。无论如何，英国的自由主义偏见根深蒂固，认为这些制度侵犯了个人对自己财产任意处置的权利。只要疫病传播理论尚在争论中，双方就很难在实质问题上达成共识。这种情况，无疑放大了对霍乱的恐惧。面对死亡的威胁，无所作为已经难以交代，公共卫生机构只能尽快了断那些陈腐的辩论和固执的冲突。

霍乱于 1832 年在英国的首次暴发，推动了地方卫生委员会的成立。但由于委员会委员从地方选出又没有薪给，因此通常缺少专业知识和合法权力来改变当地的生活环境；况且，不是每个委员都认为肮脏和疫病有什么关联。比较起来，1848 年霍乱的再次暴发引起的社会反应更为重要。那一年，就在霍乱再度降临英国的前一周，国会授权成立了中央卫生委员会。当时，亚洲霍乱的可怕景象已经牵动了公众注意力长达一年。毫无疑问，正是对霍乱复发的担心加快了国会的行动。

中央卫生委员会颁布了一些对于公共卫生影响深远的计划，这些计划已被一个改革派团体大力倡导了 10 年以上，这个团体十分活跃，成员不乏卫生改革的著名提倡者。中央卫生委员会利用国会授予的法律权力，在英国城市中清除了无数污染源，并开始在全国普遍建设供水和下水道系统。

　　下水道不是新鲜事物，其历史起码可以追溯到罗马时代。但直到 19 世纪 40 年代，下水道还只是一端连着大量的排泄口的加长了的化粪池。因为供水严格受限，除了在多雨期，其他时候水在里面的流动是缓慢的，所以这种下水道沉积的秽物必须定期清理。19 世纪 40 年代出现了一种新想法，主要由一位名叫爱德温·查德威克（Edwin Chadwick）的热诚的功利主义改革者所提倡。他的想法是，用光滑的陶管建成狭窄的排水管，注入足够的水把废物冲向远离人类居住地的储存池，在这里，按查德威克的设想，污物可以进行加工，卖给农民做肥料。

　　若要成功实施这一计划，就要求铺设全新的排水管和下水道系统，为了有足够的压力把水送到住所，还要研制更有力的水泵，以及强制拆除旧的下水道系统。为维持有效排放，输水总管和下水管必须直线铺设，而这又意味着对某些私人领地的侵犯。对当时的很多英国人而言，这些似乎是对他们权利的无理侵犯，况且工程所需资金也将数目巨大。因此，人们只有出于对霍乱的铭心刻骨的恐惧，才可能克服根深蒂固的反对障碍。[62]

　　最初，查德威克的想法连一半都未能兑现，因为在把污物卖给农民做肥料一事上，他就无法做出经济上的合理安排。现实是，农民可以买到人造肥料以及来自智利的海鸟粪，这种肥料比查德威克的下水道污物使用起来更便利。可行的替代方法是把污物排到方便的水域，其结果也不尽如人意。后来，又花了半个世纪才研制出处理污物的有效方法，以使其不再散发那么刺鼻的恶臭；而大规模地设立这样的处理系统，即便是在繁荣而管理有序的城市中也要等到20 世纪。[63]

　　虽说查德威克未能实现他的全部计划，但他指导下的中央卫生委员会在其存在的 1848—1854 年间的确向世人展示了，如何将工业革命所造就的新城市治理得更加符合健康原则。而且，对欧洲及其海外殖民地的城市社会来说，新的排水系统并非昂贵得难以承受。但在长期使用人粪作肥料的亚洲，新的污物处理系统始终没有普及。

这套系统向其他西方国家的输出相对快些，尽管经常也需要用迫在眉睫的霍乱传染的危险来迫使当地的既得利益者向卫生改革的倡议妥协。在美国，在新的霍乱威胁面前，一个以英国为原型的卫生委员会于 1866 年在纽约建立了。[64] 在缺少这种动力的情况下，像汉堡这样的大城市坚持把昂贵的供水系统的改造计划推迟到 1892年，当时，霍乱的光顾无可置疑地证明，是一处污染的水源传播了这一疫病。事情的原委是这样的：汉堡作为一座古老的自由城市，即使在新德意志帝国时期也仍然是自治的，并从易北河中不经处理地直接取水。其对面就坐落着属于普鲁士的阿尔托那城（Altona），当地政府体恤居民，设立了一座水过滤厂。1892 年，霍乱暴发于汉堡时，它只是沿着作为两城分界线的街道的汉堡这一侧传播，而另一侧阿尔托那的人们毫发无损。应该说，在城市分界线的两侧，瘴气理论所强调的空气和土壤状况是相同的；但霍乱传播的走向简直比有意设计的还要雄辩地表明，水源供应在界定疫病发作范围上的重要性，[65] 怀疑者终于哑口无言了。此后为杜绝细菌感染，汉堡等地开始系统地净化城市供水，霍乱真的再也没有返回欧洲。

显然，从决定引进给排水系统到完成必要的设施之间，总会有相当的时间差。而 19 世纪末的西方所有大城市，无不在努力接近大不列颠在 1848—1854 年首倡的新的卫生和水源管理标准，城市生活要比以往更加远离疾病。不仅是霍乱和伤寒等烈性传染病，其他一般水媒传染病也在急剧减少。由此，导致儿童死亡的疫病威胁，在人口统计上也日益趋于无足轻重。

在亚洲、非洲和拉丁美洲，城市很少能让所有的人享受卫生的饮水供应和下水道系统；然而即使在那里，随着水污染的危害被更广泛地了解，简单的预防措施，像煮熟饮用水和周期性检测水体的细菌污染状况，也相当有效地防范了对水媒传染病的整体接触。尽管公共卫生管理机构不能坚持有效地进行细菌观测，而且在很多情况下采取强制措施更是举步维艰。不过，用来规避大规模致命疾病的方法和知识几乎是人所共知的。当地方性的霍乱或其他致命的疾病发生时，富裕国家常会赞助一些国际行动，请医学专家参与帮助地方当局控制病情。此后，甚至在从未铺设下水道系统的城市，公共卫生的一些益处也得以迅速展现。

现代医学与卫生制度大放异彩

自大约 5000 年前出现城市以来，到 1900 年，世界城市人口才第一次能够不依赖农村移民而自我维持甚至有所增长。[66] 在长期的人口关系中，这是一个根本性的变化。19 世纪之前，各地城市都是吸纳人口的无底洞，离开了农村健康人口的不断迁入，城市就无法自我维持。比如，在可借助伦敦死亡法案准确估算人口的 18 世纪，伦敦死亡人数平均每年超出出生人数 6 000 人。换言之，在该世纪，仅是伦敦就有不少于 60 万移民的需求以维持现状。而要使人口增长成为可能——这是 18 世纪城市史的明显特征，则需要更多的移民。[67]

这一变化的意蕴是深刻的。当城市能够自我维持人口增长时，从农村向城市迁徙的古老方式就遇到了新的障碍。农村移民进入城市，不得不与更具适应性的大量当地新增人口竞争，以往属于农村新来人口的岗位被这些人占领。比起因城市人口的大批死亡而为农村人口开放城市就业岗位的时代，这个时候社会流动更显困难。这种城乡间的新关系，在工商业突飞猛进的地区被一个事实掩盖着，即在城市发展中萌生出那么多的新职业，以至于对城市本地人和农村移民都保有就业空间。但在工业化迟滞的地区，社会流动性的问题已经十分明显。比如在拉丁美洲和非洲的城乡接合部，就有擅自占用公地的大量贫民窟。这里住着来自农村的移民，他们试图成为城市人，却又找不到合适的职业，只好在贫困中悲惨地勉强维生。这些移民彰显了从农村移民的传统模式与现代城市社会之间的冲突，它（现代城市）不再像以前那样因自我萎缩而愿意接纳聚集在大门外的新来者。

更重要的是，所有相对稳定的农村社会，都有一套控制婚姻的风俗习惯，其目的就是控制生育水平，让出生率与死亡率以及离乡迁出的速度相适应。比如，各种嫁妆、聘金规矩的完善就有这样的效果，即将结婚年龄推迟到新娘和新郎手头有相当的财产，以确保新家庭能保持与其父辈相当的生活水平。在人口损失严重的城市，对早婚和早育之类的限制一般说来仅限于有产阶级。在职业通常不世袭的城市贫穷青年那里，没有理由延用像农民的嫁娶规矩，非要等到父母退休才可成家。[68]因此，在城市背景下，以前限制早婚早育的风俗被减弱甚或彻底废除了。上述事实，连同 1900 年（或亚洲的 1945 年）后疫病这个人口杀手的淡出，构成了我们这个时代人口高涨的根本原因。[69]

城乡人口关系的含义，还可延伸到工作性质、社会等级与土地标准的分离、人口膨胀的心理反应等领域。若进一步探讨会离题太远，但可以肯定地说，传统城乡关系的转型，无疑是进入 20 世纪后全球人类发展的基本主轴。这一变化背后，存在着城市生活在医学上和管理上的一系列改进，而改进的动力则来源于 19 世纪欧洲人对霍乱的恐惧。

作为欧洲遭遇霍乱的结果，国际的医学交流与合作也达到了新的高度。国际医学大会可追溯到 1851 年，那时医学家聚会巴黎，试图解决检疫制度这个争论不休的问题，即它是否对霍乱或其他疫病有效。地中海世界的医生乃至政府仍继续以前对付霍乱的方法，相信接触感染的观念和检疫制度的有效性；英国和北欧的卫生改革者则轻视这种古老的观念，认为源自恶臭的垃圾和下水道秽物的瘴气是致病的主要原因。因此这次会议并没有实际的成果，只是交换意见而已。

尽管如此，对付霍乱和鼠疫的国际合作并不是完全无效。合作的主要舞台最早出现在埃及。当 1831 年霍乱第一次降临时，驻亚历山大里亚的欧洲列强公使们已应埃及具有现代意识的统治者、阿尔巴尼亚的冒险者穆罕默德·阿里（Mehemet Ali）之邀，亲自为该城组织一个卫生委员会。[70] 此后，他们继续为西欧创建了负有特殊使命的卫生前哨，追踪麦加朝圣者的传染病情况，在埃及发布关于危险疾病的出现和消失的警报。因而，当霍乱于 1883 年重返埃及时，欧洲医疗组被派赴现场，利用细菌学的新知识去解决问题，他们的举措看起来只是早前预防措施的继续而已。

随之取得的成果却十分显著：在几周内，德国人科赫宣布，他发现了导致霍乱的弧菌。一如我们已经看到的，由此极大地推动了疫病的病菌理论。不仅如此，霍乱的致病谜底一旦被揭示，防治霍乱的方法便不言自明。化学消毒剂和加热都可以杀死霍乱弧菌，谨慎处置患者可以避免该病的进一步传染，到 1893 年治疗霍乱的疫苗也研制出来了。到 19 世纪末，科学的医学已经发现了对抗这一可怕疾病的有效方法。

最简单不过的措施，一旦被置于新的传染病知识的指导之下，也可以产生深远的后果。例如在埃及，官方对穆斯林朝拜的规范始于 1890 年，规定所有进入该国的穆斯林都要接受天花疫苗的注射，这就消除了穆斯林朝拜带来的严重疫病。1900 年，埃及当局要求对所有过往旅客进行强制检疫，1913 年规定了针对霍乱的强制性注射，此后霍乱不再骚扰穆斯林朝圣行动。[71] 但它仍普遍出现于印度，并周期性地影响中国和亚洲的其他地区以及非洲，直到"二战"以后。霍乱作为世界性灾难的祸首，曾经在 19 世纪早期借助用科学武装起来的机械交通，越出了其传统疆域；而又被紧随其后的、在科学指导下的卫生管理举措有效地遏制了。霍乱的盛衰，不仅简洁地浓缩了 19 世纪愈演愈烈的疫病历史，也彰显了成功遏制大都市工业化生活方式潜在危害的努力过程。

其他许多长期困扰人类的重要传染病，也很快被细菌学家开始掌握的新技术所驯服。伤寒于 1829 年第一个被确认为特定疾病；到 1896 年，伤寒杆菌被发现并研制出有效的疫苗；在 20 世纪的头十年，预防伤寒的大规模注射证明能够控制该病。白喉杆菌在 1883 年被确认，1891 年发明的一种抗毒素被证明是有特效的。牛奶中的病菌采用巴氏杀菌法（pasteurization）加以控制，即把牛奶加热到可以杀死大部分潜在有害的细菌的温度。芝加哥城于 1908 年率先立法强制规定了这种方法，旨在保护儿童和其他人免于罹患以牛奶为媒介的传染病，随后其他城市迅速效仿。这样一来，在"一战"以前这类传染源就不再重要了。[72]

事实证明，有些传染病更加难以对付。从 17 世纪 50 年代起，欧洲医生就发现，疟疾的症状可以通过服用一种浸泡液来缓解。这种浸泡液是把南美土产的金鸡纳树的树皮浸泡在水中或某种溶液中配制而成。（后来知道，浸泡液中疗效活跃的成分是奎宁。）但由于对树皮的来源存在疑问，再加上商业上的掺假行为，这种治疗方法渐渐失去了信誉，这在新教徒中尤其如此。他们对耶稣会的怀疑，也扩展到了耶稣会对疟疾的疗法上，因为是耶稣会把这种疗法传到各地的。[73] 直到 1854 年，荷兰人在爪哇建立了金鸡纳种植园，欧洲人才获得了可靠的树皮供应。事实上，19 世纪下半叶欧洲加大对非洲内地的渗透，但如果离开了来自荷兰种植园的奎宁，这一渗透将是不可能的。这些种植园一直向欧洲供货，直到"二战"爆发之前。[74]1942 年日本人占领爪哇时，欧洲各国感到有必要联合开发替代的抗疟疾化学药品，这使得疟涤平（Atabrine）等许多非常有效的药物陆续被开发出来。

奎宁的适量定期服用，使人能够在疟疾肆虐的地区生存下来。但奎宁只是缓解这种热病的症状，却不能预防或彻底治疗。19 世纪 90 年代疟原虫复杂的生命周期被发现，但直到 20 世纪 20 年代也尚未研制出疫苗和解毒剂。控制疟蚊的做法很难组织实施，所以只是在一些具有重要战略地位的地方尝试过。

黄热病甚至比疟疾更能引发社会关注，部分原因在于它对易感成年人更加致命，部分原因在于它有横扫美国向加勒比地区进行扩张的可能。遗憾的是，黄热病的病原体是一种病毒，还不能为 19 世纪的细菌学家所确认。所幸的是，一支由瓦尔特·里德（Walter Reed）率领的美国医疗队到古巴防治黄热病，证明该病由蚊子传播。为消除黄热病，1901 年在哈瓦那掀起了一场捣毁蚊虫滋生地的运动，这场运动的成功，在很大程度上有赖于美国陆军的特权和资源支持。

作为美西战争（1898 年）的战果之一，1901 年时的哈瓦那，才刚刚摆脱西班牙的帝国控制。此后，随着在巴拿马地峡修建运河的计划有了新的转机，美国的野心和战略考虑也转向加勒比。法国曾试图凿穿该地峡，可当大批劳工的生命被疟疾和黄热病夺去，工程费用随之涨到不可忍受的程度之后，法国穿越地峡（1881—1888 年）的工程中途流产了。这表明，若想成功修建这条运河，控制蚊子携带的疫病至关重要。于是美国政界和军界领袖一致同意，为负责这项任务的医务官员提供一笔史无前例的资金。

成果是显著的。通过对蚊子数量和活动方式的仔细观察，一群精力充沛的卫生警察，成功地将这些疫病的帮凶消灭得所剩无几。1904 年当运河区正式成立后，美国军队在守卫这个曾经最恐怖的热病海岸时，成功地避免了黄热病的侵害。[75]

美国军事当局将其职责限定在保障美国士兵的健康上，尚没有在全球规模上同黄热病作战的更大计划。因为那时不知道登革热和黄热病的病原体都以蚊子为宿主，1914 年巴拿马运河的开通，只是提供了考虑向黄热病全面开战的可能性，以防范通过运河区的轮船不慎携带黄热病，而把它传播到对该病一无所知的太平洋诸岛和亚洲沿岸。

为解决这一问题，新成立的洛克菲勒基金会于 1915 年开展了一项旨在研究和控制黄热病的全球计划。在随后的 20 年中，该病的很多特性终于被认清；成果卓著的控制工程拔掉了南美西海岸的传染中心；而对黄热病非洲老窝的生态系统的深入研究，却让人不得不承认，想在全球范围内消除该病是不现实的。不过到 1937 年，一种廉价而有效的疫苗的成功研制，大大消除了黄热病对人类生活的威胁。[76]

防范黄热病的成功，激励洛克菲勒基金会在 20 世纪 20 年代投入对疟疾的战役。把黄热病驱除出加勒比城市的蚊虫控制法，在诸如希腊这类国家里取得了局部成功。而直到"二战"以后，随着杀虫剂 DDT 的研制，消灭蚊虫的方法才足够廉价，才可以相当重大地影响世界范围的疟疾发病率。"二战"以后，防治疟疾的组织管理工作从私人性质的洛克菲勒基金会手中移交给了 1948 年成立的世界卫生组织，这一组织旨在官方和国际层面上从事这类活动。

在"二战"刚刚结束的那几年，大量使用 DDT 使得疟疾的困扰突然减轻，这可以说是人类经历过的最突出的健康变化之一。在一些地区，由此导致的人口增长既令人瞩目，同时也使得大量的人口如同疟疾那样难以生存。[77] 此外，DDT 的大量施用毁掉了昆虫物种的多样性，还总会毒死那些吃了被化学品污染了的食物的动物。与此同时，还产生了一个始料未及且不愿看到的结果——抗 DDT 的蚊虫出现了。对此，化学家又以研制新的致命化合物来回应，其速度要比昆虫产生抗药性的过程更快。尽管人类与昆虫这一化学战争的长远生态后果尚不明朗，尽管世界卫生组织正式把疟疾（以及天花）列为将从地球表面被清除的一个疫病，我们仍不能肯定这个幽灵已永远地消失了。[78]

结核是另一种顽固异常的传染病。正如我们在第四章所见，肺结核在 14 世纪以后已在欧洲人口当中取代了麻风病的地位。某些权威人士认为，该病在欧洲的发作于 17 世纪达到顶峰，然后在 18 世纪走向衰落，到 19 世纪，只是在工业城市住房简陋和营养不良的居民当中再掀高峰。[79] 当然，上流社会也易感染，在 19 世纪早期的文艺界，"痨病"（肺结核）事实上成了时尚。

尽管如此，1850 年以后死于结核的人，至少在英国已经急剧下降。1882 年科赫因宣布发现了它的病原菌而一夜成名，几乎在 50 年 * 后，

---

* 应为 40 年。

即 1921 年，一种有效对付结核病的疫苗终被研制出来。此前，防止结核传播的知识，将痨病患者隔离于疗养院的做法，以及把携带结核菌的奶牛杀死和禁止在公共场所随地吐痰等简单的预防措施，已经有力地加快了肺结核从西方国家消失的步伐。

另外，在那些被不断发展的机械交通打破隔绝的原始部落当中，结核病的危害仍然不容小觑；在澳大利亚、亚洲和非洲的许多地方，结核仍是人类致残致死的主要凶手。能够攻击病菌而基本不伤害人体的抗生素药物在"二战"当中和战后的研制，意味着在可以享受现代医疗的地方，该病丧失了以前的重要地位。但是，由于疟疾在战后的戏剧性退出，结核病迄今仍然是最广泛和最持久的人类传染病，每年的死亡人数大约是 350 万。[80]

科学家成功地发明了廉价而有效的方法，以控制各类传染病。不仅如此，能够有效推广医学最新研究成果的机构，也在各地迅速出现。国家级和地方性的卫生委员会和医疗服务组织遍布全球，军队的医疗团队也在与社会机构同步（甚至提前）发展。

军事医疗管理的决定性突破出现于 20 世纪初。在此之前，即使是在组织最好的军队中，与敌人的进攻相比，疾病也总是更具杀伤力，哪怕是与激战相比也不例外。比如，在克里米亚战争（1854—1856 年）中，死于痢疾的英国士兵是死于俄罗斯炮火人数的 10 倍；半个世纪后的布尔战争（Boer War，1899—1902 年）中，官方统计的英军因病死亡人数是阵亡人数的 5 倍。[81] 然而，仅两年后，日本人就向世人表明，系统的注射和严密的卫生监测可以取得怎样的成功：在日俄战争（1904—1906 年）中，他们死于疾病的人数还不及战死者的 1/4。[82]

这种了不起的突破也同样出现在其他国家。在下一个十年里，世界上所有一流军队都把日本的做法奉为圭臬——为新兵注射疫苗，以防范一系列普通传染病——伤寒、天花和破伤风等。以前，某些欧洲军队曾仿效拿破仑的做法，为新兵接种以预防天花。不可思议的是，1815 年后的法国并没有把这种做法在承平时期继续下去，而普鲁士却这样做了。结果，在 1870—1871 年的普法战争中，天花消耗了 2 万名法国士兵的战斗力，而他们的德国敌人却免遭厄运。[83]在军事医学中堪称先进的不是免疫的观念，而是免疫被用于所有传染病，以及针对不同传染病而设计免疫程序的系统方法。

在第一次世界大战之前的十年中，另一个重要的医学发现深刻改变了欧洲军队的疫病经历，即 1909—1912 年间，虱子在传播斑疹伤寒上的作用被发现。这个发现，加上对其他普通传染病的系统免疫，保证 1914—1918 年几百万人聚集法国北部战壕的空前壮举，在医学上成为可能。让士兵和随身衣物通过灭虱站消毒，成了开往前线和撤离前线时的惯例，这避免了斑疹伤寒在西部前线扮演杀手的角色，而东方前线则仍然如此，尽管暴发只是间歇的，但却是剧烈的。不过，即使当伤寒确实于 1915 年暴发于东部前线时，只要组织纪律保持完好，士兵因病致死的数目也远低于战争损伤。[84]只有当诸如 1915—1916 年的塞尔维亚，或 1917—1918 年的俄罗斯那样的军事溃败发生，传染病才会重新展现出自己以往的凶残，不仅伤害士兵，而且累及平民。在第一次世界大战中，梅毒是在称职的医疗队的监护下，唯一仍然继续肆虐的疾病，甚至在英国士兵中形成了流行病的规模。而军医起初未能有效地处理，更多是出于道德的而非医学的原因。[85]

同样的成功也出现在第二次世界大战中。当时，不论是东南亚季风雨林中的可怕瘟疫，还是俄罗斯大草原严峻的疫病环境，都没能使医疗设施完备的军队瘫痪。新的化学药物，如 DDT、硫酸盐、青霉素和疟涤平等，使原来可怕的疫病变得容易控制和能够治疗。军事管制的手段证明，可以将由此产生的医学奇迹，有效地应用于最需要的地方。每当出现药物短缺时，士兵和水手可以优先使用；每当传染病有可能为占领当局制造麻烦时，军事医疗服务也可延伸到社会。1943 年，在那不勒斯对全体平民的强制性灭虱消毒，就把一场斑疹伤寒消灭在萌芽状态；[86] 无数的难民营、强制劳动营和其他形式的收容遗弃者的官方机构，都不同程度地带有军事医疗管理的特征。

　　第二次世界大战期间，通过食物配给提高健康水平，是这种管理创新的另一个了不起的副产品。在第一次世界大战中，食物配给完全无视人类正当的饮食要求，并逐渐与营养不良和人道灾难联系在一起，尤其在德国。在第二次世界大战中，饥饿仍像以前那样蹂躏着某些人群；但在德国尤其在英国，对孩子、孕妇和其他脆弱人口，实行关键性短缺食品的特殊配给，以及针对不同人群的生理需求，科学而相对合理地分配维生素片、蛋白质和碳水化合物。这些措施在出现物资严重短缺和银根紧缩的情况下，事实上提高了英国人的健康水平；而且它使得德国人即使到这场冲突几近结束时，仍能维持差强人意的健康水平。[87]

　　上述健康管理上的胜利，为战后国际卫生计划的成功铺平了道路。这类计划自 1948 年后，几乎根本性地改变了所有人类居住地的疫病模式。

　　国际性的官方医疗组织可追溯至 1909 年，当时一个国际公共卫生机构在巴黎成立，以监测鼠疫、霍乱、天花、斑疹伤寒和黄热病的发病情况，同时也尝试为欧洲国家制定统一的卫生和检疫标准。

在 20 世纪的两次世界大战之间，国联建立了一个卫生处，下属的几个特别委员会讨论过疟疾、天花、麻风病和梅毒等的全球发病情况。但这个时期更重要的工作是洛克菲勒基金会攻克黄热病和疟疾的计划。1948 年，更为雄心勃勃的新的世界卫生组织组建成立。借助有力的政府支持，世界卫生组织开始把最先进的科学的医学知识应用于落后地区，只要当地政府愿意提供配合。[88]

可以说，20 世纪 40 年代以后，医学科学和公共卫生管理对人类生活状况的影响已经真正地全球化了。在大部分地区，传染病已不再重要，许多传染病在它们原本多发且严重的地方已呈衰退之势。这种对人类健康与幸福纯粹的增益怎么评价亦不为过；现在若要理解传染病曾经对人类甚至对我们的祖父辈意味着什么，都需要想象力了。然而，正如当人类学会了干预复杂生态系统的新方法后总必须面对的那样，自 19 世纪 80 年代以后，医学研究对微寄生关系的成功控制，也产生了一些始料未及的副产品和危机。

现代医学并非无往不胜

一个引人注目并具有讽刺意味的现象是，出现了因清洁过度而引发的新疾病，突出的例子是 20 世纪急性脊髓灰质炎的日渐流行，尤其是在格外注重卫生细节的阶层当中。在传统社会，人们大多经婴儿期轻微感染，获得了对脊髓灰质炎病毒的免疫力，却不会出现非常显著的症状；然而，那些讲究卫生、谨防接触病毒的人，等到长大后遭遇该病，则往往会发生严重的下肢瘫痪甚至死亡。[89]20 世纪 50 年代的美国，对年年暴发急性脊髓灰质炎的恐惧升至巅峰，而为开展研究其病理和治疗方法的筹资宣传，又使公众的恐惧成倍放大。不过，就像以往许多类似的情形一样，当有效的疫苗于 1954 年被研制出来的时候，该病又很快滑落到公共关注的边缘，只会感染那些错过或拒绝疫苗注射的个别人。

1918—1919 年的大流感，向世人展示了另一种将会威胁人类未来，起码是存在潜在威胁的流行病。流行性感冒曾长期存在，[90] 其特点是传播快速、产生的免疫期效短暂以及病毒的不稳定性。1918—1919 年美国与欧洲、非洲军队在法国北部的会合，为产生规模上史无前例的流行病创造了条件，这同时标志着对人类宿主具有非凡破坏力的新的病毒种类出现了。该病蔓延全球，几乎使全球人口都受到感染，并导致了 2 000 万乃至更多的人死于非命。流感暴发时，医务人员和应急设施的超负荷运转，很快使卫生服务体系普遍崩溃；而正是这种病毒的飞速传染，使危机很快就过去了。随后几周内，人类的正常生活开始恢复，流感疫情迅速消退。[91]

1918 年后，经过一代人的研究，证明流感存在三类不同的病毒，因此似乎有可能为所有种类的流感研制疫苗。然而，问题并非如此简单，流感病毒自身极不稳定，其遗传细节频繁改变。因此，所有新的大流行肯定来自另一种病毒，它可以绕开人们上次注射的疫苗抗体。

所以说，流感病毒的变化和其他感染病原体的突变，仍然难以避免。比如在 1957 年，一种新的"亚洲"型流感出现在香港地区；但在它在美国流行开来之前，针对新的变体的疫苗已经被大量研制出来，足以遏制该病的烈度和发病率。这样一来，就给公共卫生机构和私人企业家提出了更高的要求，能够迅速确认新的流感并立即大规模地研制疫苗。[92]

即使没有变体，那些迄今隐匿的寄生物，也总归会有逸出自己惯常的生态龛的可能，让地球上日益稠密的人口遭遇新的疫病，甚或是毁灭性的死亡。[93] 比如，最近在印度和东南亚暴发的霍乱，就源于西里伯斯岛（Celebes，现苏拉威西岛之旧称）特有的一种新型弧菌，在孟加拉及其周边所有"古典型"霍乱弧菌的传统栖息地，这种新型霍乱弧菌都成功取代了原有的"古典型"弧菌。[94] 有关这种不可预见的生物变异，最近的类似例子，是出现在尼日利亚的拉沙热（lassa fever），以及出现在乌干达的奥尼昂热的神秘经历，我们上文已然谈及。[95]

还有一种令人不安的隐患，那就是为置敌人于死地，有意在敌方有效传播致命病原体的生物学研究，有可能在部分地区乃至整个世界酿成疫病灾难。

除了这种可以想象的灾难以外，人类还将长期囿于自己在食物链中所固有的局限。在过去 150 年间，公共卫生措施所导致的人口跳跃式增长造成的压力，不仅表现在食物供应上，还可能在更多方面展示出来，既有疫病的，也有社会的、心理的乃至政治的。

历史的启示

技术和知识，尽管深刻改变了人类的大部分疫病经历，但就本质上看，仍然没有也从来不会，把人类从它自始至终所处的生态龛（作为不可见的微寄生关系和一些人依赖另一些人的巨寄生关系的中介）中解脱出来。可以肯定，过去用简单的二分法，将人类社会划分为食物生产者和被供养者的认识，已经被深刻地改变了。这种改变，不仅源于农业科学的长足发展，更源于粮食的生产者如今也从其他人那里接受服务和产品供应。尽管如此，如何调整生产者和消费者关系的古老问题，将继续以更为复杂的形式存在着，即便在我们这个机械化和官僚化的时代，亦复如此。毫无疑问，迄今还没有出现长期而稳定的模式，能够保证世界防止局部的（如果不是全球性的）毁灭性的巨寄生扩张。第一次世界大战和第二次世界大战都导致了区域性的毁灭；战争仍有可能像过去那样，再一次把饥饿和死亡强加给世界上的绝大部分人口。

我们还应看到，人口的飞跃性增长实际上意味着，目前食物供应和人类需求之间的余裕将迅速消失，留下应对危机的储备亦将越来越少。一旦危机发生，厕身于现代社会商品流和服务流复杂过程的所有人，不论是医生或管理者，还是农民或其他什么人，他们的能力都对维持目前人口的生存水平至关重要。

根据过去几个世纪的人类记录，没有人敢肯定地说，始料未及的转折将不会出现。或许到那时，出生率可能与死亡率持平，人口和资源间的相对平衡也可能实现。但就目前和不久的将来而言，人类显然仍处于这个星球上最大规模和最不寻常的生态动荡之中。因此，在不久的将来，正如在不久的过去那样，从目前微寄生和巨寄生的动态平衡当中，可被预期的不是稳定，而是一系列激烈的变化和突发的震荡。

假如我们能像了解过去那样，努力地预测未来，那么，对传染病的影响就绝不能置之不理。技能、知识和组织都会改变，但人类面对疫病的脆弱，则是不可改变的。先于初民就业已存在的传染病，将会与人类始终同在，并一如既往，仍将是影响人类历史的基本参数和决定因素之一。

附录

中国的疫情年表

编纂者：约瑟夫·H.查，昆西大学（Quincy）远东史教授

这里的中国疫情年表，是根据两部传统典籍整理而成的，一为宋代（960—1279 年）学者司马光的《资治通鉴》；一为 18 世纪集体编纂的有关传统中国文献的综合类百科全书《古今图书集成》。据此整理而成的两册有关天灾人祸的年表发表于 1940 年，但作者在把传统日期换算成现代公历时出现一些错误。查教授将其与正史和其他有关文献相对照，尽其所能地纠正了这些错误。此外，他还把古代地名翻译成现代中国的省名。

这样做的结果并非没有问题。在选择古代与现代省名不一致的古代地名的对应时，经常有失武断。而且，中国文献中无疑还有其他流行病记录没有被两书的编纂者注意到，因而这里也遗漏了。表中关于死亡人数的所有说法，皆是对古文献的直译，查教授没有对这些说法的可靠性予以评判；或许有些说法确实可信，而还有一些说法则可能就大有出入。然而，尽管有这样那样的缺陷，下表显然比以往用西语出版的同类资料更加确切，重大的疫病灾难也不大可能被这份记录遗漏。因此，从下表中应该能够窥见重大转折点发生时的粗略迹象，故值得于此转引。

查教授依据的出版物为，陈高佣：《中国历代天灾人祸表》（上下册），上海，1940 年。

1911 年之前的中国疫情年表

公元前 243 年　　　疫，遍布全帝国

公元前 48 年　　　疫、涝灾和饥荒，"隘口之东"，可能指河南、山西和山东

公元 16 年　　　疫；大规模侵入南方的胡族损员十之六七

37 年　　　疫，江苏、江西、安徽、浙江和福建

38 年　　　疫，浙江

46 年　　　饥荒和疫，蒙古；十死六七

50 年　　　疫，地点不明

119 年　　　疫，浙江

125 年　　　疫，河南

126 年　　　疫，河南

151 年　　　疫，河南、安徽、江西

161 年　　　疫，地点不明

162 年　　　疫，新疆和青海的军队中；十死三四

171 年　　　疫，地点不明

173 年　　　疫，地点不明

179 年　　　疫，地点不明

182 年　　　疫，地点不明

185 年　　　疫，地点不明

208 年　　　疫，湖北军中；2/3 死于此病和饥荒

217 年　　　疫，地点不明

223 年　　　疫，地点不明

234 年　　　疫，地点不明

275 年　　　疫，河南，死者几万

291 年　　　疫，河南

296 年　　　疫，陕西

297 年　　　疫，河北、陕西、四川

312 年　　　疫，地点不明：继早先的蝗灾和饥荒而来，华北和华中顿成"废墟"；陕西纳税人只剩百分之一二

322 年　　　疫，地点不明，十死二三

330 年　　　疫，地点不明

350 年　　　疫，地点不明

351 年　　　疫，继河南起义之后

353 年　　　疫，地点不明

379 年　　　疫，陕西

423 年　　　疫，华北，河南十死二三

427 年　　　疫，江苏

447 年　　　疫，江苏

451 年　　　疫，江苏

457 年	疫，江苏
460 年	疫，江苏
468 年	疫，全国；在该年第二次暴发于河南、河北、山东、湖北和安徽时，十四五万人毙命
503 年	疫，地点不明
504 年	疫，华北
505 年	疫，华北
510 年	疫，陕西；2 730 人死亡
529 年	疫，陕西
546 年	疫，江苏
565 年	疫，河南
598 年	疫，朝鲜战争中的中国东北地区南部
612 年	疫，山东和其他地区
636 年	疫，山西、甘肃、宁夏和陕西
641 年	疫，山西
642 年	疫，河南和山西
643 年	疫，山西、安徽
644 年	疫，安徽、四川和东北
648 年	疫，四川
655 年	疫，江苏
682 年	疫，河南和山东，尸骨遍野
707 年	疫，河南和山东，数千人疫死
708 年	疫，河南和山东，1 000 人死亡
762 年	疫，山东，死者过半
790 年	疫，江苏、湖北、安徽、浙江和福建
806 年	疫，浙江，死者过半
832 年	疫，江苏、四川和云南
840 年	疫，浙江和福建
874 年	疫，浙江
891 年	疫，江苏、安徽和湖北，湖北十死三四
892 年	疫，江苏
994 年	疫，河南
996 年	疫，江苏、江西、安徽
1003 年	疫，河南
1010 年	疫，陕西
1049 年	疫，河北
1052 年	疫，江苏、安徽和湖北
1054 年	疫，河南
1060 年	疫，河南
1094 年	疫，河南
1109 年	疫，浙江

1127 年	疫，河南，首府死者几半
1131 年	疫，浙江和湖南
1133 年	疫，湖南和浙江
1136 年	疫，四川
1144 年	疫，浙江
1146 年	疫，江苏
1199 年	疫，浙江
1203 年	疫，江苏
1208 年	疫，安徽和河南
1209 年	疫，浙江
1210 年	疫，浙江
1211 年	疫，浙江
1222 年	疫，江西
1227 年	疫，华北的蒙古驻军
1232 年	疫，河南，50 天内 9 万人病殁 *
1275 年	疫，地点不明，死者不计其数
1308 年	疫，浙江，26 000 多人死亡
1313 年	疫，河北
1320 年	疫，河北
1321 年	疫，河北
1323 年	疫，河北
1331 年	疫，河北，十九疫亡
1345 年	疫，福建和山东
1346 年	疫，山东
1351—1352 年	疫，山西、河北、江西；淮河流域驻军的死者几半
1353 年	疫，湖北、江西、山西、绥远，山西的部分地区，死者十之六七
1354 年	疫，山西、湖北、河北、江西、湖南、广东和广西，在湖北的部分地区，十死六七
1356 年	疫，河南
1357 年	疫，山东
1358 年	疫，山西和河北，200 000 多人疫亡
1359 年	疫，陕西、山东和广东
1360 年	疫，江苏、安徽、浙江
1362 年	疫，浙江
1369 年	疫，福建，尸骨露于野
1380 年	疫，浙江
1404 年	疫，河北

---

* 　9 万人当为 90 万人之误，据《金史》记载，金天兴元年（1232 年），元军围攻汴京，五月，"汴京大疫，凡五十日，诸门出死者九十余万，贫不能葬者不在是数"。（《金史》卷十七《哀帝纪上》，中华书局 1975 年版，第二册，第 387 页。）

1407 年　　疫，湖南

1408 年　　疫，江西、四川和福建，78 400 人疫死

1410 年　　疫，山东（6 000 人死）、福建（15 000 户消失）

1411 年　　疫，河南和陕西

1413 年　　疫，浙江

1414 年　　疫，河北、河南、山西和湖北

1445 年　　疫，陕西、浙江和福建

1454 年　　疫，江西和湖北

1455 年　　疫，陕西、浙江和甘肃

1461 年　　疫，湖南、湖北、广东和陕西

1471 年　　疫，贵州

1475 年　　疫，江西和福建

1480 年　　疫，福建

1481 年　　疫，江西和贵州

1486 年　　疫，福建

1489 年　　疫，湖南，阖村阖城尽殁

1492 年　　疫，浙江

1495 年　　疫，东南地区

1500 年　　疫，广西

1504 年　　疫，山西

1506 年　　疫，湖南、湖北、两广、云南和福建；死亡率极高

1511 年　　疫，浙江

1514 年　　疫，云南

1516 年　　疫，湖北

1517 年　　疫，福建

1519 年　　疫，浙江、河北和山东

1522 年　　疫，陕西

1525 年　　疫，山东，4 128 人死于此病

1528 年　　疫，山西

1529 年　　疫，湖北、四川和贵州

1532 年　　疫，陕西

1533 年　　疫，湖北、湖南

1534 年　　疫，浙江、湖北和湖南

1535 年　　疫，福建

1538 年　　疫，广西

1543 年　　疫，山西

1544 年　　疫，山西和河南

1545 年　　疫，福建

1554 年　　疫，河北

1556 年　　疫，福建

1558 年　　疫，贵州

1560 年　　疫，山西
1561 年　　疫，湖北
1562 年　　疫，福建，十七而亡
1563 年　　疫，江西
1565 年　　疫，浙江和河北
1571 年　　疫，山西
1573 年　　疫，湖北
1579 年　　疫，山西
1580 年　　疫，山西
1581 年　　疫，山西
1582 年　　疫，河北、四川、山东和山西
1584 年　　疫，湖北
1585 年　　疫，山西
1587 年　　疫，江西和山西
1588 年　　疫，山东、陕西、山西、浙江和河南
1590 年　　疫，湖北、湖南和广东
1594 年　　疫，云南
1598 年　　疫，四川
1601 年　　疫，山西和贵州
1603 年　　疫，浙江
1606 年　　疫，浙江
1608 年　　疫，云南
1609 年　　疫，福建
1610 年　　疫，陕西和山西
1611 年　　疫，山西
1612 年　　疫，浙江和陕西
1613 年　　疫，福建
1617 年　　疫，福建
1618 年　　疫，山西、湖南、贵州和云南，在山西，尸横遍野
1621 年　　疫，湖北
1622 年　　疫，云南
1623 年　　疫，云南和广西
1624 年　　疫，云南
1627 年　　疫，湖北
1633 年　　疫，山西
1635 年　　疫，山西
1640 年　　疫，浙江和河北
1641 年　　疫，河南、河北、山东和山西，处处死尸枕藉
1643 年　　疫，陕西
1644 年　　疫，江苏、山西和内蒙古
1653 年　　疫，内蒙古

1656 年　　疫，甘肃

1665 年　　疫，山东

1667 年　　疫，甘肃

1668 年　　疫，河北

1670 年　　疫，内蒙古

1673 年　　疫，东北地区

1677 年　　疫，江苏和陕西

1680 年　　疫，江苏

1681 年　　疫，云南

1683 年　　疫，湖北

1692 年　　疫，陕西

1693 年　　疫，山东

1694 年　　疫，浙江和海南岛

1697 年　　疫，江苏、江西和山西

1698 年　　疫，山东和山西

1702 年　　疫，广东

1703 年　　疫，内蒙古、山东和海南岛

1704 年　　疫，河北、山东、浙江和陕西

1706 年　　疫，湖北

1707 年　　疫，广东、广西、河北和湖北

1708 年　　疫，湖北、内蒙古、江西、甘肃和山东

1709 年　　疫，江苏、安徽、浙江、山东、陕西、广东、福建和江西

1713 年　　疫，广东

1714 年　　疫，广东

1717 年　　疫，浙江

1721 年　　疫，陕西

1722 年　　疫，浙江

1723 年　　疫，河北

1724 年　　疫，山东

1726 年　　疫，江苏、山西、广东和河北

1727 年　　疫，广东和湖北

1728 年　　疫，江苏、浙江、陕西、山西、河北、湖北、安徽，以及长城东端

1733 年　　疫，江苏

1742 年　　疫，安徽

1746 年　　疫，湖北

1747 年　　疫，河北

1748 年　　疫，山东

1749 年　　疫，江苏、江西

1756 年　　疫，江苏、安徽和福建

1757 年　　疫，浙江和山西；在西部边境的新疆，每个染上该病的人都无一例外地死去

1760 年　　疫，山西、浙江和甘肃

1767 年　　疫，浙江
1770 年　　疫，甘肃
1775 年　　疫，河北
1783 年　　疫，浙江
1785 年　　疫，江苏
1786 年　　疫，江苏、安徽、山东和河北
1790 年　　疫，甘肃和云南
1792 年　　疫，河北
1793 年　　疫，浙江
1795 年　　疫，浙江
1797 年　　疫，浙江
1798 年　　疫，山东
1800 年　　疫，浙江
1806 年　　疫，河北和陕西
1811 年　　疫，甘肃
1814 年　　疫，湖北
1815 年　　疫，江苏、安徽和山东
1816 年　　疫，河北
1818 年　　疫，山东
1820 年　　疫，江苏、山西和浙江
1821 年　　疫，河北、山东和云南
1822 年　　疫，河北和陕西
1823 年　　疫，江苏和河北
1824 年　　疫，河北
1826 年　　疫，山东
1827 年　　疫，山东
1831 年　　疫，浙江
1832 年　　疫，湖北、陕西和山东
1833 年　　疫，山东、河北和浙江
1834 年　　疫，江苏和浙江
1835 年　　疫，山东
1836 年　　疫，甘肃、广东和山东
1839 年　　疫，河北
1842 年　　疫，江苏、湖北
1843 年　　疫，湖北、江西和浙江
1847 年　　疫，陕西
1848 年　　疫，陕西
1849 年　　疫，浙江
1853 年　　疫，河南，1 万多人死于此病
1855 年　　疫，甘肃
1856 年　　疫，陕西

1861 年　　疫，山东

1862 年　　疫，湖北、江苏、浙江、河北和山东

1863 年　　疫，甘肃、浙江和陕西

1864 年　　疫，湖北、江西和浙江

1866 年　　疫，甘肃

1867 年　　疫，山东和河北

1869 年　　疫，湖南、甘肃和湖北

1870 年　　疫，湖北和河北

1871 年　　疫，陕西和湖北

1872 年　　疫，浙江和湖北

1895 年　　疫，河北

1911 年　　疫，东北地区

注 释

引言

1　请参阅 Thomas W. M. Cameron, *Parasites and Parasitism*,（London, 1956）, p. 225；Theobald Smith, *Parasitism and Disease*（Princeton, 1934）, p.70。当白细胞破坏侵入人体的细胞结构时，并不能产生有助人体细胞生成的能量或物质，因此，这个过程只相当于消化过程的第一阶段。

2　请参阅 Wladimir A. Engelhardt, "Hierarchies and Integration in Biological Systems", The American Academy of Arts and Sciences, *Bulletin*, 27（1974）, No. 4, p.11–23。Engelhardt 把蛋白质一类复杂分子自我复制的能力归结于分子间作用力量的弱小；他进一步提出，这些正在强化的有机体总在消耗可利用的能量。
　　从这一观点上看，人类刚刚完成的跳跃性发展，即利用取自矿物燃料（fossil fuels）的可用能量，把成百万人口聚集于工业城市的过程，似乎只是把成百万原子聚合为较大的有机分子这一过程的最近的和最复杂的展现。的确，正如我们可以想见的，人类城市，因为比起蛋白质的出现要晚得多也少得多，其结构的精致程度自然不及较大的有机分子，更不用说细胞和有机体了。但要说同样的法则也适应于我们生活和活动其中的所有层次的有机体，至少是可以讨论的。

3　使一类人区别于另一类人的遗传性差异，就疾病抵抗力而言，可能缘于其先人与特定病原体长期接触所造成的差异。由此产生的基因对初期感染的那些个体所表现出的或促进康复或延缓康复的不均衡性，到时将产生对该病的内在抵抗力。这种"物竞天择"般的演化有时会非常快速；而且，传染越致命，选择也越快。同样严峻的淘选过程也自然发生于寄生体一方，它们通过基因和行为的调整以趋向于形成与宿主间更稳定的适应关系。参阅 Arno G. Motulsky, "Polymorphisms and Infectious Diseases in Human Evolution", *Human Biology*, 32（1960）, p.28–62；J. B. S. Haldane, "Natural Selection in Man", *Acta Genetica et Statistica Medica*, 6（1957）, p. 321–332。对特定疾病形成抵抗力的基因也可能对人类产生各种不利影响，因此一个群体的理想状态是"生物协调的多形性"，这意味着有些人会有抗病基因，而有的人没有。携带抗病基因的个体比例，将依据对该病抵抗力的选择上的多样性，以及其他可能对人口施加的选择压力的种类而变化。

4　现代技术甚至使专业人员能够破解某些个体和群体的传染病记录，办法是通过分析血样以确定该个体是否存在"抗体"。这项技术尤其适用于封闭的小型社会的疾病史研究。参考 Francis L. Black *et al.*, "Evidence for Persistence of Infectious Agents in Isolated Human Populations", *American Journal of Epidemiology*, 100（1974）, p.230–250。

5　参阅 T. Aidan Cockburn, *The Evolution and Eradication of Infectious Diseases*（Baltimore and London, 1963）, p.150。

6　参阅 Theodor Rosebury, *Microorganisms Indigenous to Man*（NewYork, 1962）。

7　参阅 Theobald Smith, *Parasitism and Disease,* p. 44-65；Richard Fiennes, *Man, Nature and Disease*（London, 1964），p.84-102.。

8　L. J. Bruce-Chwatt, "Paleogenesis and Paleoepidemiology of Primate Malaria", World Health Organization, *Bulletin*, 32（1965），p.363-387. Plasmodium 一词，原指生物特性尚不完全清楚的引发疟疾的有机体，现已成为标准术语。这种有机体实为原生动物，但其形态在生命周期的不同阶段有明显的不同。

9　Hans Zinsser, *Rats, Lice and History*（NewYork, Bantam edition, 1965；original publication, 1935），p.164-171.

第一章

1　Richard Fiennes, *Zoonoses of Primates: The Epidemiology and Ecology of Simian Diseases in Relation to Man*（Ithaca, NewYork, 1967），p.121-122.

2　权威的说法各有不同。Fiennes 在前引书 73 页中分别列出 5 种猿类易患的疟疾和 10 种猴类易患的疟疾；L. J. Bruce-Chwatt, "Paleogenesis and Paloeepidemiology of Primate Malaria", World Health Organization, *Bulletin*, 32（1965），p.368-369 提到 20 种猿类和猴类易患的疟疾，并说多达 25 种疟蚊可以充当疟疾在人类和灵长类中传播的病媒。

3　Fiennes 前引书，第 42 页。

4　Bruce-Chwatt 前引书，第 370-382 页。

5　参阅 F. L. Dunn, "Epidemiological Factors: Health and Disease in Hunter-Gatherers", in Richard B. Lee and Irven DeVore, eds., *Man the Hunter*（Chicago, 1968），p.226-228；N. A. Croll, *Ecology of Parasites*（Cambridge, Massachusetts, 1966），p.68。

6　F. Boulière, "Observations on the Ecology of Some Large African Mammals", in F. Clark Howell and François Boulière, eds., *African Ecology and Human Evolution*（New York, 1963）. [Viking Fund Publication in Anthropology No. 36], p.43-54. 据此书估算，在今天的非洲热带草原上，早期人类能够得到的非洲有蹄类动物和其他猎物的总量远远超出其他地区；而且，在现代条件下，食肉动物对如此巨大的食物储存库的争夺并不特别激烈，比如，狮子的实际数目就远远小于潜在的食物供应能够维持的数目。因此，当人类的祖先第一次离开树丛，冒险进入草原搜寻更大猎物时——如果远古的情况与现代相似——则可以说他们正步入一种就生态意义而言的部分的真空地带，自然收获颇丰。

7　一个典型的例子是长颈鹿伸长了的脖子，使它可以吃到别的动物够不到的植物。参阅 C. D. Darlington, *The Evolution of Man and Society*（London, 1969），p.22-27。

8　参阅 Frank L. Lambrecht, "Trypanosomiasis in Prehistoric and Later Human Populations: A Tentative Reconstruction", in Don Brothwell & A. T. Sandison, *Diseases in Antiquity*（Spingfield, Illinois, 1967），p.132-151。Lambrecht 认为，一种源于鱼鞭虫感染的昏睡病已经向着与人类宿主相适应的方向进化，产生更温和的慢性疟疾形式；但在有蹄类宿主大量存在的热带草原，演化压力导向与羚羊而不是与类人猿的适应，永久性造成某种对于人类致命的疾病形式。因此，与人类宿主的适应事实上将减少（甚至毁灭）那些温良的畜群，使鱼鞭虫在生物意义上的全面成功化为泡影。

9　Mary Douglas, "Population Control in Primitive Peoples", *British Journal of Sociology*, 17（1966）， p.263–273；Joseph B. Birdsell, "On Population Structure in Generalized Hunting and Collecting Populations", *Evolution*, 12（1958）, p.189–205.

10　参阅 Darlington 前引书第 33 页中所列的灭绝物种。这些（以及后来灭绝于北美的）物种的灭绝与人类活动间的关系尚待澄清，参阅 Paul S. Martin & H. E. Wright, eds., *Pleistocene Extinctions, the Search for a Cause*（New Haven, 1967）中 的 讨 论。在 灭 绝 的 诸 物 种 间， Darlington 并没有考虑曾生存于非洲的各种类人猿；但很清楚，类人猿族系中较为温顺的种类也最为脆弱，结果，到公元前 2 万年——如果不是更早的话，该族系中只有一类，即智人，存活下来。

11　关于原生动物和蠕虫在撒哈拉以南地区极度泛滥，请参阅 Darlington 前引书第 662 页中的图表。

12　有关这些说法，系参考以下论著而来：David Pilbeam, *The Ascent of Man: An Introduction to Human Evolution*（New York, 1972）；Frank E. Poirier, *Fossil Man: An Evolutionary Journey*（St. Louis, Missouri, 1973）；以 及 B. J. Williams, *Human Origins, an Introduction to Physical Anthropology*（New York, 1973）。

13　Joseph B. Birdsell, "Some Population Problems Involving Pleistocene Man", *Cold Spring Harbor Symposium on Quantitative Biology*, 20（1957）, p.47–69, 该文估计只需 2 200 年就足以住满澳大利亚。也参考 Joseph B. Birdsell, "On Population Structure in Generalized Hunting and Collecting Population", *Evolution*, 12（1958）, p.189–205；——, "Some Predictions for the Pleistocene Based on Equilibrium Systems Among Recent Hunters-Gatherers", in Richard B. Lee & Irven DeVore, eds., *Man the Hunter*, p. 229–240。

14　关于澳大利亚野兔，可参阅 Frank Fenner & F. N. Ratcliffe, *Myxomatosis*（Cambridge, 1965）。关于美洲的情形，可参阅 Alfred W. Crosby, *The Columbian Exchange: Biological and Cultural Consequences of 1492*（Westport, 1972）。一般性概况可参阅 Charles S. Elton, *The Ecology of Invasions by Animals and Plants*（New York, 1958）。

15　Paul S. Martin, "The Discovery of America", *Science*, 179（1973）, p.969–974.

16　N. A. Croll, *Ecology of Parasites*（Cambridge, Massachusetts, 1966）, p.98–104. Croll 主要探讨的是多细胞寄生虫，但他的结论也适用于所有的寄生形式，尽管正如我们将要看到的，在文明人口中产生最重要传染病的病毒性和细菌性有机体的分布，主要受制于潜在宿主的密度，因而与受气候影响的分布方式大大不同。F. L. Dunn, "Epidemiological Factors: Health and Disease in Hunter-Gatherers", in Richard B. Lee and Irven DeVore, eds., *Man the Hunter*, p.226–228, 关于不同气候下的生物多样性与人类传染病的关系也有有趣的见解，另可参阅 René Dubos, *Man Adapting*（New Haven, 1965）, p. 61。

17　根据对克罗马农人和尼安德特人骨骼的研究，可以尝试性地确定死者的年龄。根据 Paul A. Janssens, *Paleopathology: Diseases and Injuries of Prehistoric Man*（London, 1970）, p. 60–63 中收集的材料，88. 2%的克罗马农人遗骸在死时不到 40 岁，61.7%不到 30 岁。尼安德特人遗骸的相应比例分别是 95%和 80%。然而这种计算的统计学基础不能令人满意，推算死者年龄的标准也经常是含糊的。

18　参阅 Saul Jarcho, "Some Observations on Diseases in Prehistoric America", *Bulletin of the History of Medicine*, 38（1964）, p.1–19；T. D. Stewart, "A Physical Anthropologist's View of the Peopling of the New World", *Southwestern Journal of Anthropology*, 16（1960）, p.256–266；Lucille E. St. Hoyme, "On the Origins of New World Paleopathology", *American Journal of Physical Anthropology*, 21（1969），p.295-302。J. V. Neel et al., "Studies of the Xavante Indians of the Brazilian Mato Grosso", *American Journal of Human Genetics*, 16（1964），p. 110. 注意到在他所研究的部落中，男人"相当健壮"，远离疾病困扰，尽管妇女并非如此。大量游记也强调原始人在起初与外界接触时的健壮，尽管其可靠性尚可置疑，参阅 Robert Fortuine, "The Health of the Eskimos as Portrayed in the Earliest Written Accounts", *Bulletin of the History of Medicine*, 45（1971），p. 97-114。另外，在可能作为人类最早发源地的热带地区，许多种疾病仍肆虐于较大的封闭的族群。参阅 Ivan V. Polunin, "Health and Disease in Contemporary Primitive Societies", in Don Brothwell & A. T. Sandison, *Diseases in Antiquity*, p. 69-97。有观点认为，在与欧洲人接触之前，澳大利亚土著的身体状况也是良好的，请参阅 B. P. Billington, "The Health and Nutritional Status of the Aborigines", in Charles P. Mountford, ed., *Records of the American-Australian Expedition to Arnhem Land*,（Melbourne, 1960）I, p. 27-59。

第二章

1 种类很多（200 种食草动物和相关的食肉动物），包括北美诸如马和骆驼这些潜在有用的动物。参阅 Paul Schultz Martin & H. E. Wright, *Pleistocene Extinctions*, p.82-95. 最近对非洲——这里大型动物的灭绝比别处要缓慢得多——生物量的估算，表明大型猎物的消失意味着多么巨大的食物损失。比如，单是大象和河马就构成非洲草原整个动物界生物量的 70%；甚至在斑马和牛头羚作为最大食草动物的地方，这两类动物也至少构成动物界生物量的 50%。请参阅 F. Clark Howell & François Boulière, *African Ecology and Human Evolution*, p.44-48. Vernon L. Smith, "The Primitive Hunter Culture, Pleistocene Extinctions, and the Rise of Agriculture", *Journal of Political Economy*, 83（1975），p.727-756，对过度滥杀导致的灭绝现象进行了有趣的经济学分析。如果发生在更新世（Pleistocene）的灭绝现象系与人类狩猎者的行为有关，则古代灾难性的滥杀与现代工业对化石燃料的滥用非常相似；不同的是，现代人毁灭其生存的能源基础的时间可能少于史前祖先对他们的能源基础的毁灭。

2 Sherwood Washburn and C. Lancaster, "The Evolution of Hunting", in Richard C. Lee and Irven DeVore, *Man the Hunter*, p.293-303 : Kent V. Flannery, "Origins and Ecological Effects of Early Domestication in Iran and the Near East", in Peter Ucko and G.W. Dimbleby, eds., *The Domestication and Exploitation of Plants and Animals*（Chicago, 1969），p.77-87.

3 关于早期中国农业的特殊环境，参阅何炳棣，"The Loess and the Origins of Chinese Agriculture", *American Historical Review*, 75（1969），p.1-36. 关于美洲印第安人的农业情形，参看 R. S. MacNeish, "The Origins of American Agriculture", *Antiquity*, 39（1965），p.87-93。

4 关于过度泛滥以及它与人类活动的关系，参看 N. A. Croll, *Ecology of Parasites*, p.115 以下。

5 Ivan V. Polunin, "Health and Disease in Contemporary Societies", in Don Brothwell & A. T. Sandison, eds., *Diseases in Antiquity*, p.74, 84.

6 对古代人口的估算完全是推测性的，依据每平方英里人口密度的假定。下列论著提供了两个全球性的估计：Kent V. Flannery, "Origins and Ecological Effects of Early Domestication in Iran and the Near East", in Peter Ucko & G. W. Dimbleby, eds., *The Domestication* and *Exploitation of Plants and Animals*（Chicago, 1969），p.93; D. R. Brothwell, "Dietary Variation and the Biology of Earlier Human Populations", 同上书，p.539-540。

7 详情请参见 C. A. Wright, "The Schistosome Life Cycle", in F. K. Mostofi, ed., *Bilharziasis*（New York, 1967）, p.3–7。

8 今天的埃及是血吸虫最著名的滋生地，同时受影响的还有东非、西非、西亚和东亚的稻田区，以及菲律宾这样的岛国和巴西的一部分。这里牵涉到三种不同的血肝蛭，各地的血肝蛭因软体动物的不同经常有所不同，从而在性质上——对人而言则表现为疾病症状——呈现出非常复杂且至今仍未完全弄清楚的地方性变异。参看 Louis Olivier & Nasser Ansari, "The Epidemiology of Bilharziasis", in F. K. Mostofi, ed., *Bilharziasis*（New York, 1967）, p.8–14。

9 M. A. Ruffer, *Studies in Paleopathology of Egypt*（Chicago, 1921）, 18 页提到在属于第 20 王朝的两具木乃伊的肾脏里发现了血吸虫卵。他在被检查的 6 个肾脏中的两个发现了这种虫卵；而肾脏并不是最容易受血吸虫感染的器官（它们最经常寄居的膀胱和其他软内脏都被古代木乃伊的制作者扔掉了），故可知血吸虫病在埃及的古代可能像现代一样多发。

10 J. V. Kinnier Wilson, "Organic Diseases of Ancient Mesopotamia", in Don Brothwell & A. T. Sandison, eds., *Diseases in Antiquity*, p.191–208, 试图使楔形文字中的术语对应于疾病的现代分类。这是一项徒劳无益的事业，他所报道的东西没有一点血吸虫病的影子。也请参照：Georges Contenau, *La Médicine en Assyrie et la Babylonie*（Paris, 1938）和 Robert Biggs, "Medicine in Ancient Mesopotamia", *History of Science*, 8（1969）, p.94–105。关于美索不达米亚与埃及的早期接触，参照 Helene J. Kantor, "Early Relations of Egypt with Asia", *Journal of Near Eastern Studies*, 1（1942）, p.174–213。

11 "A Lady from China's past", *the National Geographic*, 145（May 1974）, p.663. 这具生前安享富贵的尸体，在肺部也留有肺结核的痕迹。

12 参考 J. N. Lanoix, "Relations Between Irrigation Engineering and Bilharziasis", World Health Organization, *Bulletin*, 18（1958）, p.1011–1035。

13 在现代埃及，钩虫症在弱化人口素质上以前像、现在仍然像血吸虫病那样重要，或几乎如此。就全球而言，钩虫症的分布比血吸虫病更广泛，因为它只需湿润的土壤和裸足的人群即可在宿主间传播。

14 参考 Karl A. Wittfogel, *Oriental Despotism: A Comparative Study of Total Power*（New Haven, Connecticut, 1957）。他是持如下观点的现代主要学者：存在一种特殊的极权政治与他所谓的水利文明相适应。

15 《圣经》中的麻风病对应于当今的何种疾病？这一问题争论颇多且不易解决。参考 Vilhelm Møller-Christensen, "Evidences of Leprosy in Earlier Peoples", in Don Brothwell & A. T. Sandison, eds., *Diseases in Antiquity*, p.295–306；Olaf K. Skinsnes, "Notes from the History of Leprosy", *International Journal of Leprosy*, 41（1973）, p.220–237。

16 Olivier & Ansari 前引书，第 9 页。

17 参看下文第 183 页。

18 René Dubos, *Man Adapting*, p.237；George Macdonald, *The Epidemiology and Control of Malaria*（London, 1957）, p.33 and *passim*.

19 Frank B. Livingstone, "Anthropological Implications of Sickle Cell Gene Distribution in West Africa", *American Anthropologist*, 60（1958）, p.533–562.

20 关于发生在非洲 5 个不同地区的事件，详情参见 John Ford, *The Role of the Trypanosomiases in African Ecology: A Study of the Tsetse Fly Problem*（Oxford, 1971）。也可见 Charles N. Good, "Salt, Trade and Disease: Aspects of Development in Africa's Northern Great Lakes Region",

International Journal of African Historical Studies, 5（1972）, p.43-86；H. W. Mulligan, ed., *The African Trypanosomiases*（London, 1970）, p. 632ff。在 Mulligan 看来，20 世纪非洲昏睡症的暴发直接源于早先被突然打乱的生态关系，而这最终可归结于 19 世纪 90 年代牛瘟在非洲猎物中的灾难性传播。大量畜群的死亡导致采采蝇活动范围的缩小，同时伴以驯畜数量及其活动范围的缩小。当野畜和驯畜痊愈并开始扩张活动地域时，相互渗透发生了，在扩张着的农业和畜牧业的边界区，鱼鞭虫传染到人类身上。和 Ford 的观点相比，上述观点不太怪罪殖民当局，而更强调其生态原因，尽管两者在使用的基本材料上是一致的。

21　参阅 R. Edgar Hope-Simpson, "Studies on Shingles: Is the Virus Ordinary Chicken Pox?" *Lancet*, 2（1954）, p.1299-1302；R. Edgar Hope-Simpson, "The Nature of Herpes Zoster: A Long-Term Study and a New Hypothesis", *Proceedings of the Royal Society of Medicine*, 48（1965）, p.8-20。

22　Francis L. Black, "Infectious Diseases in Primitive Societies", *Science*, 187（1975）, p.515-518. T. Aiden Cockburn, *The Evolution and Eradication of Infectious Diseases*（Baltimore & London, 1963）, p. 84ff；Macfarlane Burnet & David O. White, *Natural History of Infectious Disease*, 4th ed.（Cambridge, 1972）, p.147-148；W. M. Cameron, *Parasites and Parasitism*（London, 1956）, p.284ff.

23　Francis L. Black, "Measles Endemicity", *Journal of Theoretical Biology*, 11（1 966）, p. 207-211；T. Aidan Cockburn, "Infectious Diseases in Ancient Populations", *Current Anthropology*, 12（1971）, p.51-56. 天花有一系列特别复杂而知名的近亲，它们可传染牛、羊、猪、马、老鼠、鸟、软体动物和野兔；可传染人类的有两类，而最近被人为抑制的那类又构成了天花病毒的一个变种。Jacques M. May, ed., *Studies in Disease Ecology*（NewYork, 1961）, p.1。

24　Thomas G. Hull, *Diseases Transmitted from Animals to Man*, 5th. ed.（Springfield, Illinois, 1963）, p.879-906.

25　苏联做了广泛的研究探索传染人类的自然疾病库。请参阅 Evgeny N. Pavlovsky, *Natural Nidality of Transmissible Diseases*（Urbana & London, 1966）。依照 Pavlovsky 的观点，某些传染病可传染多达 10 种动物，既有野畜又有驯畜。Hull 前引书第 907—909 页列出了为人、野畜或鸟类共患的 110 种疾病。人类与驯畜共患的疾病总数为 296 种。

26　T. W. M. Cameron, *Parasites and Parasitism*, p.241.

27　Richard Fiennes, *Zoonoses of Primates*: *The Epidemiology and Ecology of Simian Diseases in Relation to Man*（Ithaca, NewYork, 1967）, p.126.

28　John G. Fuller, *Fever! The Hunt for a New Killer Virus*（New York, 1974）；John D. Frame et al., "Lassa Fever, a New Virus Disease of Man from West Africa", *American Journal of Tropical Hygiene*, 19（1970）, p.670-696.

29　参阅 Kent V. Flannery, "The Origins of the Village as a Settlement Type in Mesoameriea and the Near East: A Comparative Study", in Peter J. Ucko, et al., *Man, Settlement and Urbanism*（London, 1972）, p.25-53；Kent V. Flannery, "The Cultural Evolution of Civilizations", *Annual Review of Ecology and Systematics*, 3（1972）, p. 399-426 提供了关于村落社会和文明政府（或他所谓的"国家"）的形成的有趣讨论。

30　毒性的改变，即病原体所产生的症状的种类和严重程度的改变，是寄生体转移到新一类宿主的正常结果。参考 Burnet & White, *Natural History of Infectious Disease*, p.150-151。关于疾病与群居的关系，参照 T. W. M. Cameron, *Parasites and Parasitism*, p.237。

31 Frank Fenner & F. N. Ratcliffe, *Myxomatosis*（Cambridge, 1965），p.251, 286, and *passim*. 多发性黏液瘤在 20 世纪 50 年代时也被引入法国和英国，导致剧烈的但又有所不同的结果，其不同之处很大程度归结于传播该病的病媒虫的不同。

32 即便此处也有相似处。细心的观察者注意到，英国野兔对多发性黏液瘤的反应是，更多地待在地上而不是洞中。Frank Fenner & F. N. Ratcliffe 前引书第 346 页。

33 参考下文第 142 页。

34 Frank Fenner & F. N. Ratcliffe 前引书第 42 页。

35 Ander Siegfried, *Routes of Contagion*（New York, 1960），p.18.

36 M. S. Bartlett, "Deterministic and Stochastic Models for Recurrent Epidemics", *Proceedings of the Third Berkeley Symposium in Mathematical Statistics and Probability*, 4（Berkeley and Los Angeles, 1956），p.81–109；M. S. Bartlett, "Epidemics", in Janet Tanur *et al.*, *Statistics: A Guide to the Unknown*（San Francisco, 1972），p.66–76；M. S. Bartlett, "Measles Periodicity and Community Size", *Journal of the Royal Statistical Society*, 120（1957），p.48–70；Francis L. Black, "Measles Endemicity in Insular Populations: Critical Community Size and its Evolutionary Implications", *Journal of The oretical Biology*, 11（1966），p.207–211.

37 参考 Rene Dubos, *Man Adapting*, p.134。

38 R. J. Braidwood & C. A. Reed, "The Achievement and Early Consequences of Food Production: A Consideration of the Archaeological and Natural-Historical Evidence", *Cold Spring Harbor Symposium on Quantitative Biology*, 22（1957），p.28–29.

39 关于这一语言变迁，没有迹象表明它与军事冲突相关，请参看 Thorkild Jacobsen, "The Assumed Conflict between Sumerians and Semites in Early Mesopotamian History", *Journal of the American Oriental Society*, 59（1939），p.485–495。

40 Emil Schultweiss & Louis Tardy, "Short History of Epidemics in Hungary until the Great Cholera Epidemic of 1831", *Centaurus*, 11（1966），p.279–301, 此处估计在匈牙利的 25 万人中，因霍乱而死的有 1831 人。并非所有这些都是城市人，但大多数是。显然，如此突然的死亡为成千上万的农民在城市中空出了位子，他们自然带来了自己的语言。

41 有关这类毁灭性疫病接触的现代例子和有关影响传染病免疫力的诸因素的概述，参阅 René Dubos, *Man Adapting*,（New Haven and London, 1965），p.171–185。

42 Burnet & White, *Natural History of Infectious Disease*, p.79–81, 97-100. 1918—1919 年的流感是离现今最近的一次大规模杀死年轻人的疫病。

43 参见 William H. McNeill, *The Rise of the West*（Chicago, 1963），Chs. 4, 5。

第三章

1 *Epic of Gilgamesh*, Tablet 11, Line 184；"Story of Sinuhe", J. B. Pritchard, ed., *Ancient Near Eastern Texts Relating to the Old Testament*（Princeton, New Jersey, 1950），p.19.

2 此处由约瑟夫·查翻译。

3 Exodus 9：9, J. M. P. Smith 译本。

4 Exodus 12：30.

5 I Samuel 5：6—6：18.

6 II Samuel 24.

7　Isaiah 37 : 36.

8　Georg Sticker, *Abhandlungen aus der Seuchengeschichte und Seuchenlehre*（Giessen, 1908）, 1, 17
　在列举按年代编排的瘟疫的先祖时就落入了这一窠臼。

9　Marc Armand Ruffer & A. R. Ferguson, "Note on an Eruption Resembling That of Variola in the
　Skin of an Egyptian Mummy of the Twentieth Dynasty（1200-1100B.C.）", *Journal of Pathology &
　Bacteriology* 15（1911）, p.1-3，依据对少量皮肤的显微镜检测，初步诊断为天花。他们的技
　术大致相当于今天的显微镜和化学分析方法，结果并不总是可靠。现代技术只是偶尔才用，
　也没有明显的效果。参阅 T. Aidan Cockburn, "Death and Disease in Ancient Egypt", *Science*,
　181（1973）, p.470-471。

10　顺便想到的，同时也是证据：医务工作者的出现在埃及和美索不达米亚均有悠久的历史；巴
　比伦的医学著作认为，某些疫病早在公元前 17 世纪就是通过接触传染的。有封信写到，如
　果有妇女患了接触传染性疾病，没人会用她的杯子喝水、坐她的椅子、睡她的床，或拜访她
　的卧室。有关接触传染的概念可能带有巫术的性质，但巫术有时也有坚实的经验基础。参见
　Robert Biggs, "Medicine in Ancient Mesopotamia", *History of Science*, 8（1969）, p.96.

11　关于希腊、印度和中国文明的定义，请参阅 William H. McNeill, *The Rise of the West*（Chicago,
　1963）, Ch. 5。

12　河流如此明显的改道，迄自 11 世纪，晚至 1937 年。就 11 世纪的那场灾难及其人口后果，
　请参照 Hans Bielenstein, "The Census of China During the Period 2-742 A. D. ", Museum of Far
　Eastern Antiquities, *Bulletin*, 19（1947）, p.140。

13　附于上述 Bielenstein 文章中的人口图，表明直到 8 世纪以后黄河流域冲积平原仍是多么重要。

14　英译本《史记》，第 129 章，何炳棣译。

15　关于南方不利健康的记载，请参阅 E. H. Schafer, *The Vermilion Bird: T'ang Images of the South*
　（Berkeley & Los Angeles, 1967）, "Miasmas", p. 130-134。

16　Ernst Rodenwaldt *et al.*, eds., *World Atlas of Epidemic Diseases*（Hamburg, 1952—1956）中的地
　图标出的只出现在南方而不在北方的疫病，据我的统计，有 5 种。这本地图集试图描述 20
　世纪的疾病分布，但来自中国的资料残缺不全，对于许多疾病，作者只能把整个国家当作一
　个整体。因此，现代中国在发病上的真正差异并没有体现在这本地图集；而它在南北方之间
　做出的区分，无疑有待更准确和更充分的材料的补充完善。还应指出，有一种由原生动物传
　染的黑热病，根据记录只出现在华北，这说明并非所有的疾病都随着温度的升高而加重。

17　鲁桂珍和李约瑟在 "Records of Diseases in Ancient China", in Don Brothwell & A. T. Sandison,
　eds., *Diseases in Antiquity*, p.222-237 中将一长串中国名词译成现代术语，但他们自信可以在
　古代与现代疾病种类之间互相转换的做法仍没有足够的说服力。

18　Mark F. Boyd, ed., *Malariology: A ComprehensiveSurvey of all Aspects of this Group of Diseases
　from a Global Standpoint*（Philadelphia & London, 1949）, II, p.816.

19　C. A. Chamfrault, *Traité de Médicine Chinoise*, 5 vols., 2 nd（Angoulême, 1964）, I, p.697-706.

20　参阅 C. A. Gordon, *An Epitome of the Reports of the Medical Officers of the Chinese Imperial Customs
　Service from* 1871 to 1882（London, 1884）, p.118。

21　"A Lady from China's Past", *National Geographic*, 145（May 1974）, p.663.

22　Hippocrates, *Epidemics* I, 1.

23　Hippocrates, *Epidemics* I, 6；参考 W. H. S. Jones, *Malaria and Greek History*（Manchester, 1909）,
　p.62-64。

24　参考 Angelo Celli, *The History of Malaria in the Roman Campagna from Ancient Times*（London, 1933），p.12–30。

25　对地中海一带疟疾生态环境复杂性的非专业介绍，可参考 L. W. Hackett, *Malaria in Europe: An Ecological Study*（London, 1937）；较后但也较艰深的介绍可参考 George Macdonald, *The Epidemiology and Control of Malaria*（London, 1957），以及 Marston Bates, "Ecology of Anopheline Mosquitoes", in Mark F. Boyd, ed., *Malariology*, I（Philadelphia, 1959），p.302–330.

26　*Airs, Waters, Places*, VII.

27　根据 J. Szilagyi, "Beiträge zur Statistik der Sterblichkeit in der Westeuropäischen Provinzen des Romischen Imperium", *Acta Archaelogica Academica Scientiarum Hungaricae*, 13（1961），p.125–156 对罗马时代骨骸的取样结果，平均的死亡年龄为：

罗马城　　　　29. 9 岁

伊比里亚　　　31. 4 岁

北非　　　　　46. 7 岁

德国　　　　　35. 0 岁

得出这些数字的取样从统计学上看并不充分，对保存得并不完善的骨骼进行年龄推定的医学判断也不可避免地存在错误，因此不可过分看重这些统计数字，尽管早逝的危险在城市生活中肯定提高了。

28　M. L. W. Laistner, *Greek History*（Boston, 1931），p.250.

29　Julius Beloch, *Die Bevölkerung der Griechische-Römischen Welt*（Leipzig, 1886），以非常合理的方式归纳了所有可从文字记载中推导出来的结论，至今仍至关重要。晚些的专业人口研究可参考 A. W. Gomme, *The Population of Athens in the Fifth and Fourth Centuries B.C.*（Oxford, 1933）; Tenney Frank, *An Economic Survey of Ancient Rome*, 5vols.（Baltimore, 1933-1940）。

30　关于中国人口，参考 Michel Cartier & Pierre-Etienne Will（魏丕信），"Demographie et Institutions en Chine: Contribution à l'Analyse des Recensement de L'Epoque Imperiale（2ap. J. C. -1750）", *Annales de Démographie Historique*（1971），p.161–235, 以及 Hans Bielenstein in *T'oung Pao*, 61（1975），p.181-185 中的述评。这两列引用数字的不同反映了两类不同的资料来源，似乎没有理由在其中做孰轻孰重的选择。在 Hans Bielenstein 的早期文章，"The Census of China During the Period 2–742 A. D.", Museum of Far Eastern Antiquities, Stockholm, *Bulletin*, 19（1947），p.125–163 中，只引用了两列数字中较小的一列。

31　Beloch 可能低估了人口数，参考 Adolphe Landry, "Quelques aperçus concernant la Dépopulationdans l'Antiquité Grecoromaine", *Revue Historique*, 177（1936），p.17。

32　II 47–55.

33　A. W. Gomme, *Population of Athens*, p.6.

34　J. F. D. Shrewsbury, "The Plague of Athens", *Bulletin of the History of Medicine*, XXIV（1950），p.1–25，否定了前辈学者认定的斑疹伤寒、天花、伤寒和鼠疫，而认为该病就是麻疹。但整个争论带有方向性错误，因为诸症状极有可能像文明病那样由于与人类的不稳定的适应关系而发展为流行病。即便在今天，习以为常的传染病一旦接触无病史人群时，仍会表现出与已经在人群中显现的症状远不同的症状，参考第一章。

35　II 48, R. Crawley 译本。

36　麻疹在现代需要超过 40 万人才能形成稳定的传染方式，但雅典在公元前 430 年只有 15. 5 万人（参看 Gomme 前引书第 47 页），而根据 Shrewsbury 的说法，发病的症状却与现代麻疹非常相似，故不足以确切判断。因天花或其他在当代已然绝迹的传染病也可能呈现同样症状。

37　根据 A. Chamfrault, Traité de Médicine *Chinoise*, I, p.772. 古代中国医家几乎从不提及接触性突发流感。但史家却经常在述及自然灾难的时候提到非同寻常的传染病，应我的要求，J. 约瑟夫·查博士对这些史籍中的事件做了一份摘要，见附录。

38　古印度医学的这两部标准文本成型于何时和如何成型的问题，参看 H. R. Zimmer, *Hindu Medicine*（Baltimore, 1948），p.45。

39　就我所知，这一传统形成于 19 世纪驻印英国卫生官员，他们不加批判地接受印度传统行医者把他们的权威医典归于遥远过去的说法；这种观点一旦进入英语世界，即在缺少任何可矫正传统的情况下，进一步扩大其传播范围。近来对这种观点的证明，请参照 T. Aidan Cockburn, *The Evolution and Eradication of Infectious Diseases*, p.60；C. W. Dixon, *Smallpox*（London, 1962），p.188.

40　可参考梅毒在 16 世纪时的多种名称。

41　显然，传统印度医学作家指的是疟疾、皮肤病或寄生虫传染病，但从梵文词汇中看不出有重要的文明病——天花、麻疹、白喉等。参见 Jean Filiozat, *La Doctrine Classique de la Médicine Indienne, Ses Origines et Ses Parallèles Grecs*（Paris, 1949）；G. B. Mukhapadhaya, *History of Indian Medicine*, 3vols.（Calcutta, 1923-1929）；O. P. Jaggi, *Indian Systems of Medicine* [History of Science and Technology in India, 4（Delphi, 1973）。

42　16 世纪留下的不完整的文献记载了传染病如何在不曾与携带传染病的白人直接接触的北美印第安人中传播，这证明了，在适宜的条件下，传染病可以传播到几百甚至几千英里（依传染开始的地点而论）范围内的稀疏分布的人类定居点。关于这一现象的证据，参看下文第四章。

43　Pliny, *Natural History*, XIX, 1, 记录了一些非常快的航程：亚历山大里亚到普特奥里不到 9 天；从奥斯提亚到卡迪兹 7 天，从奥斯提亚到非洲 2 天。

44　Albert Herrman, *Die Alten Seidenstrassen zwischen China und Syrien*（Berlin, 1910），D. 3. 9, 126. 中国从西方进口的东西并不完全清楚。"汗血马"起初是帝国的主要交易对象，公元 1 世纪时贸易的恢复可能导致罗马向东方出口金属（包括贵金属）。

45　W. McGovern, *Early Empires of Central Asia*（Chapel Hill, 1939）；René Grousset, *L'Empire des Steppes*（Paris, 1939）.

46　Herrmann 前引书第 9 页。

47　G. Coedès, *Les États Hindouisés d'Indochine et d'Indonésie*（Paris 1948）；H. G. Quaritch-Wales, *The Making of Greater India*（London, 1951）提供政治和文化方面的详情。

48　R. E. M. Wheeler, *Rome Beyond the Imperial Frontiers*（London, 1954），p.174-175；Coedès 前引书第 38 页。

49　Wheeler, 前引书，第 146—150 页。

50　Strabo, *Geography*, 17, 1.13, "至少在早些时候，敢于跨越阿拉伯湾的不到 20 艘船……但现在甚至大舰队也被派往远达印度和埃塞俄比亚的沿海，从这些地方把最有价值的货物运到埃及……"——H. L. Jones 译，洛布丛书。

51　沿商路传播疾病的现象在 19—20 世纪继续存在，间或被欧洲的卫生官员加以不同程度地如实记录。其中一例是复发性热病伴随东非食盐贸易的传播，参见 Charles M. Good, "Salt, Trade, and Disease: Aspects of Development in Africa's Northern Great Lakes Region", *International Journal of African Historical Studies*, 5（1972），p.543-586, 这里也为其他疫病沿

中亚古代商路传播的方式提供了有针对性的参照。

52　Thorkild Jacobsen & Robert M. Adams, "Salt and Silt in Ancient Mesopotamian Agriculture", *Science*, 128（1958）, p.1251.

53　*Georg Sticker, Abhandlungen aus der Seuchengeschichte* I, p.20-21. 出于方便将其做了归类。

54　根据 Suetonius, *Lives of the Caesars*, "Nero" 39：1，那年秋天死于罗马城的有 3 万人。

55　Sticker 前 引 书 第 21 页；August Hirsch, *Handbook of Geographical and Historical Pathology*, Charles Creighton, trans., 3vols.（London, 1883-1886）I, p. 126。

56　最近，当麻疹一类常见病蔓延到新的社群时，很大程度上由于基本护理服务的废弛，竟出现了高达 25% 的死亡率。这类灾难在古典时代的例子可参见 William Squire, "On Measles in Fiji", Epidemiological Society of London, *Transactions*, 4（1877）, p. 72-74。19 世纪 70 年代发生于斐济的事件与可能发生在埃及某小城市的事件非常相像，那里的记录显示在公元 144—146 年和 171—174 年间曾遭遇过 33% 的人口衰减。参见 A. E. R. Boak, "The Populations of Roman and Byzantine Karanis", *Historia*, 4（1955）, p.157-162。关于麻疹在原始民族中可以导致致命后果的情形，请参见 James V. Neel, et al., "Notes on the Effect of Measles and Measles Vaccine in a Virgin Soil Population of South American Indians", *American Journal of Epidemiology*, 91（1970）, p. 418-429。

57　学者们相当一致地认为，罗马人口的衰减开始于安敦尼诸帝。参见 A. E. R. Boak, *Manpower Shortage and the Fall of the Roman Empire in the West*（Ann Arbor, 1955）, p.15-21 ; J. F. Gilliam, "The Plague under Marcus Aurelius", *American Journal of Philology*, 82（1961）, p.225-251.

58　Boak, *Manpower Shortage*, p.26.

59　通常把 al-Razi 描述的疾病称为天花，这可能是符合事实的。参见 August Hirsch, *Handbook of Geographical and Historical Pathology*, I, p. 123. 但在阿拉伯和欧洲医学作家中，从 al-Razi 时代直到 16 世纪，天花、麻疹和猩红热仍然长期被混淆，同上书，I，p.154-155。

60　Gregory of Tours, *History of the Franks*, O. M. Dalton, trans.（Oxford, 1927）, V, 8：14. "在这一年里，恶疫疯狂肆虐，大量的人口被各种长满脓疱和肿瘤的恶性疾病夺去生命……"

61　Galen, *Methodi Medendi*, XII清楚地提到了脓疱和热病。对盖伦在鼠疫期间的行为（指他离开罗马回到故乡小亚）的辩护，见 Joseph Walsh, "Refutation of the Charges of Cowardice against Galen", *Annals of Medical History*, 3（1931）, p.195-208。这篇文章的内容比它的题目所表达的更为精彩。

62　严格来说，随着有效的中央集权制的崩溃，大范围内统计人口数量的资料消失了。从城市号称拥有的人口数类推罗马人口衰减的做法，参见 J. C. Russell, "Late Ancient and Medieval Population", *American Philosophical Society Transactions*, 48（1958）, p.71-87。他认为从奥古斯都时代到公元 543 年之间的人口减损达到了 50%，但对他的推算方法不乏质疑者，其推算所依据的资料残缺，准确性也颇值得怀疑。

63　比如 Eusebius, *Ecclesiastical History*, VII, p.21-22。

64　Cyprian, *De Mortalitate*, Mary Louise Hannon, trans.（Washington, D. C., 1933）, p.15-16.

65　Procopius, *Persian Wars*, II, 22.6-39. 君士坦丁自己也染上恶疾，但后来康复了。

66　参见 J. N. Biraben & Jacques LeGoff, "La Peste dans le Haut Moyen Age", *Annales: Economies, Sociétés, Civilisations*, 24（1969）, p.1492-1507 中有关 541—750 年间传染病发作周期和地理范围的图表及地图。

67　Hirsch 前引书 I，p.494–495。

68　参见 M. A. C. Hinton, *Rats and Mice as Enemies of Mankind*（London, 1918），p.3。

69　参见 L. E. D. Shrewsbury, *A Hsitory of Bubonic Plague in the British Isles*（Cambridge, 1970），p.71–
　　81；Biraben & LeGoff 前引书；J. C. Russell, "That Earlier Plague", *Demography*, 5（1968），
　　p.174–184. 当代对鼠疫在流行病学理上的理解，最好参见 R. Pollitzer, *Plague*（World Health
　　Organization, Geneva, 1954）。

70　关于 20 世纪鼠疫的区域性图示，参见 Geddes Smith, *Plague on Us*（New York, 1941），p.320；
　　D. H. S. Davis, "Plague in Africa from 1435 to 1949", *World Health Organization, Bulletin*, 9
　　（1953），p. 665–700；Robert Pollitzer, *Plague and Plague Control in the Soviet Union: History and
　　Bibliography to 1964*（NewYork, 1966）。

71　参见 J. F. D. Shrewsbury, *The Plague of the Philistines*（London, 1964）；Hans Zinsser, *Rats, Lice and
　　History*, p.80–81。

72　Procopius, *Persian Wars*, 23:1.

73　Michael W. Dols, "Plague in Early Islamic History", *Journal of the American Oriental Society*, 94
　　（1974），p.371-383. 也可参考 Biraben & LeGoff 前引书第 1504、1506 页上的地图。

74　Biraben & LeGoff 前引书第 1499、1508 页提出这些建议并做了适当的尝试。

75　参见 Charles Creighton, *A Hsitory of Epidemics in Britain*, 2vols., 2 nd ed.（New York, 1965）[original
　　publication Cambridge, 1891—1894], I, p.409；J. F. S. Shrewsbury, "The Yellow Plague",
　　Journal of the History of Medicine, 4（1949），p.15–47；Wilfred Bonser, "Epidemics During
　　the Anglo-Saxon Period", *Journal of the British Archaeological Association*, 3rd Series, 9（1944），
　　p.48–71。

76　Bonser 前引书第 52—53 页。

77　参考 the Classic report, Peter Ludwig Panum, *Observations Made During the Epidemic of Measles
　　On the Faroe Islands in the Year 1846*，英译本见 Medical Classics, Ⅲ（1938-1939），p.829–886。
　　在这次 1781 年以来第一次登陆海岛的麻疹中，7 782 名居民中的 6 000 人染病，但只有 102
　　人病死。同上书，第 867 页。

78　这一任务是约瑟夫·查博士为我完成的。这一汇编绝不完美，随着古代史料的进一步增加，
　　这一疫病的流水账可能进一步加长，并改变原来显示的发生模式。但另外，真正重大的流行
　　病灾难可能并无遗漏，这才是令我感兴趣的主要方面。由于这个原因，也由于查博士列出的
　　清单显然优越于已刊行的旧清单，因此就在这里把它印出来。

79　王吉民，伍连德：《中国医学史：古代迄今中国医学事件年代记》，上海，1936 年第 2 版，
　　第 82 页。

80　约瑟夫·查翻译。王吉民、伍连德干脆绕过了发生在 653 年的事件，显然因为他们认定这是
　　后来添加的；但既然上文被明显篡改过，则整个的段落也可能后来添加的。"建武"是
　　君王年号，不巧的是两个中国皇帝都采用了这个年号，其中第二个皇帝只统治了 1 年，即公
　　元 317 年，第一个统治了 30 年，公元 25—55 年。我一直不能确定"南阳击虏"那段文字
　　所指的时间，否则的话，这可能有助于在公元 317 年和公元 25—55 年之间做出正确的选择。
　　至少从 19 世纪 60 年代起，西方医务工作者就把公元 317 年视为天花登陆中国的时间，但好
　　像没有真正学术性的探讨可以证明这一观点。

81　Wu Lien-teh, *Plague*, p.11. 他把成书于公元 610 年的巢元方著作中的相关内容翻译如下：该病
　　"突然发作，高烧伴以皮下出现的成片的核子，瘤核子或小如蚕豆，或大如李子……瘤子可

以摸得出在皮下到处游动。如果不加以迅速地治疗，毒素将进入体内组织，导致严重的恶寒并最终死去"。（该段文字的原文参见译注）

82 详见附录。

83 Cartier & Will 前引书第 178 页。

84 Ping-ti Ho, "An Estimate of the Total Population of Sung-Ching China", in *Etudes Song I : Histoire et Institutions*（Paris, 1970）, p.34-52.

85 同上书。

86 我对日本的流行病遭遇的论述参考了富士川游：《日本疾病史》，松田道雄编，（东京，1969）, p.11-16。由他批判性编纂的、史料翔实的日本流行病年表由约瑟夫·查博士为我翻译。

87 该病的日语名称正是现代的"天花"一词：富士川游认为此词表达的只是一次发病过程。事实可能如此：设若该病以 30～50 年的间隔——这是抗体消失所需的时间——反复进入岛国，则恰与它早期出现在日本的年代吻合。

88 Irene Taeuber, *The Population of Japan*（Princeton, 1958）, p.14.

89 J. C. Russell, *British Medieval Population*（Albuquerque, 1958）, p.54, 146, 246, 269, 270.

90 Procopius reports, *Persian Wars*, 23:21.

91 参考 Thorkild Jacobsen & Robert M. Adams, "Salt and Silt in Ancient Mesopotamian Agriculture", *Science*, 128（1958）, p. 1251ff；Robert M. Adams, "Agriculture and Urban Life in Southwestern Iran", *Science*, 136（1962）, p.109-122。

92 Vilhelm Møller-Christensen, "Evidence of Leprosy in Earliest Peoples", in Brothwell and Sandison, *Diseases in Antiquity*, p.295-306.

93 Erwin H. Ackerknecht, *History and Geography of the Most Important Diseases*（New York, 1965）, p.112.

第四章

1 Christopher Dawson, ed., *The Mongol Mission*（London & New York, 1955）, p.165-169.

2 V. N. Fyodorov, "The Question of the Existence of Natural Foci of Plague in Europe in the Past", *Journal of Hygiene, Epidemology, Microbiology and Immunology*［Plague 4（1960）］, p.135-141 断言鼠疫有悠久的历史，只因为欧洲的条件在地质上的遥远年代就适于啮齿动物的生存。N. P. Mironov, "The Past Existence of Foci of Plague in the Steppes of Southern Europe", *Journal of Microbiology, Epidemiology and Immunology*, 29（1958）, p.1193-1198 同样这样认为，理由也是如此。但这是荒唐的，因为仅有能够维持鼠疫传染的啮齿动物群落并不能保证鼠疫杆菌的存在，这是 20 世纪地方性鼠疫向北美的啮齿动物的传播所充分表明的。

3 详情见王吉民，伍连德：《中国医学史：古代迄今中国医学事件年代记》，第 508 页以下。

4 参见 R. Pollitzer, *Plague*（Geneva, 1954）, p. 26。

5 参见 L. Fabian Hurst, *The Conquest of Plague: A Study of the Evolution of Epidemiology*（Oxford, 1953）。

6 Howard M. Zentner, *Human Plague in the United States*（New Orleans, 1942）.

7 Wu Lien-teh, J. W. H. Chun, R. Pollitzer & C. Y. Wu, *Plague: A Mannual for Medical and Public Health Workers*（Shanghai, 1936）, p.30-43；Carl F. Nathan, *Plague Prevention and Politics in Manchuria 1910-1931*（Cambridge, Massachusetts, 1967）。在该病起源的云南，当地风俗也规定

了旨在减少人类与疾病接触的行为——包括暂时搬离有大量死鼠的屋子。参见 C. A. Gordon, *An Epitome of the Reports of the Medical Officers of the Chinese Imperial Customs Service from 1871 to 1882*（London, 1884），p.123。这则报道之所以特别有趣，是因为 Colonel Gordon 自己完全不知道鼠疫传染是如何发生的。

8　根据 Charles E. A. Winslow, *Man and Epidemics*（Princeton, 152），p.206，由于与野生啮齿动物的接触传染，在 1908—1950 年间美国暴发了 8 次小规模的鼠疫。在苏联，鼠疫被官方宣布灭绝了，但不完全的证据表明那里还继续存在。参见 Robert Politzer, *Plague and Plague Control in the Soviet Union: History and Bibliography to 1964*（New York, 1966），p.6-8。

9　J. N. Biraben & Jacques LeGoff, "La Peste dans le Haut Moyen Age", *Annales: Economics, Societes, Civilisations*, 24（1969），p.1 508.

10　Michael Walter Dols, *The Black Death in the Middle East*（unpublished Ph.D. dissertation, Princeton, 1971），p.29.

11　Georg Sticker, *Abhandlungen aus der Seuchengeschichte und Seuchenlehre*, I（Gissen, 1908）中出于便利，对 1894 年以前有据可查的鼠疫事件做了汇总。Sticker 事无巨细的罗列表明，在 1346 年以后长达 15 年间，该病从没有离开过欧洲；而且，由于这样的事件 Sticker 肯定疏漏了许多，我们必须承认，实际发生的要比他的罗列还要普遍。

12　Daniel Panzac, "La Peste à Smyme au XVIIIe Siècle", *Annales:Economies, Sociétés, Civilisations*, 28（1973），p.1071-1093. 依我之见，该文证明了鼠疫并非士麦那的地方病，而是由内地的反复传染所致，传染直接来自老鼠、跳蚤和人类——它们则从草原的野生啮齿动物中接受传染。阅读这篇文章引发我对目下所谈的 14 世纪鼠疫的有关背景提出了假说。

13　只有半干燥草原上的掘洞啮齿动物群落才拥有足够数量的个体，农耕则通过毁坏它们的洞穴，把它们从那些降水可维持谷物生长的地区赶走。因此，作为地方病的鼠疫在大草原的啮齿动物中存在的准确地理界线在若干世纪里无疑在变动，若以 20 世纪的边界为基准，14 世纪可能向西扩展了大半个或整个乌克兰。参见 N. P. Mironov, "The Past Existence of Foci of Plague in the Steppes of Southern Europe", *Journal of Microbiology, Epidemiology and Immunology*, 20（1959），p.1193-1198。

14　参阅附录。

15　何炳棣：*Studies on the Population of China*, 1368-1953（Cambridge, Massachusetts, 1959），p.10。参看 John D. Durand, "The Population Statistics of China, A. D. 2-1953", *Population Studies*, 13（1906），p.247 以图表的形式对近期关于中国人口涨落所做的学术性评估进行了有益的总结。Durand 的图表也复制在：R. Reinhard & André Armengaud, *Histoire Générale de la Population Mondiale*（Paris, 1961），p.107。

16　参照 A. Von Kremer, "Uber die grossen Seuchen des Orients nach arabischen Quellen", Oesterreich, Kaiserlichen Akademie, *Sitzungsberichte*, *Philhist, Klasse*, 96（1880），p.136. Von Kremer 把上述的作者译成 Ibn Wardy，很可能指 1349 年死于鼠疫的 Abu Hafs Umar ibn al-Wardi。

17　Sticker, *Abhandlungen*, I, p.43。

18　我对聚集在商路旅馆和磨坊的老鼠—跳蚤在传播该病中角色的认识，可归功于与瑞丁大学（Reading University）的 Barbara Dodwell 的交流。她认为，为解释该病离开城市和船只向内地传播的事实，有必要把老鼠在欧洲磨坊周围的聚集为前提；为解释它在亚欧大陆稀疏人口中的迅速传播，也必须有易传染的动物（无论老鼠或人）的同样的聚集。

19　参照 Pollitzer, *Plague*, p.14。

20 D. H. S. Davis, "Plague in Africa from 1935 to 1949", World Health Organization *Bulletin*, 9（1953）, p.665-700.

21 就欧洲历史这一关键性事件的细节，见 Roberto Lopez, *Genova Marinara nel Duecento: Benedetto Zaccaria, ammiraglio e mercanti*（Messina-Milan, 1933）。

22 David Herlihy, "Population, Plague and Social Chang in Rural Pistoia, 1201-1430", *Economic History Review*, 18（1965）, p.225-244.

23 在欧洲，开始于 1300 年的"小冰期时代"在 1550—1850 年间达到高潮，然后是 20 世纪较温暖的气候。见 Emmanuel Le Roy Ladurie, *Times of Feast, Times of Famine: A History of Climates Since the Year* 1000（New York, 1971），以及 H. H. Lamb, *The Changing Climate*（London, 1966）, p.170-194 对长期温度变化的尝试性解释。大致平行的气候变化也可从中国文献中推导出来，参阅竺可桢：《中国近五千年来气候变迁的初步研究》，《考古学报》1972（1），第 37 页中的气温变化图。Hugh Scogin 把这个图表推荐给我，并为我翻译了中文的题目。竺可桢图表的主要依据是长江封冻的冬季的当地记录。

24 "肺炎"形式的传染病的发病条件仍旧模糊不清。有专家否定 14 世纪欧洲肺炎的重要性，参见 J. F. D. Shrewsbury, *A History of Bubonw Plaguein the British Isles*（Cambridge, 1970）, p.6 and *passim*；和 C. Morris, "The Plague in Britain", *Historical Journal*, 14（1971）, p.205-215 的驳论。Barbara Dodwell 对传染病通过聚集在磨坊周围的耗子而传播的解释，可能是在 Shrewsbury 的传染病理论与历史事实之间做出的令人满意的妥协。她提出这种假说来解释该病可以能够像史籍所记载的那样穿越人口稀少的地区，而 Shrewsbury 依据传染病学原理干脆认为这不可能。作为严谨的学者，Dodwell 小姐还没有发表任何文章来解决这一问题，但在通信当中却毫不吝惜地同我分享她的观点。

25 Shrewsbury 前引书第 406 页。作为一名细菌学专家，Shrewsbury 可以在鼠疫的医学方面给予权威分析，尽管他在历史方面的判断仍相互矛盾。最后一次没借助盘尼西林和有关抗生素（这些可以迅速制止感染）加以医治的鼠疫发生于 1947 年的缅甸，当时总数为 1 518 人的病例中竟死了 1 192 人，创下了 78% 的疫死率。Pollitzer, *Plague*（Geneva, 1954）, p.22。

26 August Hirsch, *Handbook of Geographical and Historical Pathology*, I, p.498.

27 J. C. Russell, "Late Ancient and Medieval Population", *American Philosophical Society Transactions*, 48（1958）, p.40-45；*Philip Ziegler, The Black Death*（NewYork, 1969）, p.224-231. Shrewsbury 在前引书 123 页中，固执地认为在英国死于腺鼠疫的只有 5%——前提是肺鼠疫没有出现；但他又假定在该病之后接踵而来的是一种没有诊断出来的斑疹伤寒，这样才把死亡率提高到 1346—1349 年时有据可查的在英国牧师中 40% ~ 50% 的死亡率。是否这个确实发生在英国牧师中的极高的死亡率可以推及整个人口，从 F. A. Gasquet, *The Black Death of 1348 and 1349*, 2nd ed.（London, 1908）中第一次通过梳理僧侣和教区档案得到这一死亡率时开始，就一直是争论的焦点。

28 潜在地讲意大利的文献是非常丰富的，但仔细的研究尚在起步。参见 William M. Bowsky, "The Impact of the Black Death upon Sienese Government and Society", *Speculum*, 39（1964）, p.1-34；David Herlihy, "Population, Plague and Social Change in Rural Pistoia, 1201-1430", *Economic History Review*, 18（1965）, p.225-244；Elisabeth Carpentier, *Une Ville Devant la Pest: Orvieto et la Peste Noirede* 1348（Paris, 1962）。某些法国城镇也有大量的名人传记可以提供关于鼠疫损失的数据。参见 Richard W. Emery, "The Black Death of 1348 in Perpignan", *Speculum,* 42（1967）, p.611-623, 该文估计佩皮尼昂地区死于该病的名人有 58% ~ 68%。

29　然而鼠疫在俄罗斯是严重的。参见 Gustave Alef, "The Crisis of the Muscovite Aristocracy: A Factor in the Growth of Monarchical Power", *Forschungen zur osteuropaischen Geschichte*, 15（1970）, p.36–39；Lawrence Langer, "The Black Death in Russia: Its Effects upon Urban Labor", *Russian History*, II（1975）, p.53–67 中关于鼠疫在俄罗斯造成的损失及其社会政治影响的讨论。

30　关于鼠疫对欧洲历史影响的近期学术观点的归类总结，见 William M. Bowsky, ed., *The Black Death: A Turning Point in History*？（New York, 1971）, p.65–121。

31　John Saltmarsh, "Plague and Economic Declinein the Later Middle Ages", *Cambridge Historical Journal*, 7（1941）, p.23–41；J. M. W. Bean, "Plague, Population and Economic Decline in England in the Late Middle Ages", *Economic History Review*, 15（1963）, p.423–436；J. C. Russell, "Effects of Pestilence and Plague, 1315–1385", *Comparative Studies in Society and History*, 8,（1966）, p.467–473；Sylvia Thrupp, "Plague Effects in Medieval Europe", idem, p.414ff；A. R. Bridbury, "The Black Death", *Economic History Review*, 26（1973）, p.577–592.

32　参见 Roger Mols, *Introduction à la Démographie Historique des Villes d'Europe du XIVe au XVIIIe Siècle*（Louvain, 1956）, II, p.426–459。

33　参见 J. C. Russell, *Late Ancient and Medieval Population*, p.113–131。Russell 这样总结他常常并无价值的史料："鼠疫的影响在出现过的地方到处都一样。根据以前某章的证据，我们可以断定到 14 世纪末，人口比 1346 年下降了 40%——除非在较干旱的地区。到这时，人口才逐步稳定下来，直到 15 世纪之后很久，尽管某些地方情况进一步恶化，而另一些地方则情况有所好转……在 1500 年前后整个地区（欧洲和北非）的人口比之黑死病之前要明显少些，到 1550 年人口已经大致恢复到鼠疫前的水平。"同上书，第 131 页。

34　关于澳大利亚野兔，参看前面第二章；关于美洲印第安人，参看下文第五章；关于太平洋诸岛的人口，参见 Macfarlane Burnet, "A Biologist's Parable for the Modern World", *Intellectual Digest*（March 1972）, p.88。

35　George Rosen, *A History of Public Health*（New York 1958）, p.67.

36　关于 Rasgusa，参见 Miodrag B. Petrovich, *A Mediterranean City State: A Study of Dubrovnik Elites, 1592-1667*（unpublished Ph. D. dissertation, University of Chicago, 1974）；关于威尼斯，参见 Frederic C. Lane, *Venice: A Maritime Republic*（Baltimore, 1973）, p.18。

37　Daniel Panzac, "La Peste à Smyrne au XVIIIe Siècle", *Annales: Economies, Sociétés, Civilisations*, 28（1973）, p.1071–1093 是最重要的。Paul Cassar, *Medical History of Malta*（London, 1964）, p.175–190，记录了直到 19 世纪和 20 世纪地中海港口受鼠疫侵袭的情况，并详细描述了传统的预防方法。

38　参见 Erwin R. Ackerknecht, "Anticontagionism between 1821 and 1867", *Bulletin of the History of Medicine*, 22（1948）, p.562–593。

39　Georg Sticker, Abhandlungen aus der Seuchengeschichte, I, p.222–236 算出，普罗旺斯疫区的死亡人数为 87 666，即总人口的 35%。详见 Paul Gaffarel & Mis de Duranty, *La Pestede 1720 à Marseille etenFrance*（Paris, 1911）；J. N. Biraben, "Certain Demographic Characteristics of the Plague Epidemic in France, 1720–1722", *Daedalus*（1968）, p.536–545。

40　概述见 Roger Mols, *Introduction à la Démographie Historique des Villes d'Europe du XIVe au XVIIIe Siècle*, 3 vols.（Louvain, 1954–1956）。

41　Daniele Beltrami, *Storia della Popolazione de Venezia*（Padua, 1954）. 为应对 1575—1577 年突发性鼠疫所采取的公共措施，请参阅 Ernst Rodenwalt, *Pest in Venedig, 1575-1577: Ein Beitrag zur Frage der Infektkette bei den Pestepidemien West Europas*（Heidelberg, 1953）。

42　参见 Bartolème Bennassar, *Recherches sur les Grandes Epidémies dans le Nord de l'Espagne àla Fin du XVIe Siècle*（Paris, 1969）。

43　René Baehrel, "Epidémie et terreur: Histoire et Sociologie", *Annales Historiques de la Révolution*, 23（1951）, p.113-146, 认为，巴黎和法国其他城市的公众在 1793—1794 年大恐慌时期的表现，源自 17 世纪面对鼠疫时表达公众激动情绪的某种半仪式化的形式，且这种形式作为对 1720—1722 年鼠疫的反应已在法国许多地区复活过。出现在鼠疫暴发期的相似的社会控制问题曾令俄罗斯的凯瑟琳二世大为恐慌。参考 John T. Alexander, "Catherine II, Bubonic Plague, and the Problem of Industry in Moscow", *American Historical Review*, 79（1974）, p.637-671。

44　详情请见 Charles F. Mullett, *The Bubonic Plague and England*, p.105-222；Walter George Bell, *The Great Plague in London in 1665*（Rev. ed., London, 1951）。

45　参见 R. Pollitzer, *Plague*, p.282-285, 298-299。

46　参 见 Mirko D. Grmek, "Maladies et morts: Préliminaires d'une étude historique des maladies", *Annales: Economies, Sociétés, Civilisations*, 24（1969）, p. 1473-1483；R. Pollitzer, *Plague*, p.92, 448。

47　权威阐述见 Pollitzer 前引书第 11—16 页。

48　伍连德等:《鼠疫: 公共卫生人员手册》，上海，1936 年，第 14 页，断言鼠疫在 17 世纪后半叶的中国正在消失；但作为 Pollitzer 博士等公共卫生专家的同行，他只是认为 14 世纪的全国性流行病到 17 世纪在减弱。他所能找到的支持这一论断的中国文献是微不足道的，因此没有理由相信伍博士的论断。

49　Vielhelm Møller-Christensen, "Evidence of Leprosy in Earlier Peoples", in Brothwell & Sandison, *Disease in Antiquity*, p.295-306.

50　Hirsch 前引书第 2, 7 页；Folke Henschen, *The History and Geography of Disease*（English trans., New York, 1966）, p.107-113。

51　Olaf Skinsnes 博士的私人信件，1975 年 5 月 21 日。

52　参见 T. Aidan Cockburn, *The Evolution and Eradication of Infectious Diseases*, p.219-223；Mirko D. Grmek 前引书第 1478 页。

53　M. Pièry & J. Roshem, *Histoire de la Tuberculose*（Paris, 1931）, p.5-9. 也参照 Vielhelm Møller-Christensen, "Evidence of Tuberculosis, Leprosy and Syphilis in Antiquity and the Middle Age", *Proceedings of the XIX International Congress of the History of Medicine*（Basel, 1966）。上文第二章提到的定年为公元前 2 世纪的中国死尸提供了珍贵的证据，证明古代存在肺结核。极其多样的动物患有这种或那种结核病。的确，根据化学分析，人们普遍相信，当生命还处于海洋阶段时，结核菌就可以寄生了，这一假说以结核菌特殊的酸性性质为依据。参见 Dan Morse, "Tuberculosis", in Brothwell & Sandison, *Diseases in Antiquity*, p.249-271。

54　Réne Dubos, *The White Plague: Tuberculosis, Man and Society*（Boston, 1952）, p.197-207.

55　这 一 观点 的 主要 拥护者 是 C. J. Hackett. 参见 C. J. Hackett, "On the Origin of the Human Treponematoses", *Bulletin of the World Health Organization*, 29（1963）, p.7-41；C. J. Hackett, "The Human Treponematoses", in Brothwell & Sandison, *Diseases in Antiquity*, p.152-169。也有别的

学者接受并进一步阐述了 Hackett 所提出的品他病、雅司疹和梅毒之间的可转换性。参见 E. H. Hudson, "Treponematosis and Man's Social Evolution", *American Anthropologist*, 67（1965），p.885–901；Theodor Rosebury, *Microbes and Morals：The Strange Story of Venereal Disease*（NewYork, 1971）；T. Aidan Cockburn, "The Origin of the Treponematoses", *Bulletin of the World Health Organization*, 24（1961），p.221–228；T. D. Stewart & Alexander Spoehr, "Evidence on the Paleopathology of Yaws", *Bulletin of the History of Medicine*, 26（1952），p.538–553。

56 参看下文第 145 页。

57 该词系 Girolamo Fracastoro 所造，他于 1530 年发表一首诗，题目是 *Syphilis Sive Morbus Gallicus*。

58 参见 A. W. Crosby, Jr, "The Early History of Syphilis: A Reappraisal", *American Anthropologist*, 71（1969），p.218–227。

59 参见 Ziegler, *The Black Death*, p.84–100。

60 Raymond Crawfurd, *Plague and Pestilence in Literature and Art*（Oxford, 1914）；A. M. Campbell, *The Black Death and Men of Learning*（NewYork, 1931）；George Deaux, *The Black Death*, 1347（London, 1969）.

61 Millard Meiss, *Painting in Florence and Siena after the Black Death*（Princeton, 1951），p.89–93 and *passim*；Henri Mollaret & Jasqueline Brossolet, *La Peste, Source Méconnue d' Inspiration Artistique*（Antwerp, 1965）.

62 参见 James E. Thorold Rogers, *Six Centuries of Work and Wages: The History of English Labour*, 2 nd ed.（London, 1886），p.239–242。

63 对目前观点的有益总结，参见 Elizabeth Carpentier, "Autour de la Peste Noire: Famines et Epidémies dans l' Histoire du XIVᵉ Siècle", *Annales: Economies, Sociétés, Civilisations*, 17（1962），p.1062–1092. Charles F. Mullett, *The Bubonic Plague and England: An Essay in the History of Preventive Medicine*（Lexington, Kentucky, 1956），p.17–41 对过去的观点做了不甚偏激的摘引。

64 参见 Yves Renouard, "Conséquences et Interêt Démographique de la Peste Noire de 1348", *Population*, 3（1948），p.459–466；William L. Langer, "The Next Assignment", *American Historical Review*, 63（1958），p.292–301。

65 参见 J. F. D. Shrewsbury, *The Plague of the Philistines*（London, 1964），p.127ff. 在 680 年的罗马 St. Sebastian 首次在祈祷中被招魂来对付当时的鼠疫；但对他的信仰直到 16 世纪始终并不重要。St. Roch 系一位佛兰西斯派教士，他在看护病人之后于 1327 年死去。

66 法国和英国城镇的自治权也非常广泛，在卫生事务方面也几乎是不受制约的，直到 18 世纪。法国王室第一次插手鼠疫防治是 1720—1721 年，当时的鼠疫已越过马赛边境，开始被当作一个全国性问题。参见 Paul Delaunay, *la Vie Médicale aux XIVᵉ, XVIIᵉ et XVIIIᵉ Siècles*（Paris, 1935），p.269–270。

67 Abraham L. Udovitch, "Egypt: Crisis in a Muslim Land", 转见 William L. Bowsky, *The Black Death: A Turning Point in History?*（NewYork, 1971），p.124。

68 M. W. Dols, *The Black Death in the Middle East*（未出版的博士论文，Princeton, 1971），p.56–64，列举了 1349—1517 年间发生鼠疫不少于 57 次，其中，埃及 31 次，叙利亚 20 次，伊拉克只有 2 次。一位更早的学者基于对阿拉伯史料的细心研究，得出下列更长时段的结果：

文献中提到的发病次数			
时间跨度	叙利亚	埃及	伊拉克
632—719 年	7	2	6
719—816 年	3	0	5
816—913 年	0	0	3
913—1010 年	0	0	3
1010—1107 年	2	2	5
1107—1204 年	2	2	2
1204—1301 年	1	5	0
1301—1398 年	3	5	1
1398—1495 年	5	17	0

上 表 来 自 A. von Kremer, "Ilber die grossen Seuchen des Orients nach arabischen Quellen", Oesterreich, Kaiserlichen Akademie, *Sitzungsberichte, Phil-Hist. Klasse,* 96（1880）, p.110–142。Von Kremer 并没有表明他对阿拉伯史料搜求的广泛；他所谓的"传染病"显然覆盖了鼠疫以外的其他所有病症。尽管如此，在他晚年——相当于马穆鲁克王朝的第一个世纪——埃及流行病次数的突然上升，肯定表明了疫病抵抗力的降低。

Georg Sticker, *Abhandlungen aus der Seuchengeschichte l: Die Pest*（Giessen, 1908），这部重要的著作对文献中的鼠疫做了学术记录，但它只提到埃及在 1399—1706 年间发生了 18 次鼠疫；不过他的资料完全来自译成欧洲语言的文献，显然没有注意到 von Kremer 的汇编。大致说来，Sticker 的结论片面而不可靠，因为，大部分在 19 世纪研究过中国、印度、伊斯兰和其他异域文献的欧洲学者对鼠疫或其他疾病完全缺少兴趣。因此这样的结论很难相信：比如，中国直到 1757 年之前不曾有鼠疫；东非则到 1696 年还没有。在我看来，从 Sticker 费力（有时也不加批判地）搜集的材料中拼凑一个有意义的世界全景是徒劳的；只有对于欧洲，他的论断才是可靠和完整的。

69　参见 Robert Tignor, *Public Health Administration in Egypt Under British Rule, 1882-1914*（Unpublished ph. D. dissertation, Yale University, 1960）, p. 87。1835 年的最后一次发病从叙利亚蔓延到亚历山大里亚，然后深入到尼罗河流域。

70　比如，在波斯，1500—1800 年间被报告发生的鼠疫如下：

1535 年	只发生在吉兰
1571—1575 年	普遍的暴发，与地中海地区同样普遍的暴发同时
1595—1596 年	全国性发作，也包括伊拉克
1611—1617 年	鼠疫经阿富汗东来
1666 年	与伦敦大鼠疫同时
1684—1686 年	普遍而严重
1725 年	
1757 年	
1760—1767 年	普遍而严重
1773—1774 年	普遍，也影响伊拉克，且与莫斯科的鼠疫同时
1797 年	

资料来自 Cyril Elgood, *Medical History of Persia and the Eastern Califate*（Cambridge, 1951）和 Sticker 前引书。两书又依据我未能见到的 J. D. Tholozan, *Histoire de la Peste Bubonique en Perse, en Mésopotamie et au Caucase*（Paris, 1874）。提洛赞是一个对医疗方法感兴趣的法国医生；至于他的资料的可靠性我无从评判。对更早的波斯语和阿拉伯语文献的搜求，可能为 1346 年后的伊朗确立一个相似的鼠疫发生模式；而如果这一鼠疫发生模式有别于此前的疾病经历，这里提出的假说就可以得到重要的证明。但没人为此研究过波斯史料；许多相关文献甚至还没有刊行，这个任务并不简单。

71 参见我对 Muhammad ibn Isma'il al-Bukhari Sahih 著作的翻译：El Bokhari, *Les Traditions Islamiques*, O. Houdas, trans. 4th series, VI（Paris, 1914）, Titre ixxxvi, "De La Médicine", Chs. 30, 31。

72 关于穆斯林对鼠疫的态度，参看 Jacqueline Sublet, "La Peste Prise aux Rets de la Jurisprudence：la Traité d'Ibn Hagar al-Asqalani sur la Peste", *Studia lslamica*, 33（1971）, p.141-149；M. W. Dols, *The Black Death in the Middle East*, p. 131-146. 关于传染病的暴发（天花？）与阿拉伯征服的相互关联，参阅 Hirsch, *Handbook of Geographical and Historical Pathology*, I, p.126. M. W. Dols, "Plague in Early Islamic History", *Journal of the American Oriental Society*, 94（1974）, p.371-383，接受这一观点，即伴随早期阿拉伯征服的流行病是鼠疫。这一观点的正确性取决于1346年之后用于表述鼠疫感染的阿拉伯术语是否在 700 年之前也这样用。答案是模棱两可的，因为伊斯兰作家在 14 世纪这场灾难性的黑死病之前的至少 150 年间并没有使用该词来描述当时的病症。至少 Dols 自己对阿拉伯文献的检索结论是这样的，参见 M. W. Dols, *The Black Death*, p.29。

73 Ogier Ghislain de Busbecq, *Travels in Turkey*（London, 1744）, p.228.

74 参阅附录和上文第 144 页。

75 M. W. Dols, *The Black Death in the Middle East*, p.30.

76 我始终未能找到有关大草原人口的探讨，但 David Neustadt, "The Plague and its Effects upon the Mameluke Army", *Journal of the Royal Asiatic Society*（1946）, p.67 认为黑海北部大草原人口——马穆鲁克王朝从这里招募他们的军队——的减少在 1346 年以后已经导致募兵的困难。

77 关于克里米亚鞑靼人，还不曾出现令人满意的史书。关于大草原的一般性史书——其中最好的是 Rellé Grousset, *The Empire of the Steppes: A History of Central Asia*（New Brunswick New Jersey, 1970）——则根本没有考虑疾病。

78 参见 William H. McNeill, *Europe's Steppe Frontier, 1500—1800*（Chicago, 1964）。

79 关于俄罗斯的人口，对 1570—1715 年间的估计众说纷纭，参见 Richard Hellie, *Enserfment and Military Change in Muscovy*（Chicago, 1971）, p.305 对此的概括。关于奥斯曼的人口，参见 Halil Inalcik, *The Ottoman Empire in the Classical Age*（London, 1973）, p. 46。

第五章

1 Alfred W. Crosby, Jr., *The Columbian Exchange*（Westport, Conn., 1972）, p.73-121. 该文作者甚至断言："今天一个美国生物学家很容易找到这样一片草地，在其中他几乎找不到一种在哥伦布之前就生长在美洲大陆上的植物。"（第 74 页）

2 Saul Jarcho, "Some Observation on Disease in Prehistoric America", *Bulletin of the History of Medicine*, 38（1964）, p.1-19；G. W. Goff, "Syphilis", in Brothwell & Sandison, *Diseases in Antiquity*, p.279-294；Abner I. Weisman, "Syphilis: Was it Endemic in Pre-Columbian America or Was it Brought Here from Europe?", *New York Academy Medical Bulletin*, 24（1966）, p.284-300.

3 Ernest Carrol Faust, "History of Human Parasitic Infections", *Public Health Report*, 70（1955）, p.958-965.

4 Sherburne F. Cook, "The Incidence and Significance of Disease Among the Aztecs and Related Tribes", *Hispanic American Historical Review*, 36（1946）, p.320-335. Cook 推算出的日期分别是 780 年、1320 年、1454 年；但对阿兹特克古抄本的释读最多也只是一门不精确的科学。

5 "那时没有病痛；他们的骨头不痛；他们不发高烧；他们没有天花……那时候人们的生活井井有条。然而外国人到来了，一切都变了。"*Book of Chilam Balam of Chumayel*, Ralph L. Roy, trans.（Washington, D. C., 1933），p. 83， 转引自 Alfred W. Crosby, Jr., "Conquistador y Pestilencia: The First New World Pandemic and the Fall of the Great Indian Empires", *Hispanic American Historical Review*, 47（1967），p. 322。该文也见 Crosby, *The Columbian Exchange*, p.36-63。

6 关于羊驼和美洲驼的野生地，见 F. F. Zeuner, *A History of Domesticated Animals*（London, 1963），p.437-438。而关于圭亚那猪、羊驼和美洲驼患病情况的文献，我尚未找到。

7 参见 Daphne A. Roe, *A Plague of Corn: The Social History of Pellagra*（Ithaca & London, 1973），p.15-30 and *passim*。

8 Clifford Thorpe Smith, "Depopulation of the Central Andes in the 16th Century", *Current Anthropology*, 5（1970），p.453-460；Alfred W. Crosby, *The Columbian Exchange*, p.112-113.

9 参见 Henry F. Dobyns, "Estimating Aboriginal American Population: An Appraisal of Techniques with a New Hemispheric Estimate", *Current Anthropology*, 7（1966），p.395-416。

10 Sherburne F. Cook 首先在他的论文 "The Extent and Significance of Disease among the Indians of Baja California, 1697-1773", *Ibero-Americana*, 12（1937）中带头修正这一观念。继之以：Sherburne F. Cook & Lesley Byrd Simpson, "The Population of Central Mexico in the 16 th Century", *Ibero-Americana*, 31（1948）；Sherburne F. Cook &Woodrow Borah, "The Indian Population of Central Mexico, 1531-1610", *Ibero-Americana*, 45（1963）；Sherburne F. Cook & Woodrow Borah, *Essays on Population History: Mexico and the Caribbean*, 2vols.（Berkeley, 1971—1973），他们都批判性地利用当时流行的统计学进行了观念上的完善。

11 参见 Woodrow Borah, "America as Model: The Demographic Impact of European Expansion upon the non-European World", *Actas y Memorias del XXXV Congresso International de Americanistas*（Mexico, 1964），Ⅲ，p.378-387 中的概括；Henry F. Dobyns, "Estimating Aboriginal American Population", *Current Anthropology*, 7（1966），p.395-416。

12 同上书第 413 页。Farley Mowat, *The Desperate People*（Boston, 1959）对加拿大北冰洋的爱斯基摩人中发生的类似人口锐减进行了动情（却又是对传染病学无知的）的描述。

13 John F. Marchand, "Tribal Epidemics in the Yukon", *Journal of the American Medical Association*, 23（18 December, 1943），p.1019-1020；George Catlin, *The Manners, Customs and Condition of the North America Indians*（London, 1841），Ⅰ，80，Ⅱ，257. 转引自 Alfred W. Crosby, Jr., "Virgin Soil Epidemics as a Facter in Aboriginal Depopulation in America", *William and Mary Quarterly*（April 1976）。

14 因此 Hans Zinsser, *Rats, Lice and History*, p.194-195 尝试性地确定了这次发病的性质；但对美洲斑疹伤寒的严格描述只是出现在 1546 年，当时发生了一场只在墨西哥蔓延的流行病。患者不仅有人类，而且在这次流行病之前刚刚于 1544—1545 年发生了一场急剧减少美洲驼数量的动物流行病。参见 Nathan Wachtel, *La Vision des Vaincus: Les Indiens du Perou Devant de Conquête Espagnole*（Paris, 1971），p.147。

15 斑疹伤寒源自立克次体感染。正如鼠疫一样，老鼠及身上的跳蚤形成斑疹伤寒传染的储存库；但在发生流行病的情况下，依靠只包括人类和人虱的较简单的循环链即可流行。参见 Zinsser 前引书第 167 页以后。

16 F. J. Fisher, "Influenza and Inflation in Tudor England", *Economic History Review*, 18（1965），

p.120–129. Fisher 认为，《伊丽莎白济贫法》和《工匠法令》是对（流感）造成的英国社会混乱无序状态的法律回应。

17　约瑟夫·查博士为我节录自富士川游：《日本疾病史》（Tokyo, 1969）。然而在中国文献中，似乎看不到 16 世纪 50 年代有什么异常情况发生。

18　Sherburne F. Cook, "The Extent and Significance of Disease Among the Indians of Baja California, 1697–1773", *Ibero-Americana*, 12（1937）. 据 Cook 估算，经第一次传染病之后，到 1775 年，原来 41 500 的人口只剩下 3 972 人。

19　但也不是完全不可能，因为通过挖掘墓穴和对尸骸年龄的统计分析等方法可以重建人口灾难的情景。参见 Thomas H. Charlton, "On Post-conquest Depopulation in the Americas", *Current Anthropology*, XII（1971）, p.518。

20　William Wood, *New England's Prospect*（London, 1634）中写道："上帝这样来结束争吵，让双方都染上天花……用这种方式上帝压制他们好斗的精神，并为他的后续军队腾出空间。"转引自 Esther Wagner Steam & Allen E. Steam, *The Effect of Smallpox on the Destiny of the Amerindian*（Boston, 1945）, p.22。

21　Joseph Stocklien, *Der Neue Welt Bott*（Augsburg & Graz, 1728–1729），转引自 Stearn & Srearn 前引书第 17 页。

22　Percy M. Ashburn, *The Ranks of Death: A Medical History of the Conquest of America*（New York, 1947），p.57–79，分析了几次冒险远征的细节，得出结论说，饥馑和败血病是欧洲殖民者和征服者的两大杀手。

23　Frederick L. Dunn, "On the Antiquity of Malaria in the Western Hemisphere", *Human Biology*, 37（1965），p.385–393. 有专家对此表示异议，特别是 L. J. Bruce-Chwatt, "Paleogenesis and Paleo-epidemiology of Primate Malaria", World Health Organization, *Bulletin*, 32（1965），p.377–382。上述引用的在白人到来之前并不存在热病的美洲印第安人的例子，自然也证明了 Dunn 的结论。

24　Ashburn 前引书第 112—115 页。

25　Marston Bates, "The Ecology of Anopheline Mosquitoes", in Mark F. Boyd, ed., *Malariology*（Philadelphia, 1949），I, p.202-230；L. W. Hackett, *Malaria in Europe: An Ecological Study*（Oxford, 1937），p.85-108。

26　关于疟疾在新大陆的分布情况的现有资料，参见 Ernest Carroll Faust, "Malaria Incidence in North America", in Mark F. Boyd, *Malariology*, I, p.748-763；Arnaldo Gabaldon, "Malaria Incidence in the West Indies and South America", 同上书，I, p.746-787。尽管我们把疟疾当作热带和亚热带气候下的一种病，但事实上它曾流行于 19 世纪整个密西西比河流域，甚至蔓延到加拿大。参见 E. H. Ackerknecht, "Malaria in the Upper Mississippi Valley", Supplement #4, *Bulletin of the History of Medicine*（Baltimore, 1945）。关于加勒比沿海印第安人可能遭受疟疾传染的问题，参见 Woodrow Borah & Sherburne F. Cook, "The Aboriginal Population of Central Mexico on the Eve of the Spanish Conquest", *Ibero-America*, 45（1963），p.89。

27　Henry Rose Carter, *Yellow Fever: An Epidemiological and Historical Study of Its Place of Origin*（Baltimore, 1931），p.10. 当 Carter 出版该书时，他不同意这一看法，即黄热病首先确认于美洲，在非洲则到 1782 年才被确认，因此该病是从加勒比进入旧大陆的。后来的研究——包括人们发现美洲的猴子容易患黄热病而暴死，而非洲热带雨林的猴子则表现出了对该病的极强的适应性——证明了 Carter 的观点。参见 Richard Fiennes, *Zoonoses of Primates*（Ithaca,

New York, 1967), p.13 ; Macfarlane Burnet & David O. White, *Natural History of Infectious Disease*, 4th ed. (Cambridge, 1972), p.242–249。

28 环境的反差在秘鲁内部最是鲜明，高原和沿海地带的生存差别相应也比墨西哥大，至少有限的统计资料是这样显示的。因此 Clifford Thorpe Smith, "Depopulation of the Central Andes in the 16th Century", *Current Anthropology*, 11 (1970), p.453–460 得出 1520—1571 年间人口减少的比率为：山地每 3.4 人死 1 人，沿海 58.0 人死 1 人。 Sherburne F. Cook & Woodrow Borah, *Essays in Population History: Mexico and the Caribbean* (Berkeley & Los Angeles, 1971), I, p.78–79, 提供了一些图表，以表明墨西哥热带沿海地带的印第安人的消失速度更快，规模更大，转换成 Smith 所用的比率，则是：在 1531—1610 年间，高原为 14:1，沿海为 16:1。秘鲁的资料因在酸性高原上维持耕作的灌溉系统的崩溃而大受影响；墨西哥的史料则涵盖了更长的时间跨度，因此也反映了新出现的疫病对原住民更长期的影响。

29 Philip Curtin, "Epidemiology and the Slave Trade", *Political Science Quarterly*, 83 (1969), p.190–216 ; Francisco Guerra, "The Influence of Disease on Race, Logistics, and Colonization in the Antilles", *Journal of Tropical Medicine*, 49 (1966), p. 23–35 ; Wilbur Zelinsky, "The Historical Geography of the Negro Population of Latin America", *Journal of Negro History*, 34 (1949), p.153–221。

30 Henry F. Dobyns, "Estimating Aboriginal American Population", *Current Anthropology*, 7 (1966), p.395–416 ; Sherburne F. Cook, "The Significance of Disease in the Extinction of the New England Indians", *Human Biology*, 45 (1973), p. 485–508; Wilbur R. Jacobs, "The Tip of an Iceberg: Pre-Columbian Indian Demography and Some Implications for Revisionism", *William and Mary Quarterly*, 31 (1974), p.123–132 对此做了不太成熟但最新的研究。

31 *The Annals of the Cakchiquels and Title of the Lords of Totonicapan*, Adrian Recinos, et al., trans. (Norman, Oklahoma, 1953), p.116, 转引自 Crosby, *The Columbian Exchange*, p.58。

32 英军中的非洲原住民在 19 世纪早期的死亡率，意味着因病而死的比率增加了 50%，其原因是深入热带非洲的新地区，而这些地区有着新的疫病和全新的生活方式。Philip D. Curtin, "Epidemiology and the Slave Trade", *Political Science Quarterly*, 83 (1968), p.204–205. 尽管如此，白人的死亡率仍远高于非洲人。

33 Philip D. Curtin, *The Atlantic Slave Trade: A Census* (Madison, Wisconsin, 1969), p.270–271。

34 R. Huard, "La Syphilis Vue par les Médicins Arabo-Persans, Indiens et Sino-Japonais de XV ᵉ et XIV ᵉ Siècle", *Histoire de la Mèdicine*, 6 (1956), p.9–13. 被推荐的处方见于世界各地，领先的则是中国的中草药。参见王吉民，伍连德：《中药史》第二版，上海，1936 年，第 136、215—216 页。这些作者也都认为，尽管当时有证据证明该病首次出现于 16 世纪，但中国古文献已显示出对斑疹伤寒的疮口的熟悉。但既然症状和术语都在变化，真相似乎已不可复原了。

35 参见 Alfred W. Crosby Jr., *The Columbian Exchange*, p.122-156 的概括，证明与世隔绝的亚马孙谷地的印第安人部落适应梅毒的证据是模糊不清的。在说明他们是否已经接触过这种疾病的试验中，某些部落显示出广泛的肯定性反应；其他部落则没有显示这种反应，除了那些已知与外界有过接触的个人。尽管如此，那些显现出广泛的肯定性反应的部落并没有显现出患过雅司疹或梅毒或称作"品他"的第三种传染病的临床迹象。这个令人吃惊的结果可能表明宿主与寄生虫之间已经历长期的适应，与哥伦布把斑疹伤寒带进旧大陆的说法也不矛盾，因为在未曾接触过这种传染体的人群当中，完全可能出现不同的更加显眼的症状。然而受螺旋体感染的亚马孙印第安人在地理上的反常分布，仍然令人不解。参见 Francis L. Black, "Infectious Diseases in Primitive Societies", *Science*, 187（1975）, p.517。

36 Hans Zinsser, *Rats, Lice & History*, p.183-192, 210-228.

37 参见 Charles Creighton, *History of Epidemics in Britain*, I, 237-281。

38 C. Albert Colnat, *Les Êpidémies et l'Histoire*（Paris, 1937）, p.108.

39 Karl F. Helleiner, "The Population of Europe from the Black Death to the Eve of the Vital Revolution", *Cambridge Economic History of Europe*, IV（Cambridge, 1967）, p.20-40.

40 关于鼠疫，参见上文第四章；关于疟疾，参见 L. W. Hackett, *Malaria in Europe: An Ecological Study*（Oxford, 1937）, p.53-96；以及下文第六章。

41 参见 D. E. C. Eversley, "Population, Economy and Society", in D. V. Glass & D. E. C. Eversley, *Population in History: Essays in Historical Demography*（London, 1965）, p.57："大家一致认为，寿命在近代统计年代之始（即 1750 年）比 17 世纪要长。然而我们无法确定这一变化发生的具体时间、地区或原因……如果说人们现在活得更长了，其部分的原因肯定是他们更卫生了，部分是因为有了有效的医疗服务，部分是因为瘟疫不再严重了，但主要是因为流行病这个可怕的杀手未能卷土重来—— 基于与人类活动根本无关的原因。"在我看来，造成流行病衰退的原因显然在于其复发频率的加快，一直加快到流行病成为纯粹的地方性儿童病。K. F. Helleiner, "The Vital Revolution Reconsidered", in D. V. Glass & D. E. C. Eversley, eds., *Population in History: Essays in Historical Demography*（London, 1965）, p.79-86，在 18 世纪欧洲人口增长问题上得出了大致相同的结论：在 Helleiner 看来，主要的增长因素不是平时死亡率的明显减少，而是紧急时期死亡高峰的降低。饥馑因粮食生产的增加和供应粮食的市场条件的改善而得到的缓解，与危机期死亡率的降低存在因果关系；但流行病发病方式的变化——这一点似乎被这些作者忽略了——肯定也起作用。

42 温度在 17 世纪降低了；"小冰期"的温度低谷似乎出现在 18 世纪头一个十年。参见 Emmanuel LeRoy Ladurie, *Times of Feast, Times of Famine: A History of Climate Since the Year 1000*（New York, 1971）。

43 Fernand Braudel, *La Méditerranée et le Monde Méditerranée au Temps de Phillipe* II, 2 nd ed.（Paris, 1966），英文本, New York, 1972 对此有精辟的分析。

44 尽管史家对"三十年战争"中战争本身的破坏性口诛笔伐，但死于疾病者还是远远超过战死沙场者，如同 20 世纪之前的每一场欧洲冲突一样。有关细节，参阅 R. J. G. Concannon, "The Third Enemy: The Role of Epidemics in the Thirty Year's War", *Journal of World History*, 10（1967）, p.500-511。

45 Helleiner 前引书第 81—84 页。

46 Carlo M. Cipolla, *Christofano and the Plague: A Study in the History of Public Health in the Age of Galileo*（Berkeley & Los Angeles, 1973）对托斯坎尼模式有启发性的分析；关于威尼斯模式，参见 Brian Pullan, *Rich and Poor in Renaissance Venice: The Social Institutions of a Catholic State to 1620*（Cambridge, Massachusetts, 1971）。

47 由于青霉素在它周围造就了一个无菌地带，因此白人的推进同时意味着美洲印第安人人口的萎缩。在美国，直到天花疫苗注射在印第安人学校强制推行的 1907 年，美洲印第安人的人口衰退才被遏止了，参见 E. S. Stearn & A. E. Stearn, *The Effect of Smallpox on the Destiny of the Amerindian*（Boston, 1945）, p.71, 136。

48 参见 A. Grenfell Price, *The Western Invasions of the Pacific and its Continents: A Study of Moving*

Frontiers and Changing Landscapes, 1513–1958（Oxford, 1963）；Douglas L. Oliver, *The Pacific Islands*（New York, 1961）；J. Burton Cleland, "Disease amongst Australian Aborigines", *Journal of Tropical Medicine and Hygiene*, 31（1928）, p.53–59, 66–70, 141–145, 173–177, 307–313；Bolton G. Gorney, "The Behaviour of Certain Epidemic Disease in Natives of Polynesia with Especial Reference to the Fiji Islands", *Epidemiological Society of London*, Transactions, new series, 3（1883- 1884）, p.76–95。

49　I. S. Gurvich, *Etnicheskaya Istoriya Severo-Vostoka Siberi*, Trudy Instituta Etnografiye, new series, 39（1966）书后所附的一系列图表说明了，西伯利亚各民族的人口在 1650—1940 年间下降的情况，和在某些情况下有所恢复的情形。

50　Philip Curtin, *The Atlantic Slave Trade: A Census*, p.270；C. W. Dixon, *Smallpox*（London, 1962）, p.208.

51　P. Huard, "La Syphilis Vue par les Médicins Arabo-persans, Indiens et Sino-Japonais de XVe et XIVe Siècle", *Histoire de la Mèdicine*, 6（1956）, p.9–13.

52　参见附录。

53　何炳棣：《中国人口研究，1368—1953 年》，第 277 页。

54　竺可桢前引书第 37 页。

55　Irene Taeuber, *The Population of Japan*, p.20–21.

56　统计总数当然并非特别有意义，因为流行病的严重程度不一，不过还是在这里列出：

1300—1399 年	27 次
1400—1499 年	28 次
1500—1599 年	21 次
1600—1699 年	18 次
1700—1799 年	32 次
1800—1867 年	33 次

57　参见 Kingsley Davis, *The Population of lndia and Pakistan*（Princeton, 1951）, p.25。

58　在欧洲，玉米和马铃薯只是在 1650 年以后才变得重要；在中国，玉米和蕃薯似乎扩展得更快，原因或许在于，中国农业引为特色的精耕细作更方便试种新作物，而直到 18 世纪以后仍盛行于北欧大部分地区的大规模的僵化的休耕制度，则有力地阻止了任何对传统的偏离。关于美洲粮食作物的扩展情况，参见 Berthold Laufer, *The American Plant Migration: I -The Potato* [Field Museum, Anthropological Series Publication#48]（Chicago, 1938）；William L. Langer, "Europe's Initial Population Explosion", *American Historical Review*, 69（1963）, p. 1–17；W. H. McNeill, *The Influence of the Potato on Irish History*（未出版的博士论文，Cornell University, 1947）；Traian Stoianovich, "Le Mais dans les Balkans", *Annales: Economies, Societès, Civilisations*, 21（1966）, p.1026–1040；Ping-ti Ho, "The Introduction of American Food Plants into China", *American Anthropologist*, 57（1955）, p. 191–201；Philip Curtin, *The Atlantic Slave Trade: A Census*（Madison, Wisconsin, 1969）, p.270。

59　我的同事唐纳德·拉赫（Donald Lach）第一次引导我注意美洲粮食作物的维生素价值，以及它们在印度当代饮食中的重要性。也参见 Alfred W. Crosby, *The Columbian Exchange*, p. 194，其中有关缺少维生素而导致的疾病在传统文明社会中的重要性有时会有非常大的论述。大家一般只知道欧洲人在船上患败血病，但在含有重要维生素的马铃薯普及以前，欧洲尤其是北欧的农民经常在整个冬季都饱受败血病的折磨。参见 August Hirsch, *Handbook of Geographical and Historical Pathology*，II, p.521-525。至于中国的情况，参见 T'ao Lee, "Historical Notes on Some Vitamin Deficiency Disease of China", in Brothwell & Sandison, *Disease in Antiquity*, p.417-422。

60 W. H. McNeill, *The Rise of the West*, ch.XI 提供了这些帝国兴起的一般情况。

第六章

1　Wu et al., *Plague*, p.4-12.

2　Jacques M. May, ed., *Studies in Disease Ecology*（New York, 1961）, p.37.

3　参见上文第二章第 18 页。

4　这一论断可能反映了必要资料的不足。参见 Charles Leslie, "The Modernization of Asian Medical Systems", John J. Poggie, Jr. & Robert N. Lynch, ed., *Rethinking Modernization: Anthropological Perspectives*（New York, 1974）, p.69-108。

5　J. Ehrard, "Opinions Médicales en France au XVIIIe Siécle : la Peste et l'idée de contagion", Annales ESC, 12（1957）, p.46-59；Ernst Rodenwalt, *Pest in Venedig 1575-1577: Ein Beitrag zur Frage der Infektkette bei den Pestepidemien West Europas*（Heidelberg, 1953）；Brian Pullan, *Rich and Poor in Renaissance Venice: The Social Institutions of a Catholic State*（Cambridge, Massachusetts, 1951）, p.315ff.

6　参阅 Allen Debus, *The English Paracelsians*（London, 1965）, p.67-68。

7　一种估计认为 1522 年时澳大利亚的人口为 350 万，到 1939 年原住民已降到 200 万。据 Douglas L. Oliver, The Pacific Islands（New York, 1961）, p.255。

8　统计全球人口的学术努力开始于 17 世纪，当时一群英国人对"政治算术"产生兴趣，尤其像伦敦人口的出生与死亡方式中表现出的数学规律性这类更为理论性的问题。20 世纪对全球人口的推算正是从这些 17 世纪的人物停止的地方开始的。Walter F. Willcox, "World Population Growth and Movement since 1650", in Walter F. Willcox, ed., *International Migrations*, 2vols.（NewYork, 1929-1931），对诸如 1650 年亚洲和非洲人口的估计只是重复 John Graunt 的观点。这些估计又都基于 A. M. Carr-Saunders, *World Population, Past Growth and Present Trends*（Oxford, 1936）所提供的令人印象深刻的理论前提。更晚近的学者，在发展了用以分析当代人口统计资料的数学工具的基础上，对以前的结论提出了异议，但又无力对如此杂乱而"庞大"的估算过程作出修正。参见 John D. Durand, "The Modern Expansion of World Population", *American Philosophical Society Proceedings*, 11（1967）, p.136-159。然而，无论对人口统计资料的数学分析如何有效和了不起，把注意力局限在世界历史的最近两个世纪，意味着人口学家关注的只是人口史上非典型的阶段。在他们倾力研究的这个时期，疫病已不再像以前那样重要，而且公共管理和对地方性暴力的控取已达到前所未有的有效；甚至饥馑也因有组织的救济和通过机械交通的全球性的快速食物调拨而大为减轻。由于我们身处的是人类人口史上的非典型时期，专家们容易忘记——甚至轻视——那些在以前起决定作用的因素。

9　何炳棣：《中国人口研究，1386—1953 年》，第 277—278 页。

10　Durand 前引书第 137 页，认为欧洲人口在 1750 年为 1 亿 2500 万，1800 年为 1 亿 5200 万。

Marcel R. Reinhard & André Armengaud, *Histoire Générale de la Population Mondiale*, p.114–201，概括了近期欧洲区域性人口研究的结果，但没有提供全面的数字。

11　关于工业革命与人口增长、收成好坏与发病率的相互关系，英国史学界存在激烈争论，然而这些历史学家大部分效仿科学人口学的做法，执着于把数字资料转化为出生率和死亡率、肥沃指数、年龄和性别塔式结构、价格指数这类数学模式，以致几乎很少注意疾病本身。比如，Thomas McKeown, R. G. Brown, R. G. Record, "An Interpretation of the Modern Rise of Population in Europe", *Population Studies*, 26（1972），p.341–382。然而有些人已经把变化了的发病率纳入考虑之中，其中最值一提的是 P. E. Razzell, "Population Change in Eighteenth Century England : A Reinterpretation", *Economic History Review*, 19（1965），p.312–332。近期对研究状况的合理概括，参看 Thomas McKeown, "Medical Issues in Historical Demography", in Edwin Clark, ed., *Modern Methods in the History of Medicine*（London, 1971），p.57–74。

12　这个数字来自1800年前后分布于美洲各地的欧洲殖民地人数的简单相加，这些数字见 Reinhard & Armengaud 前引书第202—206页。

13　Georg Sticker, Abhandlungen, I, p.176–177, 237ff. 由俄罗斯对1771年鼠疫的其他方面的官方反应而得出的启示，参阅 John T.Alexander, "Catherine II, Bubonic Plague, and the Problem of Industry in Moscow", *American Historical Review*, 79（1974），p.637–671。

14　Marcel R. Reinhard & André Armengaud, *Histoire Générale de la Population Mondiale*, p.180–181.

15　关于爱尔兰的人口，参阅 Robert E. Kennedy, Jr., *The Irish: Emigration, Marriage, Fertility*（Berkeley & Los Angeles, 1973）。关于马铃薯在这一系列事件中的作用，我的博士论文，*The Influence of the Potato in Irish History*（Cornell, 1947）提供了有关我评论的背景。

16　L. W. Hackett, *Malaria in Europe, an Ecological Study*, p.53–96.

17　Gordon Philpot, "Enclosure and Population Growth in Eighteenth Century England", *Explorations in Economic History*, 12（1975），p.29–46，使我注意到了这个观点。

18　Jean-Paul Desaive, ed., *Médicins, Climat et Epidemies à la Fin du XVIIIe Siècle*（Paris, 1972），Jean-Pierre Goubert, *Malades et Médicins en Bretagne*, 1770–1970（Paris, 1974）.

19　P. E. Razzell, "Population Change in Eighteenth Century England : A Reinterpretation", *Economic History Review*, 18（1965），p. 312–332；D. E. C. Eversley, "Epidemiology as Social History", *Foreword to Charles Creighton, A History of Epidemics in Great Britain*, 2nd ed.（New York, 1965），p.29.

20　关于天花在伦敦持续重要性的细节，详见 William A. Grey, "Two Hundred and Fifty Years of Smallpox in London", *Journal of the Royal Statistical Society*, 45（1882），p. 399–443。

21　Genevieve Miller, *The Adoption of Inoculation for Smallpox in England and France*（Philadelphia, 1957），p.194–240.

22　早期疫苗接种的主要提倡者是著名的公理会牧师 Cotton Mather（1728年），参见 Genevieve Miller, "Smallpox Inoculation in England and America : A Reappraisal", William & Mary Quarterly, 13（1956），p.476–492。关于美洲殖民地的疫病情况，参见 John Duffy, *Epidemics in Colonial America*（Baton Rouge, 1953）。

23　参见 J. C. Long, Lord Jeffrey Amherst, *Soldier of the King*（New York, 1933），p.186–187。

24　Sherburne F. Cook, "F. X. Balmis and the Introduction of Vaccination to Spanish America", *Bulletin for the History of Medicine*, ll（1941），p.543–560；12（1942），p.70–101. 流行病在西（班牙）属美洲长时期作为官方关注的对象，参见 Donald B. Cooper, *Epidemic Disease in Mexico City*,

1761–1813: An Administrative, Social and Medical Study（Austin, Texas, 1965）。

25 Harry Wain, *A History of Preventive Medicine*（Springfield, Illinois, 1970），p.177, 185, 195.

26 玛丽太太还把一种对待异域文明的全新态度引入英国。对于奥斯曼帝国的习俗，她不是担心或蔑视，或者把它视为来自远方的威胁而言不由衷地表示敬畏，而是把它视为人类行为多样性的一个例子，并深深地沉迷于其中。这样一种超脱而慵懒的好奇心系以闲暇为前提，或许还需要深深的、本质上是与生俱来的优越感，而这一切都是玛丽太太的贵族生活圈子所拥有的。参见 Norman Daniel, *Islam and the West: The Making of an Image*（Edinburgh, 1960）。

27 疫苗接种术在 1721 年的威尔士也可能已经施行了。Perrot William, M. D., "A Method of Procuring the Small Pox Used in South Wales", Royal Society of London, *Transactions Abridged III, Transactions to the Year 1732*（London, 1734），p.618–620. C. W. Dixon, *Smallpox*, p.216，也提到在波兰（1671 年）、苏格兰（1715 年）和那不勒斯（1754 年）民间出现的类似天花疤痕的痘斑。

28 Genevieve Miller, *The Adoption of Inoculation*, p.48–67.

29 王吉民，伍连德：《中国医学史》，第 215—216 页。

30 伏尔泰在《哲学通信》（再版于巴黎，1915 年）第二卷第 130 页中提到这样一个故事，大意是说，疫苗接种术是由索凯逊人首先发明的，旨在使他们的女儿青春长驻，以便卖给土耳其人做妻妾。但这一故事似无确凿的依据。

31 参见 C. W. Dixon, *Smallpox*, p.216–227；Genevieve Miller, *The Adoption of Inoculmion for Smallpox in England and France*。

32 关于近东的天花疫苗接种术，参见 Patrick Russell, "An Account of Inoculmion in Arabia in a Letter from Dr Patrick Russell, Physician at Aleppo to Alexander Russell, M. D., F. R. S.", *Philosophical Transactions of the Royal Society*, 18（1768），p.140–150。Russell 的报道是应皇家协会之邀，经调查而写的。

33 J. S. Chambers, *The Conquest of Cholera*（New York, 1938），p.11.

34 Wu Lien-Ten, "The Early Days of Western Medicine in China", *Journal of the North China Branch of the Royal Asiatic Society*, 1931, p.9–10；王吉民，伍连德：《中国医学史》，第 276—280 页。

35 来自伊利诺斯州立大学人类学系教授 D. B. Shimkin 的私人信件。

36 Harry Wain, *A History of Preventive Medicine*（Springfield, Illinois, 1970），p.206.

37 关于有史可载的流行病，参见 Friedrich Prinzing, *Epidemics Resulting from Wars*（Oxford, 1916），p.92–164，其结论是，准确的总数是不可得的，但仅是在 1813—1814 年的那场疫病中，德国人口的 1/10 患上了斑疹伤寒，1/100 的人口死于此疫。

38 真菌之所以能够横越大洋，是因为穿梭于南美与欧洲之间的巨轮能够快速穿越热带地区，而不使船舱温度超过真菌存活的极限。

39 一种估计认为，在 1810 年这一年中，每 56 个纽约人就有 1 人死去，而在 1859 年，每 27 人有 1 人死去。参见 Howard D. Kramer, "The Beginnings of the Public Health Movement in the United States", *Bulletin of the History of Medicine*, 21（1947），352–376. 巴黎的死亡率在 1817—1835 年间从每千人 31 人增加到 34 人，参见 Rodefick E. McGrew, *Russia and the Cholera, 1823–1832*（Madison & Milwaukee, Wisconsin, 1965），p.6。

40 参见 Aidan T. Cockburn, *The Evoluion and Eradication of Infectious Diseases*（1963），p.196："没有理由认为这最后一场天花在 2 年到 3 年内竟然不消退。"

41 Laverne Kuhnke, *Resistance and Response to Modernization: Preventive Medicine and Social*

Control in Egypt, 1825-1850（未出版的博士论文，Chicago, 1971），p.51。

42 从葡萄牙人抵达勾尔的那时起，欧洲文献就不时提到在印度南部和西部突然暴发的看似霍乱的致命疾病，参见 R. Pollitzer, *Cholera*（Geneva, 1959），p.12-13。C. Macnamara, *A History of Asiatic Cholera*（London, 1876）发现了定年在 1503—1817 年间的不少于 64 处这样的例子。

43 参见 Pollitzer 前引书第 80 页的图表。

44 参见 C. H. Gordon, *An Epitome of the Reports of the Medical Officers of the Chinese Imperial Customs from 1871 to 1882*（London, 1884），p.124。

45 Pollitzer 前引书第 17—21 页；McGrew, *Russia and the Cholera*, p.39-40；Norman Longmate, *King Cholera: The Biography of a Disease*（London, 1966），p.2-3；Hirsch, *Handbook of Geographical and Historical Pathology*, I, p.394-397。

46 对死亡率的估计从 12 000 到 30 000 不等，参见 Laveme Kuhnke 前引书第 66 页。

47 1930 年有一次小规模的复发，但麦加本地却无相关报道。Pollitzer 前引书，第 63 页。

48 Norman Longmate, *King Cholera*, p.237.

49 根据官方数字，1910—1954 年间死于霍乱的印度人有 1 020 万；此外还应加上 1947 年以来死于巴基斯坦的将近 20 万人。Pollitzer, op. cit., p.204 and passim.

50 Kuhnke 前引书第 204 页及其他。

51 Asa Briggs, "Cholera *and* Society in the 19 th Century", *Past and Present*, 19（1961），p.76-96.

52 McGrew 前引书第 67、111、125 页；Longmate, *King Cholera*, p.4-5；Louis Chevalier, ed., *Le Cholera, la premié Epidémie du XIXe Siècle*（La Roche sur Yon, 1958）。

53 参见 Charles E. Rosenberg, "Cholera in 19 th Century Europe: A Tool for Social and Economic Analysis", *Comparative Studies in Society and History*, 8（1966），p.452-463。

54 Erwin H. Ackerknecht, "Anti-contagionism between 1821 and 1867", *Bulletin of the History of Medicine*, 22（1948），p.562-593.

55 重印本：*Snow on Cholera, being a Reprint of Two Papers by John Snow, M. D.*（New York, 1936）。

56 据 Norman Howard-Jones, "Choleranomalies : the Unhistory of Medicine as Exemplified by Cholera", *Perspectives in Biology and Medicine*, 15（1972），p.422-433，一位名叫 Filippe Pacini 的意大利人在科赫之前大约 30 年就确定了 "vibrio" 为导致霍乱的根源；但他的理论在当时几乎没有引起注意，因此就医学的观点和实践而言，科赫的 "发现" 才是重要的。

57 推动 Charles Creighton, *The History of Epidemics in Britain*, 2vols.（Cambridge, 1891, 1894）这部里程碑式著作写作的动机是急切地希望借此反驳流行病传染的胚胎理论。

58 Longmate, *King Cholera*, p.229.

59 Pollitzer, *Cholera*, p.202-372 详细地讨论了时下被认为影响霍乱感染的复杂因素。

60 长期以来人们一直习惯于嘲笑海军部应付败血病的方法，把它视为贵族式愚昧的经典事件。既然有效的治疗和预防方法早在 1611 年已被权威的医务工作者发布，并重复了多次，官方怎能推迟到 1795 年才采用？参阅 John Woodall, *The Surgeon's Mate or Military and Domestique Surgery*, 2nd ed.（London, 1639），p.165。这里摘录如下："在败血病的治疗中，使用柠檬汁是一种经试验证明为合理和有效的宝贵处方，它在诸多治疗方案中的首选地位的确是实至名归……" 然而仅从这样一个段落就断定败血病的治疗方案应该必然出现于 18 世纪末期以前的伦敦，则是历史眼界的缺憾了。造成如此落后和信息不灵的原因，参看 John Joyce Keevil, *Medicine and the Navy*, 1200-1900, 4 vols.（London, 1957-1963）I, p.151；Christopher Lloyd & Jacks S. Coulter 同上书，Ⅲ, p.298-327。

61　关于 18 世纪欧洲军队的卫生状况，参见 Paul Delaunay, *La Vie Médicale aux XVIe, XVIIe et XVIIIe Siecles*（Paris, 1955），p.84ff；275–280 and passim；Charles Singer & A. E. Underwood, *A Short History of Medicine*（NewYork, 1928），p.169-171；George Rosen, *From Medical Police to Social Medicine: Essays on the History of Health Care*（New York, 1974），p.120–158, 201–245：David M. Vess, *Medical Revolution in France, 1789–1796*（Gainesville, Florida, 1975）。关于法兰克，参看 Henry E. Sigerist, *Grosse Ärzte*, 4th ed.（Munich, 1959），p.217–229。

62　参 见 R. A. Lewis, *Edwin Chadwick and the Public Health Movement, 1832–1854*（London, 1952），p.52–55 and passim。Chadwick 的使用城市排放物作肥料的建议并非首创，可追溯到 1594 年。Allen G. Debus, "Palissy, Plat and English Agricultural Chemistry in the 16th and 17th Centuries", *Archives int. hist. Sci.,* 21（1968），p.67–88。

63　参见 C. Fraser Brockington, *A Short History of Public Health*（London, 1966），p.34–43。

64　参见 Charles E. Rosenberg, *The Cholera Years: The United States in 1832, 1849 and 1866*（Chicago, 1962），p.175–212；John Duffy, *A History of Public Health in New York City, 1625–1866*（New York, 1968）。

65　参见 Longmate, *King Cholera*, p.228–229。

66　比如在埃及的开罗，在现代供排水系统在城市部分街区开通之前的最后一年，即 1913 年，出生率为每千人 44.1 人，而死亡率仅为每千人 36.9 人。参见 Robert Tignor, *Public Health Administration in Egypt under British Rule, 1882–1914*（未出版的博士论文，Yale University, 1960），p.115–121。

67　C. Fraser Brockington, *World Health*, 2nd ed.（Boston, 1968），p.99.

68　Conrad Arensberg & Solon T. Kimball, *Family and Community in Ireland*, 2nd ed.（Cambridge, Massachusetts, 1968）就有一个最极端的例子，深入探讨了陪嫁制度如何推迟婚期和协调人口增长与经济环境的关系。

69　这里有些例子：1846 年的埃及人为大约 530 万，到 1950 年增加到 2 600 万；爪哇的人口从 1860 年的 1 240 万增长到 1940 年的 4 000 万；世界人口估计已增长到：

　　　　1850 年　　　　10 亿
　　　　1950 年　　　　25 亿
　　　　1970 年　　　　36 亿
　　　　1976 年　　　　40 亿

参见 Gabriel Baer, *Population and Society in the Arab East*（London, 1964），p.3；Reinhard & Armengaud, *Histoire Générale de la Population Mondiale*, p.379；*United Nations Demographic Yearbook*, 1972, p.119；Ronald Freedman, ed., *Population, the Vital Revolution*（New York, 1964），p.18–19。

70　Laverne Kuhnke 前引书第 70 页。

71　参见 Robert Tignor 前引书第 91、102 页。

72　参见 Harry Wain, *A History of Preventive Medicine*, p.284–287, 353–358, 250–263.

73　奥立佛·克伦威尔在一生的大部分时间都患有疟疾，疟疾加重了他临终的病情。据说他曾拒绝服用"耶稣会的树皮"，认为那不过是教皇用来除掉他的阴谋而已。Antonia Fraser, *Cromwell, the Lord Protector*（New York, 1973），p.770ff；A. W. Haggis, "Fundamental Errors in the Early History of Cinchona", *Bulletin of the History of Medicine*, 10（1941），p. 417–459, 568–592；Paul F. Russell, *Man's Mastery of Malaria*（London, 1955），p.93–102。

74　Russell 前引书第 96、105—116 页。Frederick E Cartwright, *Disease and History*（London, 1972），p.137–

139；Philip Curtin, *The Image of Africa: British Ideas and Action 1780–1850*（Madison, Wisconsin, 1964），p.483–487 提供了一些有说服力的细节，以说明在没有疟疾特效药的情况下穿越非洲的后果。

75　参看 William Crawford Gorgas, *Sanitation in Panama*（New York, 1915）；John M. Gibson, *Physician to the Worm: The Life of General Vgilfiam C.Gorgas*（Durham, North Carolina, 1950）。

76　George K. Strohde, ed., *Yellow Fever*（NewYork, 1951），p.5–37.

77　参见 W. A. Karunaratne, "The Influence of Malaria Control on Vital Statistics in Ceylon", *Journal of Tropical Medicine and Hygiene*, 62（1959），p.79–82。

78　参见 R. Mansell Prothero, *Migration and Malaria*（London, 1965）中有关迁移方式如何导致世界卫生组织在非洲部分地区清除疟疾的计划破产的有趣讨论。

79　这是 René Dubos 的观点，见于他的 *The White Plague: Tuberculosis, Man and Society*（Boston, 1952），p.185–207。他的估计基于有案可查的希望靠"国王的抚摩"来治愈肺结核的那些人的数量。但希望国王的抚摩可以起治疗作用，并被英王接见的患者人数，显然取决于公众对这种魔力的迷信程度，因此，18 世纪肺结核被认为衰减的结论，可能只是反映了人们对国王抚摩的有效性的日渐加深的怀疑。毕竟，在英国，随着汉诺威王朝的入主，对君主制的神秘感大为减少；在法国，路易十五及其继承者路易十六从没有达到路易十四那样的魅力。当然，美洲农作物和"新农业"的传播为某些欧洲人提供了更好的营养；这也有助于遏止肺结核的传播，反面的例子是最近在战时，食品定额不足导致肺结核发病率上升。无论如何，准确的统计数字已不可得，Dubos 的观点仍只是对已知事件可能的而不是必然的解释。

80　René Dubos, *The White Plague*, p.vi and passim；T. Aidan Cockbum, *The Evolution and Eradication of lnfectious Disease*, p.219–230.

81　H. H. Scott, *A History of Tropical Medicine*, I, p.44-54；A. J. P. Taylor, *English History 1914–1945*（New York, 1970）. p.121.

82　Ralph H. Major, *Fatal Partners: Warand Disease*（New York, 1941），p.240.

83　R. H. Shryock, *The Development of Modern Medicine*（Philadelphia, 1936），p.309.

84　比如，在奥匈帝国的军队中，尽管长期接触盛行于塞尔维亚的斑疹伤寒，因病死亡也从没有超过战场死亡的 50 %，据 Clemens Pirquet, ed., *Volksgesundheit im Krieg*（Vienna & New Haven, 1926），I, p.70。

85　参见 R. S. Morton, *Venereal Disease*（Baltimore, 1966），p.28。

86　参见 Harry Wain, *A History of Preventive Medicine*, p.306。

87　参见 Thomas McKeown & C. R. Lowe, *An Introduction to Social Medicine*（Oxford & Edinburgh, 1966），p.126。

88　参 见 Ernest L. Stebbins, "International Health Organization", in Philip E. Sartwell, ed., *Maxcy-Rosenau Preventive Medicine and Public Health*, 9th ed.（New York, 1965），p.1036–1045 中的概括。

89　岛民的隔绝可以产生类似的脆弱性。因此，在 20 世纪 60 年代的台湾地区，大约 4 万例瘫痪性急性脊髓灰质炎引起了卫生当局的注意。事实可能是，病毒侵入了早先隔绝的人口，而成年人和青少年成为易感人群，不是因为他们的卫生饮食习惯让他们发生了感染，而是因为感染以前从没有在岛上出现过。

90　August Hirsch, *Handbook of Geographical and Historical Pathology*, I, p.6-18. 从他认为流感最早出现的 1173 年到 1875 年间，他列举了不少于 94 种流感。他估计其中至少有 15 种是全面性的，即既影响欧洲也影响亚洲。然而，考虑到历史上对疾病描述的不准确性，没有理由认为流感首次出现于 1173 年；在欧洲医生开始准确地描述这一症状，以致后人可以确切定性的 16 世纪以前，该病的历史仍然不可复原。

91　F. M. Burnet & E. Clark, *Influenza: A Survey of the Last Fifty Years in the Light of Modern Work on the Virus of Epidemic Influenza*（Melbourne & London, 1942）; Edwin O. Jordan, *Epidemic Influenza*（Chicago, 1927）, p.229. 我也有幸读到 Alfred W. Crosby, Jr. 的有关 1918—1919 年流感史的手稿。

92　Joseph A. Bell, "Influenza" in Ernest L.Stebbins, ed., *Maxcy-Rosenau Preventive Medicine and Public Health*, 9 th ed., p.90-104.

93　参见 Richard Fiennes, *Man, Nature and Disease*（London, 1964）, p.124，此书言及的灾难性的死亡率可以高达 90%。

94　参见 W. E. Woodward, et al., "The Spectrum of Cholera in Bangladesh", *American Journal of Epidemiology*, 96（1972）, p.342-351。

95　参见上文第 23 页。

见识丛书

见识城邦出品

　　人与人的本质差别是认知的差别，超越平庸的必要方法，是更新和升级自己的认知系统。学科分界之后，学术日益专精，整体性视野日渐萎缩，碎片化的知识不能增长人的见识。

　　见识城邦致力于人的深度学习，打破学科边界，精选具备整体性通识、突破性思想的经典和新作，陆续推出重点品牌丛书："见识丛书"。见识丛书提供有观点的通识和思想，助力今天的人们升级认知系统，应对碎片化的世界。

［已出书目］

01《时间地图：大历史，130亿年前至今》　　　　［美］大卫·克里斯蒂安

02《太阳底下的新鲜事：20世纪人与环境的全球互动》

　　　　　　　　　　　　　　　　　　　　　　［美］约翰·R.麦克尼尔

03《革命的年代：1789—1848》　　　　　　　［英］艾瑞克·霍布斯鲍姆

04《资本的年代：1848—1875》　　　　　　　［英］艾瑞克·霍布斯鲍姆

05《帝国的年代：1875—1914》　　　　　　　［英］艾瑞克·霍布斯鲍姆

06《极端的年代：1914—1991》　　　　　　　［英］艾瑞克·霍布斯鲍姆

07《守夜人的钟声：我们时代的危机和出路》　　［美］丽贝卡·D.科斯塔

08《1913，一战前的世界》　　　　　　　　　　［英］查尔斯·埃默森

09《文明史：人类五千年文明的传承与交流》　　［法］费尔南·布罗代尔

10《基因传：众生之源》（平装+精装）　　　　　［美］悉达多·穆克吉

11《一万年的爆发：文明如何加速人类进化》

[美]格雷戈里·柯克伦 [美]亨利·哈本丁

12《审问欧洲：二战时期的合作、抵抗与报复》 [美]伊斯特万·迪克

13《哥伦布大交换：1492年以后的生物影响和文化冲击》

[美]艾尔弗雷德·W.克罗斯比

14《从黎明到衰落：西方文化生活五百年，1500年至今》（平装+精装）

[美]雅克·巴尔赞

15《瘟疫与人》 [美]威廉·麦克尼尔

16《西方的兴起：人类共同体史》 [美]威廉·麦克尼尔

17《奥斯曼帝国的终结：战争、革命以及现代中东的诞生，1908—1923》

[美]西恩·麦克米金

18《科学的诞生：科学革命新史》（平装+精装） [美]戴维·伍顿

19《内战：观念中的历史》 [美]大卫·阿米蒂奇

20《第五次开始》 [美]罗伯特·L.凯利

21《人类简史：从动物到上帝》（精装） [以色列]赫拉利·尤瓦尔

······后续新品，敬请关注······